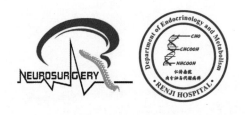

神经内分泌 MDT工作室 病例精选

胡耀敏　邱永明　主编

U0295295

上海交通大学出版社

内容提要

本书精心挑选上海交通大学医学院附属仁济医院南院神经内分泌MDT工作室诊治的35例特殊、疑难病例。每个病例详述了基本临床资料、诊治经过、随访管理及预后等内容，围绕病例的特点和诊疗难点进行经验总结；并结合最新指南和文献，提供了基于病例的拓展学习内容；最后设置了专家点评，采用整体医学的视角概括每个病例的精华和要点。书中附有大量清晰影像学资料、手术过程图像、病理图片等资料，提升了全书的可读性和专业性。

本书以神经外科、内分泌科医生及相关研究人员为读者对象，是神经内分泌亚专业医生临床工作中不可多得的一本参考书。

图书在版编目（CIP）数据

神经内分泌MDT工作室病例精选 / 胡耀敏，邱永明主编.—上海：
上海交通大学出版社，2020（2021重印）
ISBN 978-7-313-22988-5

Ⅰ.①神… Ⅱ.①胡…②邱… Ⅲ.①神经递体—内分泌病—肿瘤—病案 Ⅳ.①R736

中国版本图书馆CIP数据核字（2020）第033470号

神经内分泌MDT工作室病例精选

SHENJING NEIFENMI MDT GONGZUOSHI BINGLI JINGXUAN

主　　编：胡耀敏　邱永明			
出版发行：上海交通大学出版社	地　　址：上海市番禺路951号		
邮政编码：200030	电　　话：021-64071208		
印　　制：常熟市文化印刷有限公司	经　　销：全国新华书店		
开　　本：889mm×1194mm　1/16	印　　张：14.25		
字　　数：330千字			
版　　次：2020年4月第1版	印　　次：2021年4月第2次印刷		
书　　号：ISBN 978-7-313-22988-5			
定　　价：178.00元			

【编委会名单】

主　编： 胡耀敏　邱永明

副主编： 缪亦锋　陈增爱

编　者（以姓氏笔画排序）

学术秘书： 廖　宇　吴蓓瑞

序

　　为满足广大患者的需求和适应学科的发展，仁济医院南院自成立之初，就将现代医学诊治模式融入医院管理中，积极探索多学科协作诊疗（以下简称MDT）。MDT的核心理念是以患者为中心，帮助患者获得个性化、多学科、全方位的"一站式"高质量、高效率诊疗，同时不同学科之间优势互补、互相促进，对医学人才培养和学科建设具有积极的推动作用。

　　神经内分泌MDT工作室是基于MDT模式下的创新性平台，它以仁济医院南院神经外科和内分泌科为主导，联合放射科、放疗科、病理科、超声医学科、核医学科等多个相关科室，通过MDT帮助患者获得了精准化、个体化的治疗，开启了一体化诊疗的新局面。工作室开展至今，诊治了大量疑难、罕见、重症病例，同时积累了许多珍贵资料。本书是这个多学科团队前期工作的一个小结，希望本书的出版能给同行们提供参考和借鉴。

　　神经内分泌MDT团队在医、教、研等多方面的持续深入拓展，不仅造福了广大患者，同时也推动了神经内分泌亚专业的发展，使该专业的学术地位和影响力不断提升。我深信，该专业的发展最终将开启神经内分泌疾病标准化管理模式，打造仁济医院南院神经内分泌特殊、疑难疾病的诊疗服务链和医疗服务品牌。

　　仁济医院南院成立7年来，年轻而富有活力的南院人，一直在为创建"南上海区域医学中心"的目标而努力，用自己的实际行动弘扬着百年仁济精神。在"仁术济世"的医者大道上，我们的步伐始终铿锵，亦愈发坚定。我相信，传承仁济历史最好的方式，就是携手创造属于我们的新的历史。

上海交通大学医学院附属
仁济医院南院常务副院长

前　　言

人脑由约140亿个细胞构成，重约1 400克，神经网络错综复杂。其中下丘脑和垂体是最重要的神经内分泌中枢，相关疾病种类繁多、症状纷杂。有一些少见疑难疾病更是病情复杂，在诊断和治疗上都有很大难度，患者很容易被误诊或漏诊。因此，神经内分泌疾病往往不是单一科室就可以处理好的，需要多科室共同配合进行诊疗。为了满足患者的需求和适应学科的发展，我们开启了神经内分泌多学科协作（MDT）诊疗工作室，以神经外科和内分泌科为主导，联合放射科、放疗科、病理科、超声医学科、核医学科等多个相关科室，通过MDT帮助患者获得了个性化、多学科、全方位的"一站式"高质量、高效率诊疗。

在神经内分泌MDT工作室中，神经外科、内分泌科、放射科等专家一起接诊患者、讨论病情，在与患者及家属充分沟通的基础上，为患者制订最优化的治疗方案。对于诊断不明的患者，先由内分泌科收入院行定性、定位诊断和内科综合治疗，明确诊断后需要手术的患者再转至神经外科实施外科治疗，术后患者会在MDT工作室长期随访，评估手术疗效，以及进行术后长期内分泌功能评估和补充、替代治疗。

本书精选了神经内分泌MDT工作室收治的35例疑难特殊病例，除了MDT病例之外，还包括神经外科和内分泌科的一些特殊疾病，有些是罕见珍贵，有些是诊断困难，有些是治疗棘手，还有一些是容易漏诊或误诊。每一个病例都有值得学习的地方，只要肯去挖掘和注意细节，就会有收获。本书着重于临床问题的分析和实践，注重通过剖析疾病病史、临床表现、检查结果、诊治经过、随访管理及预后等诊疗过程，厘清临床思维，探讨诊疗环节中应注意的问题，同时与读者分享诊治思路、经验体会、手术技术以及疾病最新研究动态。本书适合内分泌科、神经外科，尤其是神经内分泌亚专业各级医生阅读。

在本书出版之际，衷心感谢所有编者的努力和付出，这充分体现了团队协作的强大力量。鉴于我们专业水平有限，书中难免有纰漏和不足之处，敬请各位读者批评指正。

胡耀敏　邱永明

2019年12月

目　　录

第一章　神经垂体疾病
案例1　鞍区颗粒细胞瘤

【病史摘要】

女，49岁，因"多饮、多尿10余年，头痛1月"入院。

患者10余年前开始有饮水量明显增加伴小便次数增多，但不伴尿急、尿痛等不适。当时未重视。1个月前无明显诱因感到头痛，为间断性疼痛，休息后稍有缓解，口服止痛药效果不佳。当地医院就诊，完善相关检查提示鞍区占位可能，遂至仁济医院南院神经外科就诊。追问病史，患者月经量少且不规律，但无溢乳表现。同时伴有性功能明显下降。

自起病以来，除小便增多外，大便、饮食、精神、睡眠均未见明显异常。

个人史及家族史无特殊。

【体格检查】

T 37.2℃，P 83次/分，R 20次/分，BP 122/80mmHg。神志清楚，意识清晰，表情自然，定向力正常，GCS 15分，双侧瞳孔等大等圆，对光反射灵敏，双眼视力视野粗测正常，四肢活动正常，双侧上、下肢肌力Ⅴ级，肌张力正常；肢体躯干浅感觉对称，深感觉正常；双侧巴氏征阴性。

【实验室及辅助检查】

1. 常规检验

血常规、肝功能、肾功能、B型钠尿肽、心梗标志物无异常。

电解质：钠148mmol/L↑，钾3.5mmol/L，氯107mmol/L。

出凝血时间：凝血酶时间（TT）17.9s，部分凝血活酶时间（APTT）28.9s，凝血酶原时间（PT）12.9s，INR 1.1，纤维蛋白原（FIB）4.59g/L↑。

尿常规：尿比重≤1.005↓，白细胞 1+，尿蛋白 阴性，尿葡萄糖 阴性，尿酮体 阴性，尿胆原 3.2，尿隐血 阴性。

2. 内分泌相关检验

（1）垂体泌乳素 27.17μg/L，生长激素 70.8pg/ml。

（2）甲状腺轴：促甲状腺激素 5.99mIU/L↑，游离三碘甲状腺原氨酸 4.03pmol/L，三碘甲状腺原氨酸 1.53nmol/L，游离甲状腺素 8.32pmol/L，甲状腺素 88.39nmol/L。

（3）肾上腺轴：皮质醇 11.63μg/dl，促肾上腺皮质激素 41.5pg/ml。

（4）性腺轴：促黄体生成素 0.01U/L↓，卵泡生成素 0.77IU/L↓，雌二醇 31pmol/L↓，孕酮 0.5nmol/L↓，睾酮 0.79nmol/L。

【影像学检查】

垂体MRI平扫+增强：垂体菲薄，紧贴鞍底，鞍窝内见脑脊液影；垂体柄增粗，局部见结节样异常信号影，T1WI呈稍低信号，T2WI呈不均匀稍高信号，增强后病灶均匀强化，考虑微腺瘤（见图1-1）。

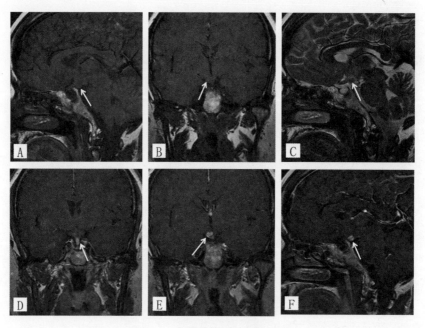

图1-1　术前垂体MRI增强扫描

A. T1WI矢状位；　　　　　　B. T1WI冠状位；

C. T2WI矢状位；　　　　　　D. 增强后冠状位T1WI；

E. 增强后冠状位T1WI；　　　F. 增强后矢状位T1WI

垂体菲薄，紧贴鞍底，视交叉后部见结节样异常信号影，T1WI呈等低信号（见图1-1A、B），T2WI呈稍低信号（见图1-1C），增强后可见明显强化（见图1-1E、F）；垂体柄增粗并明显强化（见图1-1A、D）。

【诊断】

术前诊断：鞍区占位，尿崩症。

术中冰冻病理检查：纤维细胞为主，考虑生殖细胞瘤？

术后病理诊断：垂体柄颗粒细胞瘤。

肿瘤细胞免疫组织化学：S-100（+），GFAP（+），KP-1（-），SYN（+），PGM1（-），VIM（+），Ki-67（-/+），LCA（间质+），TTF1（+）（见图1-2）。

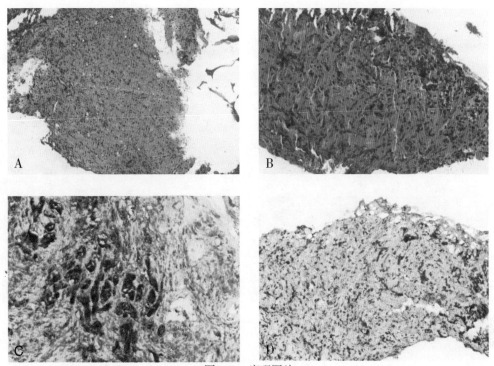

图1-2　病理图片

A. HE × 100；B. HE × 200，镜下可见肿瘤细胞排列紧密，呈多角型，具有丰富的嗜酸性胞质；C. 免疫组织化学 × 100，TTF1（+）；D. 免疫组织化学 × 100，CD56（+）

【治疗】

（1）术前准备：入院后结合患者24小时的饮水量（6 000ml）及小便量（6 500ml），尿比重降低（≤1.005），血钠轻度升高（148mmol/L）诊断为尿崩症，给予去氨加压素（弥凝）治疗，当去氨加压素用到每天0.6mg时，小便量减少到了24小时2 000ml。

（2）手术：全麻下行右侧小翼点去眶入路（mini OZO Approach）鞍区肿瘤切除术。术中见垂体柄胖大，切开垂体柄，肿瘤位于其内，大小约1cm×1cm，质地韧，与垂体关系密切。行肿瘤大部切除术（见图1-3）。

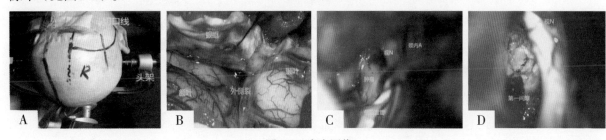

图1-3　术中图像

A. 手术体位及手术切口；B. 显微镜下暴露并分离外侧裂；C. 通过第一间隙暴露肿瘤；D. 镜下见肿瘤与垂体柄关系密切，质地坚韧，血供一般

（3）术后患者转入ICU，密切记录24小时尿量，定期检测血电解质水平，治疗方面在止血、营养、消水肿的基础上，着重强调控制尿量及维持酸碱平衡，继续予以口服去氨加压素治疗，术后头痛

缓解。

（4）术后72小时内复查垂体MRI：垂体术后改变，垂体菲薄，垂体柄增粗，视交叉后方强化结节灶较术前MRI缩小（见图1-4）。

（5）出院后持续随访至今，目前已经停用去氨加压素片，尿量24小时1 500ml左右。月经量较术前规律且量增加，性生活较术前有改善。

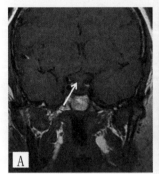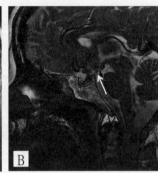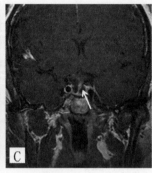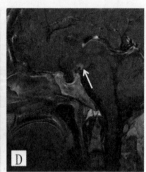

图1-4　术后垂体MRI增强扫描片

A. 冠状位T1WI；　　　　　　　　　　　　B. 矢状位T2WI；

C. 增强后冠状位T1WI；　　　　　　　　　D. 增强后矢状位T1WI

垂体菲薄（见图1-4B），垂体柄略增粗（见图1-4C），视交叉后部小结节样强化（见图1-4D），比术前缩小。

【讨论】

颗粒细胞瘤（granular cell tumor，GCT）是一种较少见的起源于神经鞘的施万细胞（Schwann cells）肿瘤。1926年由Abrikossoff首先报道了一例发生于舌的GCT。GCT在任何年龄段均可发生，但多见于40～60岁，女性较男性发病率高。身体任何部位及器官均可发生GCT，但最常见的部位是舌、胸壁、手臂，其次是喉部、消化道、乳腺、女性生殖器区域，发生于中枢神经系统的罕见。本病例是一例发生在鞍区垂体柄的GCT，目前全球文献报道也只有数十例。

鞍区颗粒细胞瘤是起源于垂体后叶和垂体柄的一种罕见肿瘤，几乎所有的鞍区颗粒细胞瘤都属于WHO Ⅰ级的良性肿瘤，仅有2%病理学检查为恶性，但是尚未发现鞍区颗粒细胞瘤的转移或恶化。由于生长较为缓慢，患者很少出现压迫垂体、垂体柄或视交叉而产生内分泌异常、视力视野缺损或头痛等症状，血清学检查中除激素偶有异常外，其他检验结果也多处于正常范围。在影像学表现上也缺乏特异性，CT中常显示为类圆形的病变，密度稍高，不伴钙化。在磁共振T1WI、T2WI表现为等信号，伴不均匀强化，与垂体腺瘤等鞍区常见肿瘤和垂体细胞瘤等罕见肿瘤难以鉴别。因此，对于有明显临床症状的患者，有必要进行肿瘤切除和病理学检查。本病例因为有明显临床症状（尿崩症、头痛及性腺轴受影响），所以给予了手术切除治疗。

颗粒细胞瘤的组织结构特点也具有特征性：肿瘤细胞体积较大且排列紧密，细胞之间还分布着结缔组织构成的分隔带，因此它的质地偏硬且较为坚韧，同时血供丰富，术中极易出血，手术难度较大，术中如果发现肿瘤与视神经关系紧密，也难以做到完全切除。手术中应特别注意保护视神经和垂体，以免出现医源性视力损伤和内分泌紊乱。术后是否要进行辅助放疗仍然存在争议，部分研究显示，术后放疗对局部病灶的控制效果并不明显，且有可能造成视力的进一步恶化。但也有人认为对于复发风险高的患者，进行术后放疗以控制肿瘤生长是必要的。临床上，需对患者进行全面的评估，以制订完善的个体化综合治疗方案。本病例由仁济医院南院神经内分泌MDT团队结合临床和术后病理结果评估后，未给予放射治疗及化疗，随访至今，头痛症状未再复发，尿崩症的症状完全缓解（从手术前使用去氨加压素0.6mg/d到现在已经停用），月经量较术前规律且量增加，性生活较术前有改善。

【专家点评】

鞍区颗粒细胞瘤是一罕见的垂体后叶肿瘤，目前文献报道只有数十例。由于其临床和影像学表现缺乏特征性，因此常常与垂体腺瘤等鞍区常见肿瘤和垂体细胞瘤等罕见肿瘤难以鉴别，往往需要病理学和免疫组织化学化学确诊。本病例术前和术中都没有明确诊断是颗粒细胞瘤，甚至术中冰冻病理学检查还考虑是生殖细胞瘤可能，最后是术后病理学和免疫组织化学确诊为颗粒细胞瘤。其病理改变是肿瘤细胞体积较大且排列紧密，呈多角形，胞质内存在较多颗粒，TTF1和S-100蛋白染色阳性。鞍区颗粒细胞瘤生长缓慢，呈良性病程。治疗一般经额入路手术切除，手术前后常有尿崩症症状，需要药物干预。本病例在手术切除肿瘤后，临床症状得以明显改善。

【参考文献】

1. 贾思, 孙波. 神经垂体颗粒细胞瘤1例[J]. 中国医学影像技术, 2014, 30（1）:5.

2. 阎晓玲. 鞍区颗粒细胞瘤[J]. 中国现代神经疾病杂志, 2016, 16（7）: 434.

3. Lopes MBS. The 2017 World Health Organization classification of tumors of the pituitary gland: a summary[J]. Acta Neuropathol, 2017, 134（4）:521−535.

4. Ahmed AK , Dawood HY , Penn DL, et al. Extent of surgical resection and tumor size predicts prognosis in granular cell tumor of the sellar region[J]. Acta Neurochir, 2017, 159（11）:2209−2216.

5. Feng Z, Mao Z, Wang Z, et al. Non−adenomatous pituitary tumours mimicking functioning pituitary adenomas[J], Br J Neurosurg, 2018. doi: 10.1080/02688697.2018.1464121.

6. Jiang B, Shi X, Fan C. Sellar and suprasellar granular cell tumor of the neurohypophysis: A rare case report and review of the literature[J]. Neuropathology, 2018, 38（3）:293−299.

（程丽霖　陈炳宏　缪亦锋　胡耀敏　邱永明）

案例2 婴儿垂体细胞瘤

【病史摘要】

女，9个月，因"突发喷射状呕吐1周"入院。

患儿入院前1周无明显诱因出现呕吐，呈喷射状，伴四肢抽搐，无高热，无大小便失禁。就诊当地医院行头颅CT检查示双侧硬膜下积液，鞍区及鞍上占位。为进一步诊治，收入仁济医院南院神经外科病房。

既往病史：足月顺产，出生后被发现双目失明，可抬头，不能爬行、翻身、端坐。

【体格检查】

T 37.0℃，P 86次/分，R 20次/分，BP 80/50 mmHg。神志清楚，头围、体重、身长均落后于同龄儿童。双眼无光感，瞳孔直接对光反射、间接对光反射消失。四肢活动正常，肌张力正常。

【实验室检查】

血常规、肾功能化验正常。肝功能：谷草转氨酶72U/L↑，乳酸脱氢酶 325U/L↑，余无明显异常；未行激素水平检测。

【影像学检查】

（1）头颅CT：鞍区形态欠规则团块状异常密度影，内可见小片状低密度影，大小约38mm×29mm，肿块内未见明显钙化影；双侧视神经增粗。同时可见双侧额、颞、枕、顶硬膜下积液改变（见图2-1）。

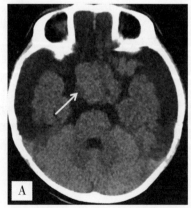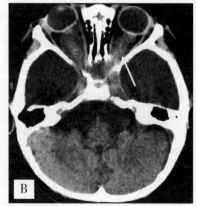

图2-1 术前头颅CT

A.鞍区见形态欠规则等密度占位灶，内可见小片状低密度影；B.双侧视神经增粗

（2）头颅MRI：鞍上见占位性病变，T1WI等信号，T2WI呈稍高信号，内部见更高信号囊变影，增强后病灶不均匀强化，实质部分强化明显，同时可见双侧视神经增粗，且明显强化。垂体未见明显异常。视交叉显示不清（见图2-2）。

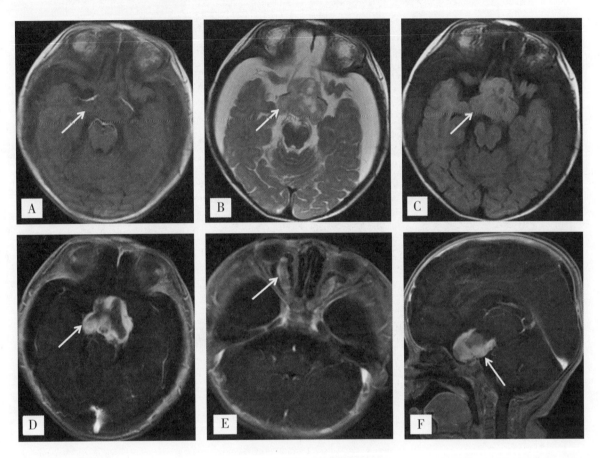

图2-2　术前头颅MRI增强

A. 横断位T1WI；　　　　　　B. 横断位T2WI；　　　　　　C. 横断位FLAIR；

D. 增强后横断位T1WI；　　　E. 增强后横断位T1WI；　　　F. 增强后矢状位T1WI

鞍上见团块样占位性病变，T1WI呈等信号（见图2-2A），T2WI呈稍高信号，内部见小斑片状更高信号（见图2-2B），增强后病灶不均匀强化，双侧视神经增粗，且明显强化（见图2-2D、E、F）。

【诊断】

术前诊断：鞍区占位。

术后诊断：垂体细胞瘤。

病理诊断：鞍区垂体细胞瘤，WHO Ⅰ级。肿瘤细胞：GFAP（+），波形蛋白（+），S-100（+），EMA（+），Ki-67（2%~3%+）（见图2-3）。

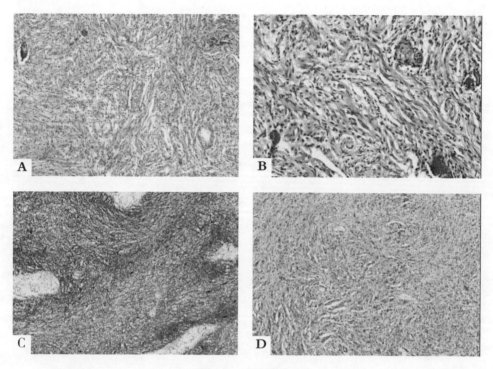

图 2-3 病理图片

A. HE × 100;　　　　　　　　　　　B. HE × 200;

C. GFAP染色阳性（× 100）;　　　　　D. S-100染色阳性（× 100）

　　HE染色见肿瘤由伸长的双极梭形细胞构成的细胞束彼此交叉而成，肿瘤细胞胞质丰富，嗜酸，胞质中没有明显的颗粒及空泡。免疫组织化学GFAP（＋）及S-100（＋）。

【治疗】

　　全麻下行右侧经纵裂-额底入路鞍区肿瘤切除术。术中见硬膜下蛛网膜囊肿，囊液淡黄色。鞍区肿瘤血供丰富，与视神经粘连紧密。行肿瘤部分切除术（见图2-4）。

　　手术后患儿喷射状呕吐消失，一般情况好，顺利出院。回家后随访1年半，患者状况无特殊变化。之后失随访。

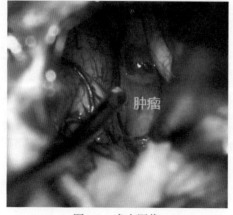

图2-4 术中图像

术中显微镜下见肿瘤成囊实性改变，质地软，血供一般，边界不清。

【讨论】

垂体细胞瘤（pituicytoma）起源于神经垂体后叶细胞或垂体柄神经胶质细胞，属于良性惰性肿瘤。垂体细胞瘤自发现至今命名较多，包括"漏斗瘤""迷芽瘤"及"垂体后叶星形细胞瘤"等。该病发病率低，为罕见疾病，文献报道以个案为主。综合文献报道，垂体细胞瘤多见于成人，发病年龄在7~83岁，高发年龄为50~60岁，中位发病年龄为50岁；男性多见，约占56%。而像本病例出生9个月的婴儿就被确诊为垂体细胞瘤还未见报道。

垂体细胞瘤的临床表现大多与肿瘤对周围结构直接压迫有关。常见的临床症状和体征有视神经或视交叉受压引起的视力、视野损害以及垂体受压引起的激素分泌不足症状，如月经紊乱、性欲下降等，其他多有头痛、全身乏力；少数患者表现为记忆力减退、恶心、眩晕、精神异常和尿崩等症状；相较垂体前叶肿瘤等鞍区常见病，垂体细胞瘤的症状和体征无明显特征。

MRI是鞍区占位病变最有价值的检查手段，增强MRI检查可显示鞍区神经和血管的关系。垂体细胞瘤的MRI平扫可见鞍区和（或）鞍上圆形或卵圆形实性肿瘤，呈T1WI等信号影或T2WI稍高信号影，并向三脑室方向生长，向前方挤压垂体柄；增强MRI检查可见肿瘤呈均匀强化，少数肿瘤呈不均匀强化，并有囊性改变的报道。

免疫组织化学病理学检查是诊断垂体细胞瘤的"金标准"。HE染色显微镜下可见垂体细胞瘤几乎全部由双极梭形细胞交叉成纺锤状或形成螺旋状结构，呈胶质纤维束状或席纹状排列；胞质丰富，呈嗜酸性，核中等大小，呈椭圆形或长梭形，核异形少或无，核分裂象罕见；免疫组化染色，S-100和波形蛋白阳性，GFAP呈斑点状阳性（亦有阴性报道），Ki-67阳性指数常<2%。电镜扫描见垂体细胞瘤中缺少Rosenthal纤维和嗜酸性的颗粒小体。本病例符合上述病理学改变特点。

手术完全切除是垂体细胞瘤的主要治疗手段。手术入路可选择神经内镜下经鼻蝶入路、经额翼点入路、经额胼胝体穹窿入路等。文献报道，完全切除肿瘤患者均未见复发，平均随访14.4个月，临床症状缓解或消失；近全切除的3例患者，其中1例术后3个月肿瘤复发。熊先等报道了多种手术方式治疗的垂体细胞瘤，近期随访手术效果良好。由于未有足够的病例报道及长时间随访，有效的辅助治疗方法尚不确定。

【专家点评】

垂体细胞瘤是一种罕见的、分化较好的神经垂体肿瘤。1893年由Boyce和Beadies首次发现，WHO（2007）中枢神经系统肿瘤分类将其正式列入，属于WHO Ⅰ级。其临床表现多以占位效应引起的症状为主，影像学诊断缺乏特异性，因此易被误诊为垂体腺瘤、颅咽管瘤、鞍区脑膜瘤及垂体毛细胞星形细胞瘤等。就像该例患儿，由于其年龄为9个月，术前更多的考虑是视神经胶质瘤可能，因为垂体细胞瘤据文献报道最小年龄是11岁，更多的是成人发病。

病理学和免疫组织化学检查结果是诊断垂体细胞瘤的"金标准"。手术是治疗垂体细胞瘤的主要方法，肿瘤全切和次全切方式的选择取决于肿瘤边界的清晰与否以及血供情况。尽管目前没有观察到垂体细胞瘤恶变现象，还是建议尽量行肿瘤全切除，因为肿瘤次全切除有相对高的复发率。但是，肿瘤的过分切除也可能导致永久性垂体功能减退。所以神经外科医生在手术时需要权衡患者的年龄、全身情况及病灶大小，寻找恰当的平衡点。

【参考文献】

1. Brat DJ, Scheithauer BW, Fuller GN, et al. Newly codified glial neoplasms of the 2007 WHO Classification of Tumours of the Central Nervous System: angiocentric glioma, pilomyxoid astrocytoma and pituicytoma[J]. Brain Pathol, 2007, 17（3）:319-324.

2. Furtado SV, Ghosal N, Venkatesh PK et al. Diagnostic and clinical implications of pituicytoma[J]. J Clin Neurosci, 2010, 17（7）: 938-943.

3. Ha.m.moud DA, Munter FM, Brat DJ, et al. Magnetic resonance imaging features of pituicytomas: analysis of 10 cases[J]. J Comput Assist Tomogr, 2010, 34（5）:757-761.

4. 熊先, 苗彦明, 关树森, 等. 垂体细胞瘤的临床特征和治疗策略（附11例报告）[J]. 中华神经外科杂志, 2016, 32（3）:270-273.

5. 刘丽琴, 董泽平, 耿任, 等. 垂体细胞瘤1例[J]. 中国现代医学杂志, 2017, 27（24）:127-128.

（王　舟　陈炳宏　程丽霖　缪亦锋　胡耀敏　邱永明）

案例3　中枢性尿崩症

【病史摘要】

男，39岁，因"烦渴、多饮、多尿2月余"入院。

患者2个月前开始逐步出现烦渴、多饮、多尿，每日尿量可达5L以上，此前曾有鼻塞、流涕、咽痛等不适，无发热，当地诊所给予药物静滴（具体不详）后感冒症状缓解，但烦渴、多尿无明显改善。查尿常规提示尿比重1.005，尿中有白细胞（未见报告），诊断"尿路感染"，予头孢丙烯、参麦地黄丸等治疗，因症状无明显改善，患者自行停用。查垂体MRI片示垂体饱满，神经垂体无明确显示，诊断为"尿崩症"，给予氢氯噻嗪、卡马西平对症治疗后，烦渴、多尿症状有所改善，每日尿量3~4L（夜尿1L左右）。患者否认头晕、头痛、高热等不适；否认易饥、多食、体重下降；否认骨痛、骨折、肾结石。否认头颅外伤及手术史。自起病以来，精神佳，睡眠可，胃口可，大便如常，小便如上述。近期体重无明显改变。

既往史无特殊。否认家族中有类似病史。

【体格检查】

T 36.7℃，P 102次/分，R 20次/分，BP 110/64mmHg。神清，精神正常，对答切题，全身皮肤巩膜无黄染，浅表淋巴结未及肿大。两肺呼吸音清，无干湿啰音。心律齐，无杂音。腹软，无压痛反跳痛，肝脾肋下未及。四肢肌力正常。病理征阴性。

【实验室及辅助检查】

1. 常规检验

血常规（-）；尿常规示尿比重≤1.005↓，余（-）。

生化：谷丙转氨酶 34IU/L，谷草转氨酶 21IU/L，谷氨酰转肽酶 66U/L↑，尿素 3.82mmol/L，肌酐76μmol/L，尿酸 479μmol/L↑，甘油三酯1.69mmol/L，总胆固醇 6.54mmol/L↑，脂蛋白（a）624mg/L↑，高密度脂蛋白 1.32mmol/L，低密度脂蛋白 4.43mmol/L↑，钠147mmol/L↑，钾3.15 mmol/L↓，氯104 mmol/L，钙 2.39mmol/L，磷 1.23mmol/L，镁 0.85mmol/L.

血气分析：pH 7.42，标准碳酸氢根 31.4mmol/L，全血剩余碱8.5mmol/L。

2. 内分泌相关检验

（1）甲状腺轴：TSH 2.67mIU/L，FT3 5.41pmol/L，FT4 9.22pmol/L，ATPO 20.67IU/ml，ATG 10.02IU/ml，TRAb<0.300IU/L。

（2）性激素及其他激素：LH 6.97IU/L，FSH 5.47IU/L，E2 209pmol/L↑，T 11.92nmol/L。GH 98.19pg/ml，PRL 10.70μg/L。

（3）皮质醇及ACTH节律、糖耐量试验、禁水加压素试验（见表3–1、表3–2、表3–3）。

表3–1　皮质醇及ACTH节律

时间	8a.m.	4p.m.	12p.m.
ACTH（pg/ml）	28.1	17.7	13.3
F（μg/dl）	21.95	11.97	5.27

表3–2　OGTT+胰岛素、C肽释放试验

时间	0h	0.5h	1h	2h	3h
葡萄糖（mmol/L）	5.2	13.3	16.9	12.8↑	4.8
胰岛素（μU/ml）	11.2	79.1	68.6	132.4	39.1
C肽（ng/ml）	1.52	5.41	6.58	9.44	4.89

表3–3　禁水加压素试验

时间		尿比重	尿量 / ml	血渗透压 / mmol/L
试验前	8:00	1.008	/	287.25
1h	9:00	1.008	200	/
2h	10:00	1.006	150	/
加压素前	11:00	1.008	100	295.24
加压素后1h	12:30	1.019	40	/
加压素后2h	13:30	1.024	20	288.03

3. 其他检查

（1）肿瘤指标、风湿免疫指标、感染指标均阴性。

（2）腹部及泌尿系超声检查未见明显异常；肺HRCT片示右肺尖磨玻璃结节。

（3）垂体MRI平扫：T1WI垂体后叶高信号消失（见图3–1）。

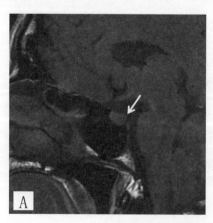 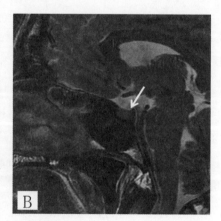

图3–1　垂体MRI平扫片

A. 矢状位T1WI；　　　　　　　B. 矢状位T2WI

垂体后叶高信号消失（见图3–1A、B），垂体前叶未见明显异常。

【诊断】

（1）主要诊断：完全性中枢性尿崩症。

主要诊断依据：患者中年男性，慢性病程。临床表现为烦渴、多饮、多尿2月余。辅助检查提示低比重尿，禁水加压素试验支持完全性中枢性尿崩症，垂体MRI片显示垂体后叶T1WI高信号消失。去氨加氨酸治疗有效。

（2）次要诊断：2型糖尿病、高尿酸血症、高胆固醇血症、肺磨玻璃结节。

【治疗】

予停用卡马西平及氢氯噻嗪，口服去氨加氨酸（0.1mg/片）1片 – 0.5片 – 0.5片 Q8h治疗，碳酸氢钠片碱化尿液，阿卡波糖（拜唐苹）降糖。患者烦渴症状明显缓解，尿量及饮水量较前明显较少（见表3-4），血电解质恢复正常，血糖平稳。出院后去氨加氨酸（0.1mg/片）1片–1片–0.5片 Q8h。

表3-4　患者治疗期间的出入量记录

日期	7.19	7.20	7.21	7.22	7.23
入量（ml）	5 000	5 000	7 500	5 000	2 000
尿量（ml）	6 000	4 000	5 000	6 400	2 200

【讨论】

中枢性尿崩症（central diabetes insipidus，CDI）是由于下丘脑–神经垂体病变引起抗利尿激素（ADH）的合成、转运、储存及释放功能缺陷所致。主要表现为多尿、烦渴、多饮、低比重尿和低渗透压尿。CDI按病因可分为原发性和继发性两大类。原发性CDI又分为遗传性或特发性，其中遗传性的可见于Wolfram综合征、AVP-NPII基因突变引起的常染色体显性遗传性垂体性尿崩症等。继发性的病因包括头颅创伤、血管性疾病、肿瘤疾病（颅咽管瘤、脑膜瘤、生殖细胞瘤、垂体瘤或转移瘤）、肉芽肿性疾病（组织细胞增生症、结节病）、感染性疾病、炎症或自身免疫性疾病、药物等。

中枢性尿崩症的临床表现和诊断包括以下5个方面：

（1）多尿、烦渴、多饮：多尿＞50 ml/（kg/24h）或＞3~4L/d（排除利尿剂等药物影响）。

（2）低渗透压尿：尿渗透压＜300 mmol/kg。

（3）禁水加压素试验：是鉴别中枢性尿崩症、肾性尿崩症以及精神性多饮最重要的实验室检查。试验过程中应密切观察患者的精神状态、血压和体重，以免过度脱水发生危险，尤其在儿童，禁水3~5h内体重下降3%~5%或出现生命体征不稳定，此时应终止试验。本例患者禁水后尿量无明显减少，尿比重始终小于1.01，而注射加压素后，尿量显著减少，尿比重明显升高至1.02以上，因此可明确诊断为完全性中枢性尿崩症。

（4）精氨酸加压素（AVP）浓度的测量：禁水加压素试验也存在一定的缺陷，血浆AVP的测量可提高诊断准确性，但技术受限，和肽素浓度的测量可以作为血浆AVP测量的可靠替代方案。文献报道，当AVP基线水平＜2.6pmol/L时可诊断完全性CDI，其灵敏度达95%，特异性为100%；当其基线水平＞21.4pmol/L时，可诊断肾性尿崩症。

（5）部分中枢性尿崩症可合并垂体前叶功能受累：生长激素轴（60.9％）＞性激素轴（37.4％）＞肾上腺轴（26.1％）＞甲状腺轴（20.9％）。本例患者垂体MRI片未见占位，未出现垂体前叶功能受累表现。

中枢性尿崩症的治疗目标为减少夜尿症状，保证充足的睡眠，在此基础上再进行白天尿量的控制。结合患者对药物敏感性、吸收等存在的差异，选择适宜的剂型。依据患者病情、尿量、尿渗透压、电解质、血压等指标制定给药剂量。治疗中枢性尿崩症最常用的药物是醋酸去氨加压素（DDAVP），其他类的药物还包括氯磺丙脲、噻嗪类利尿剂（氢氯噻嗪主要用于治疗肾性尿崩症，也可用于CDI）、氯贝丁酯、卡马西平、吲达帕胺等。成人DDAVP口服初始剂量一般50～100μg tid，维持量一般在100～200μg tid，每日最大剂量1 200 μg。DDAVP除头痛、疲劳、眩晕、恶心、胃痛等不良反应外，亦可引起水潴溜、低钠血症。治疗过程中需要监测患者（特别是儿童和老人）的尿量、血渗透压、尿渗透压、电解质、血压、体重等指标，及时处理DDAVP所致不良反应。一般使用DDAVP后1～2 d开始监测血钠，正常者4 d后重复监测，剂量稳定后每6个月～1年监测1次。本例患者经弥凝治疗后多尿症状好转。

【专家点评】

本病例中枢性尿崩症诊断明确，同时存在2型糖尿病。尿崩症和糖尿病的主要症状类似，都可以表现为烦渴、多饮、多尿，遇到上述症状的患者，不应只考虑到其中某一种疾病，应全面评估鉴别。此外，临床上中枢性尿崩症还需要和溶质性利尿、肾性尿崩症、原发性烦渴等鉴别。中枢性尿崩症诊断后，还需要明确引起CDI的病因。本例患者入院后所完善相关检查未提示明确病因，目前考虑特发性中枢性尿崩症可能，当然，由于没有检测基因，不能完全排除常染色体显性遗传性尿崩症（ADNDI）的可能，后期随访过程中，可以完善相关基因检测。

【参考文献】

1. 王维波, 孙建华, 刘楠楠, 等. 中枢性尿崩症的临床药物应用进展[J]. 临床药物治疗杂志, 2015, 13（5）:6-10.

2. Kalra S, Zargar AH, Jain SM, et al. Diabetes insipidus: The other diabetes[J]. Indian J Endocrinol Metab, 2016, 20（1）:9-21.

3. 张吉平, 郭清华, 母义明, 等. 230例中枢性尿崩症患者病因分布及临床特点分析[J]. 中华内科杂志, 2018, 57（3）:201-205.

4. 孙丽君, 刘纯. 成人中枢性尿崩症的诊断及治疗进展[J]. 医药前沿, 2019, 9（15）:14-16.

（冯　娟　侯舒心　胡耀敏）

第二章　腺垂体疾病

案例4　垂体癌

【病史摘要】

女，47岁，因"垂体瘤术后6月，右眼视物模糊20余天"入院。

患者1年半前因左侧乳房溢乳于当地医院就诊，查催乳素（prolactin，PRL）升高（87ng/ml，参考范围不详），口服溴隐亭治疗但效果不佳。6月前因乳房持续溢乳伴头痛不适于外院就诊，垂体增强MRI片提示鞍区占位，外院诊断催乳素瘤并行经鼻蝶内镜垂体瘤切除术（第1次手术），术后病理诊断为"非典型性垂体腺瘤"。术后上述症状好转，未定期复诊。20余天前无明显诱因出现右眼视物模糊，无头晕恶心、耳鸣眩晕等其他不适，未予重视。5天前上述症状加重直至右眼失明伴上睑下垂，遂至仁济医院南院神经外科就诊，完善检查提示肿瘤复发，本次行右侧翼点入路鞍区占位切除术（第2次手术），术后病理诊断为"小细胞神经内分泌肿瘤"。同时取肿瘤组织进行基因检测。经多学科讨论，术后给予辅助放化疗：DT 60Gy/30Fx；威克（依托泊苷软胶囊）50mg qd po。疗程结束后患者右眼睑下垂及视力基本恢复。放化疗期间复查垂体MRI提示：鞍内及蝶窦区软组织影，视交叉受压、右侧海绵窦受累，肿瘤较前缩小。之后给予患者替莫唑胺辅助化疗150mg/m^2 d1-5 q28d，共3个疗程。

第2次手术后6个月，患者出现头痛症状，头颅MRI检查发现：垂体占位同前，右侧额叶高密度影，复查激素水平提示PRL正常，考虑恶性垂体腺瘤颅内远处播散。遂行全脑放疗：1.8Gy/Fx，DT36Gy/20Fx，右侧额叶病灶加量7.2Gy/4Fx。第2次手术后7个月，复查头颅MRI示右侧额叶近脑膜处多发异常强化灶。第2次手术后8个月患者出现高热、进食困难、昏迷，最终因多器官功能衰竭而死亡。

既往有高血压病病史，平素规律服药，血压控制可；入院3年前曾行右乳腺癌改良根治术；个人史、家族史无特殊。

【体格检查】

T 36.5℃，P 80次/分，R 18次/分，BP 140/89mmHg。神清，精神可，营养中等，自主体位，查体合作。全身皮肤黏膜无黄染，右眼上眼睑下垂，双眼球无突出，瞳孔等大等圆，右侧瞳孔直接对光反射消失，间接对光反射存在，左侧瞳孔直、间接对光反射正常。甲状腺Ⅰ°肿大，未触及震颤，未闻及杂音。右侧乳房缺如，左侧乳房无溢乳，双肺呼吸音清，未闻及干湿啰音。心律齐，未闻及病理性杂音。腹平软，肝脾未及，无压痛。双下肢无水肿，四肢肌力、肌张力正常，生理反射存在，病理反射未引出。

【实验室及辅助检查】

1. 常规生化检查

血常规、肝肾功能、电解质、出凝血等未见明显异常。

2. 内分泌功能（见表4-1）

表4-1 内分泌功能评估

时间	PRL（ng/ml） （3.5~24.2）	GH（ng/ml） （0.010~3.607）	TSH（mIU/L） （0.25~5）
第2次术前	65.99 ↑	0.41	1.60
第2次术后1天	36.93 ↑	0.15	0.50
第2次术后6个月	0.17 ↓	无	1.81
时间	FT3（pmol/L） （3.5~6.5）	FT4（pmol/L） （11.5~22.7）	F（nmol/L） （185~624）
第2次术前	4.22	7.49 ↓	26.79 ↓
第2次术后1天	2.55 ↓	8.68 ↓	548.87
第2次术后6个月	无	无	602.00
时间	ACTH（pg/ml） （0~46）	LH（IU/L）	FSH（IU/L）
第2次术前	20.70	0.96	3.17
第2次术后1天	21.80	0.63	2.80
第2次术后6个月	<10	无	无

3. 辅助检查

PET-CT显示鞍区代谢增高。

【影像学检查】

两次手术前后MRI如图4-1~图4-5所示。

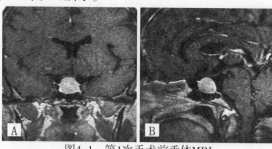

图4-1 第1次手术前垂体MRI

A. 增强后矢状位T1WI;　　　　　B. 增强后冠状位T1WI

垂体正常结构消失，鞍内及鞍上见类圆形软组织影，强化明显。

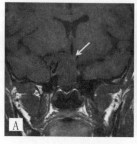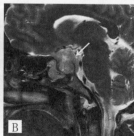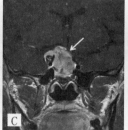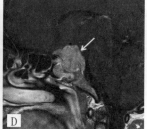

图4-2 第1次手术后6个月垂体MRI增强

A. 冠状位T1WI;　　　B. 矢状位T2WI;　　　C. 增强后冠状位T1WI;　　　D. 增强后矢状位T1WI

鞍区见软组织肿块，T1WI呈等低信号（见图4-2A），T2WI呈稍高信号（见图4-2B），病灶向鞍上、鞍底及双侧海绵窦侵犯，增强后病灶明显强化（见图4-2C、D）。

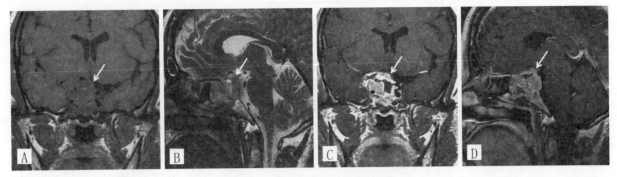

图4-3　第2次手术后垂体MRI增强

A.冠状位T1WI；　　B.矢状位T2WI；　　C.增强后冠状位T1WI；　　D.增强后矢状位T1WI

鞍区术后，鞍区见团块状异常信号影，T1WI呈等低信号（见图4-3A），T2WI呈稍高信号（见图4-3B），内部信号欠均匀，病灶向鞍上、鞍底及双侧海绵窦侵犯，增强后病灶明显不均匀强化（见图4-3C、D），较图4-2病灶有缩小。

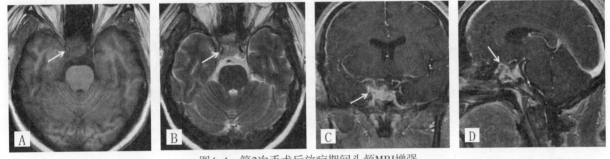

图4-4　第2次手术后放疗期间头颅MRI增强

A.横断位T1WI；　　B.横断位T2WI；　　C.增强后冠状位T1WI；　　D.增强后矢状位T1WI

鞍区术后改变，鞍内及蝶窦区软组织影（视交叉受压、右侧海绵窦受累），T1WI呈等低信号（见图4-4A），T2WI呈稍高信号（见图4-4B），增强后不均匀强化（见图4-4C、D），病灶较图4-3明显缩小。

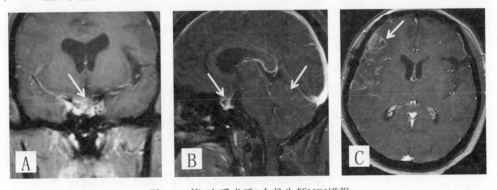

图4-5　第2次手术后7个月头颅MRI增强

A.增强后冠状位T1WI；　　B.增强后矢状位T1WI；　　C.增强后横断位T1WI

鞍区内软组织影较放疗前明显缩小，双侧额部、左侧小脑半球近脑膜处多发异常强化灶（见图4-5B、C）。

【病理检查结果】

（1）第1次手术方式为经鼻蝶垂体瘤切除术，病理符合"非典型垂体腺瘤"（参见2004年WHO垂体瘤分类诊断标准）。

（2）第2次手术方式为右侧翼点入路鞍区占位切除术，病理为小细胞神经内分泌肿瘤，核分裂象易见，高增生活性，提示侵袭性生物学行为，不排除转移性。免疫组织化学GH（-），PRL（部分+），ACTH（-），TSH（-），FSH（-），LH（-），CgA（部分+），SYN（+），CD56（+），TIF1（-），CK（+），ER（0），PR（0），LCA（-），Ki-67（80%），GFAP（-），NeuN（-），符合小细胞神经内分泌肿瘤（见图4-6）。

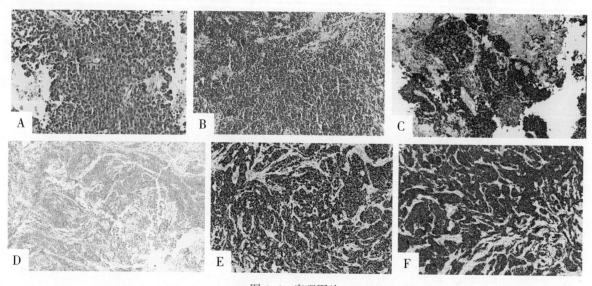

图4-6 病理图片

A. HE×200，镜下见部分肿瘤细胞乳头状生长，胞质嫌色或微嗜酸，核分裂象较易见；

B. HE×100，镜下见部分肿瘤细胞巢团状分布，胞质不明显，核染色质深而细腻；

C. 免疫组织化学×100，PRL弥漫胞浆（+），符合致密颗粒型；

D. 免疫组织化学×100，PRL（-）；E、免疫组织化学×100，Ki-67增殖指数80%；

F. 免疫组织化学×100，SYN（+）

【基因检测结果】

如表4-2所示。

表4-2 基因点突变、缺失、插入分析结果

基因	突变类型	核苷酸变化	氨基酸变化	染色体	突变起始位置	突变终止位置	转录本编号
FNTA	错义突变	c.974A>G	p.Asn325Ser	8	42939981	42939981	NM_002027.2
MAP3K13	错义突变	c.468G>T	p.Gln156His	3	185146837	185146837	NM_001242314.1
PIK3CG	错义突变	c.508G>A	p.Asp170Asn	7	106508514	106508514	NM_002649.2
RB1	剪接位点突变	c.1499-2A>G	N/A	13	48955381	48955381	NM_000321.2
TP53	剪接位点突变	c.560-2A>G	N/A	17	7578291	7578291	NM_001126112.2

【诊断】

临床诊断：垂体癌。

病理诊断：垂体小细胞神经内分泌肿瘤。

【讨论】

垂体癌是世界上最致命的恶性肿瘤之一，极其罕见，仅占垂体肿瘤的0.1%左右，多发生于30~50岁，发病率为每百万人每年4例，但这些数据可能被低估了，因为既往高达75%的垂体癌是在尸检中确诊的。

垂体癌诊断困难，2018年欧洲内分泌学会颁布的《难治性垂体腺瘤和垂体癌诊治指南》提出了垂体癌的定义：经过正规的标准治疗（手术、放疗和常规药物治疗），仍不能控制肿瘤（肿瘤复发或肿瘤快速生长），且进一步出现蛛网膜下腔转移或远处转移。但是，该指南并未给出具体的诊断标准，实际临床实践中临床医师如何确诊垂体癌依然存在一定困惑。2019年，中国垂体腺瘤组发布《中国难治性垂体腺瘤诊治专家共识》提出垂体癌应包括以下特点：①肿瘤影像学上呈侵袭性生长，且生长快速，Ki-67标记指数≥3%；②即使手术全切，肿瘤短期（6个月）内复发；③手术、药物治疗和放射治疗等常规治疗后肿瘤继续生长；④出现颅脑椎管内转移或全身其他系统转移。目前，尚无明确的分子标志物可提示垂体癌，因此组织学上增殖性的评估尤为重要。Ki-67标记指数、p53和有丝分裂指数常被用于初步判断肿瘤的增殖性和侵袭性活力。

垂体癌最常见的是促肾上腺皮质激素（ACTH）型和泌乳素（PRL）型。本例患者为47岁女性，外院诊断垂体泌乳素腺瘤，先后经历了药物（溴隐亭）、半年内两次手术、放疗和替莫唑胺化疗等一系列治疗，依然无法控制肿瘤进展且伴有颅内远处转移。另外，本院行第2次手术后病理学检查提示小细胞神经内分泌肿瘤，核分裂象易见，有高增生活性，Ki-67达80%，根据2017年《WHO垂体肿瘤最新分型标准》及2019年《中国难治性垂体腺瘤诊治专家共识》，垂体癌诊断明确。

大多数垂体癌是由反复手术治疗的垂体腺瘤或经过放疗的侵袭性腺瘤发展而来，如果能在转移之前预测哪些垂体腺瘤会发展成为垂体癌，实现垂体癌的早期诊断，对于其治疗和预后会有很大帮助。Ki-67标记指数可用来评价垂体癌有丝分裂活动情况，对于垂体癌的诊断有重要的作用。它的表达水平高低与肿瘤的增殖活性、恶性程度呈正相关，与患者的预后呈负相关。该患者在本院行第2次手术时行PET-CT检查并未发现远处转移病灶，但术后免疫组化显示Ki-67标记指数竟高达80%，此情形在以往的病例报道中罕见。因此，当时已高度怀疑垂体癌的可能性，经多学科讨论，术后给予患者放、化疗联合治疗，期间一度呈现病灶缩小且恢复较好，但遗憾的是，后期患者病情再次进展迅速、危及生命。该患者的最终结局与其病理学检查结果提示的肿瘤极高增殖活性也是吻合的。

垂体癌的诊疗需要多学科协作（MDT）才能获得较好的效果，涵盖神经外科、内分泌科、放射科、放疗科、肿瘤科、病理科和眼科等，一经确诊MDT的诊疗应贯穿患者诊疗的始终。其评估包括常规评估：每隔3~6个月完善垂体MRI检查，综合评估肿瘤大小、形态、侵袭性以及生长速率；完善内分泌激素检测，以再次明确肿瘤活性及垂体功能状态。此外，患者一般症状、体征的评估应贯穿始终。特殊评估：对于高度怀疑垂体癌患者，应定期行全身PET-CT、全脑及脊髓MRI检查；

肿瘤组织病理学的检测包括垂体激素、增殖标志物等以及基因检测，对于明确肿瘤的病理类型和指导化疗及靶向治疗意义重大。本病例也进行了基因检测，结果提示存在多个位点突变。垂体癌的治疗是困难而有挑战的，由于手术、药物及放疗都没办法完全控制肿瘤生长，患者预后极差。在治疗前需经MDT团队反复讨论选择最佳的治疗组合方式。

（1）手术治疗：由于病灶常广泛侵袭鞍底、斜坡或海绵窦等重要结构，手术难以完全切除，因此手术治疗的目的是通过减瘤的方式尽可能多地切除肿瘤以减轻它对正常组织特别是视路的压迫，且常需要反复多次手术。手术入路的选择一般选择经鼻蝶入路，但是如果存在鞍上的侵犯，且无法通过经鼻蝶入路进行手术切除时，开颅手术也是可以选择的。此外，针对垂体癌，为了控制转移灶引起的症状，需要切除转移灶；而手术经验丰富的外科医生能明显降低手术并发症发生率和病死率。

（2）放射治疗：对于术后MRI检查证实肿瘤残留的垂体癌患者均应尽早进行放射治疗，放疗包括普通分割外照射放疗和立体定向放疗，均能有效控制肿瘤生长。但注意在考虑放疗前，需要综合评估患者的全身状态及耐受性。本例患者在首次采用放化疗联合治疗之后复查垂体MRI，提示鞍区占位的进展得到了有效的控制，PRL水平正常，达到临床缓解的目的。但在第二次术后6月提示颅内转移，再次行放疗后效果不理想，最后患者出现高热、进食困难、昏迷，因多器官功能衰竭而死亡。

（3）药物治疗：多巴胺受体激动剂如溴隐亭和卡麦角林等对于泌乳素瘤是有效的，常常作为首选治疗，但是对于非泌乳素分泌垂体腺瘤疗效十分有限。另外，垂体癌由于肿瘤的血管生长能力强、肿瘤细胞的增殖能力强而往往对多巴胺受体激动剂耐药。指南推荐替莫唑胺为垂体癌的一线治疗，并且一经诊断即应尽早开始。既往文献报道，垂体癌患者基本在诊断1年内死亡，而应用替莫唑胺后5年生存率明显提高。根据指南及专家共识推荐，常用的替莫唑胺治疗方案为Stupp（5/28）方案，即：第1周期治疗量为150 mg/m^2，1次/天，连用5天，休息23天（28天为1个周期）；若患者耐受性良好，从第2个周期开始剂量增至200 mg/m^2，使用3个周期后进行疗效评价。对于替莫唑胺敏感的患者，建议持续使用至少6个月，标准治疗时间为6~12个月。但应注意其带来的骨髓抑制并发症，一旦发生，将发生不可控制的感染而危及患者生命。本例患者用替莫唑胺治疗3个疗程后因无法耐受而未继续。

（4）其他治疗：对于替莫唑胺无效的垂体癌患者，可考虑应用其他全身细胞毒性药物，目前最常用的有洛莫司汀与氟尿嘧啶（5-Fu）联合治疗，但往往只能在短时间内控制肿瘤生长。

一经确诊的垂体癌患者，必须终身随访。首先需反复强调健康宣教，告知长期随访对病情控制及提高生活质量的重要性。常规随访间隔建议为3~6个月，但具体方案应结合患者病情实行个体化。对于功能性肿瘤，激素水平作为内分泌功能的变化标志，同样具备治疗指导意义。对于垂体功能减退患者，应及时予激素替代治疗。总之，垂体癌的诊治是中枢神经系统肿瘤的一个难题和挑战，治疗应建立在MDT团队的基础上，定时的MRI随访和内分泌随访是密切掌握这类肿瘤进展变化的前提，包括手术、放疗和药物的综合治疗能够有效延长患者的生存期。

【专家点评】

垂体癌罕见且诊治困难，由于生物学特性不同于普通良性垂体腺瘤，预后极差。因此，在MDT团队协作的基础上尽早明确诊断可为患者争取时机。为了早期诊断垂体癌，当肿瘤Ki-67≥10%时，即使尚未发现转移的证据，应高度怀疑垂体原位癌的诊断，需密切关注肿瘤的变化，及时考虑再次手术干预，或加强药物治疗，补充放射治疗，必要时早期开始替莫唑胺治疗。而对于临床医生，未来努力的方向之一就是建立垂体癌的数据库及样本库，不断探索病因及发病机制，确定新的治疗靶点。

【参考文献】

1. Lopes MBS. The 2017 World Health Organization classification of tumors of the pituitary gland: a summary[J]. Acta Neuropathol, 2017, 134（4）:521−535.

2. Raverot G, Burman P, McCormack A, et al. European Society of Endocrinology Clinical Practice Guidelines for the management of aggressive pituitary tumours and carcinomas[J]. Eur J Endocrinol, 2018, 178（1）: G1−G24.

3. 霍真, 钟定荣. 2017版世界卫生组织垂体肿瘤最新分类的病理学意义[J]. 中华医学杂志, 2018, 98（9）: 648−650.

4. 袁仙仙, 朱惠娟. 2017年世界卫生组织垂体肿瘤病理分类变化及临床意义[J]. 中华内分泌代谢杂志, 2018, 34（7）: 623−626.

5. 中国垂体瘤协作组, 中华医学会神经外科学分会. 中国难治性垂体腺瘤诊治专家共识（2019）[J]. 中华医学杂志, 2019, 99（15）:1454−1459.

（陈炳宏 廖 宇 张世蕾 黄仁华）

案例5　垂体TSH腺瘤

【病史摘要】

男，23岁，因"突发四肢无力，发现鞍区占位1月余"入院。

患者入院前1月余无明显诱因突发四肢无力，"120"送至当地医院就诊，诊断"低钾血症"（K^+ 1.8mmol/L），补钾治疗后行病因筛查提示：FT3 11.41pmol/L↑，FT4 31.19pmol/L↑，TSH 4.62mIU/L；进一步垂体增强MRI检查提示垂体饱满，强化不均匀，考虑垂体瘤可能。后至我院进一步就诊，检查提示：TT3 4.21nmol/L↑，TT4 264.50nmol/L↑，FT3 15.66pmol/L↑，FT4 45.91pmol/L↑，TSH 5.24mIU/L↑；垂体增强MRI片提示鞍区占位。

追问病史：否认心悸、多汗、消瘦、易激惹、失眠等不适，有大便次数增多，但不规律，有晨起勃起功能障碍，1年前也曾因四肢无力于当地医院就诊，诊断"低钾血症"，经治疗后好转，未予重视。既往史、个人史、家族史均无特殊。

【体格检查】

T 36.4℃，P 114次/分，R 18次/分，BP 116/80mmHg。身高 168cm，体重 58kg，BMI 20.55kg/m²。神志清，精神可，营养中等，自主体位，查体合作。全身皮肤黏膜无黄染，双眼球无突出，视力正常，无视野缺损，睑裂无增宽，Stellwag 征（－）、von Graefe 征（－）、Joffroy 征（－）、Mobius 征（－）。甲状腺 I° 肿大，质中，未触及震颤，未闻及杂音。双侧乳房无溢乳，双肺呼吸音清，未闻及干湿啰音。HR 114次/分，律不齐，未闻及病理性杂音。双手静止性震颤（＋）。腹平软，肝脾未及，无压痛。双下肢无水肿，四肢肌力、肌张力正常，生理反射存在，病理反射未引出。

【实验室及辅助检查】

1. 常规检验

血常规、肝肾功能、电解质、血脂等基本正常。

2. 内分泌功能检查（见表5-1~表5-4）

表5-1　甲状腺功能

FT3（pmol/L） （3.5~6.5）	FT4（pmol/L） （7.8~22.7）	TSH（mIU/L） （0.25~5）
11.94↑	39.55↑	7.01↑
TPO-Ab（IU/ml） （0~35）	TG-Ab（IU/ml） （0~4）	TR-Ab（IU/L） （0~1.75）
<5.00	<0.01	0.407

表5-2　性腺等相关激素

LH（IU/L） （1.24~8.62）	FSH（IU/L） （1.27~19.26）	E2（poml/L） （73.4~172.5）	P（nmol/L） （0.318~2.67）
3.90	6.15	191↑	2.42
T（nmol/L） （6.07~27.1）	PRL（μg/L） （2.64~13.13）	GH（pg/ml） （3~2 490）	SHBG（nmol/L） （13.3~89.5）
11.61	22.36↑	998.4	69.32

表5-3　血F、ACTH节律

时间	ACTH（pg/ml） （0~46）	F（μg/dl） （a.m.：6.7~22.6，p.m.:<10）
8a.m,	36.20	13.07
4p.m.	29.40	4.27
0a.m.	23.10	2.99

表5-4　奥曲肽抑制实验

时间（h）	FT3（pmol/L） （3.28~6.47）	FT4（pmol/L） （7.64~16.03）	TSH（mIU/L） （0.49~4.91）
0	10.87↑	43.63↑	6.84↑
2	10.35↑	37.69↑	4.85
4	8.87↑	37.54↑	3.63
6	9.74↑	37.96↑	3.79
8	9.28↑	40.74↑	3.59
24	8.36↑	34.99↑	2.58

3. 辅助检查

（1）甲状腺超声检查：右叶前后径19mm，左右径19mm；左叶前后径18mm，左右径19mm；峡部厚度4mm，腺体形态大小饱满，回声增粗，分布不均匀，回声强度正常，血流信号正常。甲状腺右叶可见囊实性混合回声结节，大小约2mm×2mm，边界清，内部回声不均匀，彩色血流不明显。甲状腺左叶可见强回声斑点，大小约2mm。双侧颈部目前未见明显肿大淋巴结图像，双侧甲状旁腺区目前未见异常肿块图像。

（2）甲状腺显像：甲状腺外形增大伴摄取功能增强，符合"甲亢"图像征。

（3）心电图检查：窦性心律不齐，完全性右束支传导阻滞，电轴右偏。

（4）腹部超声检查未见明显异常。

（5）甲状腺激素抵抗综合征（RTH）相关基因检测：通过对疾病相关基因的测序分析，未发现与疾病表型相关的明确致病性变异。

【影像学检查】

垂体MRI增强检查：垂体形态饱满，最大高度达1cm，垂体中央部膨隆，垂体前叶偏左侧见斑片状T1WI稍低信号、T2WI稍高信号，增强后病灶轻度不均匀强化（见图5-1）。

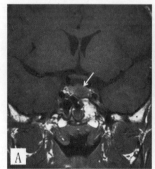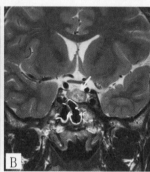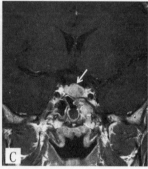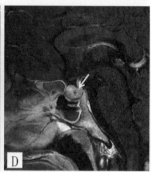

图5-1　治疗前垂体增强MRI

A. 冠状位T1WI；　　　　　　　　　B. 冠状位T2WI；

C. 增强后冠状位T1WI；　　　　　　D. 增强后矢状位T1WI

垂体前叶偏左侧见斑片状异常信号灶，T1WI呈稍低信号（见图5-1A），T2WI呈稍高信号（见图5-1B），增强后病灶轻度强化，见小斑片明显低强化区（见图5-1C，D）

【诊断】

垂体促甲状腺激素腺瘤，甲状腺功能亢进症合并周期性瘫痪，甲状腺结节，心律失常（窦性心律不齐、完全性右束支传导阻滞）。

【治疗】

明确诊断后予奥曲肽0.1mg q8h 持续皮下注射，行术前准备，期间监测甲状腺功能结果（见表5-5），影像学复查结果如图5-2所示，甲状腺大小及心电图变化（见表5-6）。1个月后患者甲状腺功能基本恢复、鞍区病灶明显缩小，在全麻下行神经内镜下经鼻蝶垂体腺瘤切除术，达镜下全切除肿瘤（见图5-3），术后患者无明显垂体功能障碍（见表5-7、表5-8）。

表5-5　奥曲肽治疗后甲状腺功能随访

时间	FT3（pmol/L） （3.28~6.47）	FT4（pmol/L） （7.64~16.03）	TSH（mIU/L） （0.49~4.91）
用药前	10.87 ↑	43.63 ↑	6.84 ↑
用药后10天	6.42	20.18 ↑	5.38 ↑
用药后20天	5.60	25.24 ↑	4.44
用药后30天	5.91	19.15 ↑	3.74

表5-6　奥曲肽治疗前后甲状腺大小及心电图变化

项目		用药前		用药后	
甲	前后径	左叶18mm	右叶19mm	左叶17mm	右叶17mm
状	左右径	左叶19mm	右叶19mm	左叶16mm	右叶20mm
腺	峡部	4mm		2mm	
	心电图	心律不齐，完右		窦律，完右	

表5-7　手术前后甲状腺功能随访

时间	FT3（pmol/L） （3.5~6.5）	FT4（pmol/L） （11.5~22.7）	TSH（mIU/L） （0.25~5）
术前	7.60↑	28.98↑	1.62
术中瘤腔血	4.38	30.23↑	>150↑
术后2h	4.83	32.56↑	0.08↓
术后12h	5.50	31.46↑	0.32
术后24h	4.36	28.30↑	0.05↓
术后48h	5.37	27.50↑	0.02↓
术后72h	4.84	25.97↑	0.02↓
术后7d	5.07	19.79	0.01↓

表5-8　术后其他垂体激素随访

项目	术后1天	术后1周	参考值
F	932.9↑	434.86	185~624nmol/L
GH	2.244↑	0.185	0.003~0.971ng/mL
PRL	6.48	7.76	2.64~13.13ng/mL
FSH	6.94	2.77	1.24~8.62IU/L
LH	7.56	6.11	1.27~19.26IU/L
T	15.40	17.85	6.1~27.1nmol/L

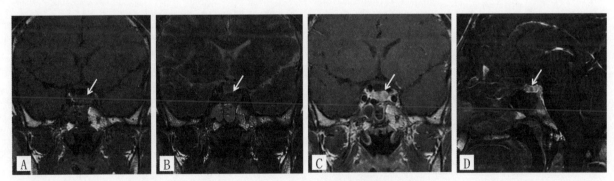

图5-2　奥曲肽治疗后垂体增强MRI片

A. 冠状位T1WI；　B. 冠状位T2WI；　C. 增强后冠状位T1WI；　D. 增强后矢状位T1WI

垂体前叶偏左侧略膨隆（见图5-2A，B），增强后垂体强化不均，见小斑片明显低强化区（见图5-1C，D），较图5-1病灶明显缩小

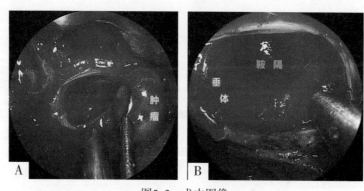

图5-3　术中图像

A. 假包膜外剥除肿瘤；　　　B. 完好无损的正常垂体和鞍隔

【病理学检查结果】

垂体腺瘤，TSH（+），FSH（-），ACTH（-），GH（-），PRL（-），T-PIT（+），PIT1（+），SF-1（+），CHG（+），SSTR2（+），EMA（-），PR（-），Ki-67（5%），CK（-），Vim（-）。

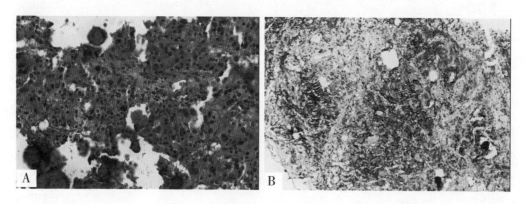

图5-4　病理图片

A. HE×200，镜下示肿瘤细胞多角型，实性排列，可见沙砾体；　　　B. 免疫组织化学×100，TSH（+）

【随访】

术后1个月、3个月、6个月随访甲状腺功能（见表5-9），余垂体激素水平复查基本无功能障碍；术后3个月随访垂体增强MRI未见残余瘤体组织（见图5-5）。

表5-9　术后甲状腺功能随访

时间	FT3（pmol/L）（3.5~6.5）	FT4（pmol/L）（11.5~22.7）	TSH（mIU/L）（0.25~5）
术后1个月	3.85	11.54	0.029↓
术后3个月	4.48	12.50	0.170↓
术后6个月	4.45	14.13	0.849

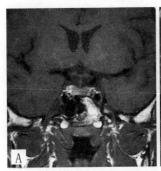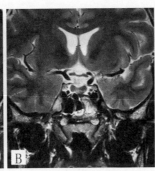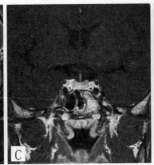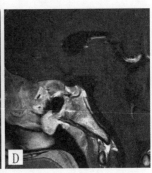

图5-5　术后3个月垂体增强MRI

A. 冠状位T1WI；　　B. 冠状位T2WI；　　C. 增强后冠状位T1WI；　　D. 增强后矢状位T1WI

垂体术后改变，增强后垂体强化欠均匀，未见明显局灶性异常强化区。

【讨论】

血清FT3和FT4水平升高，伴TSH不被抑制，在排除实验室误差后，可以诊断为TSH不适当分泌综合征，主要包括β基因突变导致的甲状腺激素抵抗综合征（RTH）和促甲状腺激素腺瘤（TSH腺瘤）两大类疾病。两者甲状腺功能改变相同，临床上也都有甲状腺毒症及甲状腺肿的表现，因此目前并无单一检查可以明确鉴别这两类疾病，但是两者发病机制及治疗方法完全不同，因此临床中必须仔细鉴别。2013年，欧洲甲状腺学会（ETA）颁布的《促甲状腺激素分泌瘤诊断和治疗指南》建议进行以下检查：甲状腺功能、血清SHBG和（或）ICTP、α-GSU/TSH测定，垂体MRI/CT，TRH实验，T3抑制实验，生长抑素抑制实验和TR基因测序。

TSH腺瘤是一种罕见的垂体腺瘤，是导致中枢性甲亢的主要原因，每年发病率不足百万分之一，仅占垂体腺瘤的0.5%~3.0%，好发于中年以上人群，男女发病相当。TSH腺瘤发病原因虽然不清楚，但与其他垂体腺瘤一样都是单克隆起源，致病基因和相关的基因诊断尚无。临床表现主要为甲状腺毒症和（或）肿瘤压迫鞍区周围结构产生的占位效应。本例患者为一青年男性，以甲亢周期性瘫痪起病，而非甲亢常见的心悸、怕热、多汗、失眠、易怒、食欲亢进伴消瘦等典型高代谢症状，易被忽视而漏诊，需引起临床医生的重视。TSH腺瘤的实验室检查包括血清FT3、FT4水平升高而TSH不被抑制，TSH受体抗体通常为阴性，TRH实验TSH不被兴奋和T3抑制实验发现TSH不被抑制可协助诊断（目前，国内缺乏TRH和T3试剂，因此无法进行该实验），生长抑素抑制实验TSH被抑制，提示TSH腺瘤可能。本患者多次甲状腺功能检测提示FT3、FT4升高伴TSH升高，奥曲肽抑制试验阳性，垂体增强MRI检查提示鞍区占位，RTH相关基因检测未见突变，经奥曲肽治疗后甲状腺功能基本恢复正常，且鞍区占位较前明显缩小，故垂体TSH分泌瘤诊断明确。

TSH腺瘤一旦明确诊断，需切除或控制肿瘤生长、恢复被压迫的垂体功能，维持甲状腺轴正常功能。目前，治疗首选神经内镜下经蝶入路垂体腺瘤切除术，而术前准备至关重要，可以有效防止术中及术后出现甲状腺功能危象。因此术前需要使用药物控制甲亢，使甲状腺功能恢复正常。体外研究发现，大多数肿瘤表达促甲状腺激素释放激素和生长抑素受体（SSTR2和SSTR5），因此目前术前一线用药为生长抑素类似物，其中长效生长抑素类似物控制甲亢的能力达90%，并能使约

40%患者的肿瘤缩小20%，且使用便利，一个月注射一次，不良反应较轻，但费用昂贵，使用周期长。短效的生长抑素类似物作为术前准备用药，可明显减轻患者经济负担，且耗时短，但是操作繁琐，每天需三次注射，胃肠道等不良反应较多。本例患者术前评估行奥曲肽实验提示奥曲肽敏感，再结合经济等因素予以奥曲肽0.1mg q8h皮下注射，1月后患者甲状腺功能即基本恢复正常，并且影像学检查提示肿瘤明显缩小，为手术治疗创造了极有利的条件。术后肿瘤标本免疫组化染色TSH（＋），切除肿瘤后患者症状和甲状腺功能均恢复正常。

TSH腺瘤患者治疗后均需密切随访。一般行手术治疗的患者术后3个月、6个月、1年以及此后的每年都需要长期随访，密切观察相关临床表现的缓解和复发情况、检测甲状腺功能；垂体增强MRI检查随访可以监测肿瘤是否复发；监测垂体前叶相关激素水平，必要时给予替代治疗；如患者随访计划外出现可疑复发的临床表现，需及时复诊。对于术后仍存在甲亢的患者，可继续使用生长抑素类似物治疗，以改善患者预后。

【专家点评】

垂体TSH腺瘤罕见，无特殊发病年龄及显著的性别差异，临床症状不突出，常常误诊。临床上以血清FT3、FT4水平增高伴TSH不被抑制为特点；TRH兴奋试验、T3抑制试验无反应或奥曲肽试验阳性为本病显著特征，但由于目前国内缺乏TRH和T3试剂，因此前两种试验现阶段在国内还无法开展；本病确诊依靠肿瘤免疫组化染色TSH（＋）、切除肿瘤后甲状腺功能改善。本病例均符合以上特点。

垂体TSH腺瘤确诊后首选经蝶窦入路手术治疗，但由于垂体TSH瘤细胞高表达成纤维母细胞生长因子，可引起肿瘤间质纤维化，手术难度较大。研究发现几乎所有的垂体TSH分泌瘤均高表达生长抑素受体，故推荐术前使用生长抑素类似物抑制肿瘤细胞释放TSH，待甲亢控制、肿瘤缩小后行肿瘤切除以降低手术风险。本例患者奥曲肽试验阳性，术前使用奥曲肽治疗后效果显著，经蝶入路手术病灶达全切，且术后随访激素水平均正常，达完全缓解。

【参考文献】

1. Beck-Peccoz P, Lania A, Beckers A, et al. European thyroid association guidelines for the diagnosis and treatment of thyrotropin-secreting pituitary tumors[J]. Eur Thyroid J, 2013, 2（2）:76-82.

2. Yamada S, Fukuhara N, Horiguchi K, et al. Clinicopathological characteristics and therapeutic outcomes in thyrotropin secreting pituitary adenomas: a single-center study of 90 cases[J]. J Neurosurg, 2014 ,121（6）:1462-1473.

3. 叶蕾, 韩如来, 姜晓华, 等. 促甲状腺激素不适当分泌综合征61例病例总结[J]. 中华内分泌代谢杂志, 2015, 31（11）:925-931.

4. 中国垂体腺瘤协作组. 中国垂体促甲状腺激素腺瘤诊治专家共识（2017）[J]. 中华医学杂志, 2017, 97（15）:1128-1131.

（廖 宇 王 宇 胡耀敏 张晓华）

案例6 垂体生长激素腺瘤

【病史摘要】

女，54岁，因"手脚粗大5年，面容改变1年"入院。

患者5年前无明显诱因出现双手小关节肿痛，累及双手近端及远端指间关节，晨起为著，有晨起僵硬感，活动15~30min后稍好转，无光敏、口腔溃疡、口干眼干、皮疹脱发等不适，口服布洛芬、骨德保后肿痛好转，后自觉双手双脚逐渐增大，鞋码从38码增至42码，伴皮肤增粗，双手关节粗大，未予重视。近1年来自觉面容改变，伴多汗、打鼾，至当地医院查生长激素>40μg/L↑（参考范围不详），否认心悸气促、胸闷胸痛、头晕头痛、视物模糊、视野缺损等不适，现为进一步诊治收住入院。起病以来，精神、食欲、睡眠可，二便无殊，近期体重无明显变化。

既往乙肝小三阳病史，诊治不详；47岁绝经；父亲有关节粗大病史，具体不详。

【体格检查】

T 36.9℃，P 80次/分，R 16次/分，BP 157/100mmHg。身高160 cm，体重69 kg，BMI 26.95 kg/m²。神清气平，对答切题，口齿尚清晰，全身皮肤巩膜无黄染，浅表淋巴结未及肿大。肢端肥大症面容（皮肤粗糙、增厚，眉弓及颧骨高突，额部皱褶变深，鼻宽唇厚，舌体肥大，下颌宽大），粗测视力视野正常，甲状腺未及肿大，心肺腹无异常，胸骨及肋弓下缘突出，胸廓前后径增大，双膝关节膨大，右侧为甚，屈膝活动受限，手足增大、宽厚，手指足趾增宽，双足可见足垫，双下肢无水肿，左下肢静脉曲张。四肢肌力、肌张力正常，病理征阴性。

【实验室及辅助检查】

1. 实验室检查

（1）常规生化检查：血、尿、粪常规、炎症指标、肝肾功能及血脂基本正常。

（2）心脏相关指标、肿瘤指标均正常。HBsAg>250（+），HBsAb（-），HBcAb（+），HBeAg（-），HBeAb（+），HBV-DNA 2.69×10²。

（3）风湿免疫指标：类风湿因子 22.9 IU/ml ↑（0~15IU/ml），抗核抗体滴度 1 1:80 ↑，余正常。

（4）糖代谢指标：糖化血红蛋白 5.7%。

（5）骨代谢指标：钙 2.37mmol/L，磷 1.64mmol/L↑（0.81~1.45 mmol/L），镁 0.83mmol/L，碱性磷酸酶 82U/L，甲状旁腺激素 34.99pg/ml，降钙素 <0.500pg/ml，25-羟维生素D 6.16ng/ml↓

（11.1~42.9ng/ml）。

（6）GH >50 000pg/ml↑（126~9 880 pg/ml），IGF-1：849ng/ml↑（81~238ng/ml）。

（7）甲状腺功能：促甲状腺激素 2.27mIU/L，游离三碘甲状腺原氨酸 5.51pmol/L，三碘甲状腺原氨酸 1.50nmol/L，游离甲状腺素 9.33pmol/L，甲状腺素 74.32nmol/L，抗甲状腺过氧化物酶 16.90IU/ml，甲状腺球蛋白抗体 14.37IU/ml，促甲状腺素受体抗体 <0.300IU/L，甲状腺球蛋白 3.80ng/mL。

（8）性腺激素水平：促黄体生成素 25.28IU/L，垂体泌乳素 12.45μg/L，卵泡生成素 58.09IU/L，孕酮 1.84nmol/L，雌二醇 50pmol/L↓（73.4~146.8 pmol/L），睾酮 1.21nmol/L。

（9）血皮质醇、ACTH节律：

8a.m.　　皮质醇 7.52μg/dl；ACTH 36.0pg/ml

4p.m.　　皮质醇 4.11μg/dl；ACTH 24.4pg/ml

12p.m.　　皮质醇 2.73μg/dl；ACTH 22.8pg/ml

（10）高糖抑制试验（口服75g葡萄糖）（见表6-1）。

表6-1　高糖抑制试验

时间 （min）	GH（pg/ml） （126~9880）	血糖 （mmol/L）	胰岛素 （μU/ml）	C肽 （ng/ml）
0	>50 000↑	5.7	13.6↑	2.51
30	>50 000↑	8.6	60.2	6.28
60	>50 000↑	10.9	89.8	9.57
90	>50 000↑	10.05	122.4	12.75
120	>50 000↑	4.8	48.6	9.58
180	>50 000↑	4.2	12.2	3.9

2. 辅助检查

（1）心电图检查：正常心电图。

（2）动态血压：最小收缩压 91mmHg，最大收缩压 157mmHg，平均收缩压 125mmHg，最小舒张压 57mmHg，最大舒张压 104mmHg，平均舒张压 81mmHg。最小心率 69次/分，最大心率 101次/分，平均心率 79次/分，反构型。

（3）超声检查：双肾囊肿；甲状腺双叶囊实混合回声结节（TI-RADS 3），甲状腺腺体回声增粗；双乳小叶增生，右乳低回声结节（BI-RADS 3）；余未见明显异常。

（4）骨密度检查：T值提示骨密度正常。

（5）呼吸睡眠监测：重度阻塞为主睡眠呼吸暂停，轻度缺氧。

（6）肺功能检查：肺通气功能基本正常，残总比基本正常，弥散功能基本正常，支气管舒张试验阴性。

（7）眼科会诊：静脉迂曲粗大，右眼黄斑部不定性渗出，视野基本正常。

【影像学检查】

（1）垂体增强MRI片：垂体体积明显增大，并可见结节样异常信号，T1WI呈等低信号、T2WI呈稍低信号，信号欠均匀，增强后病灶轻度强化，考虑垂体腺瘤（见图6-1）。

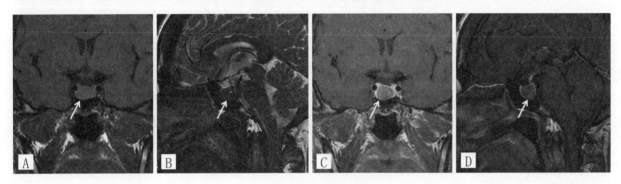

图6-1　垂体MRI增强

A.冠状位T1WI；　B.矢状位T2WI；　C.增强后冠状位T1WI；　D.增强后矢状位T1WI

垂体体积明显增大，见结节样异常信号影，T1WI呈等低信号（见图6-1A），T2WI呈稍低信号（见图6-1B），信号欠均匀，增强后病灶轻度强化（见图6-1C，D），鞍隔略膨隆，鞍底局部略塌陷。

（2）双手X线平片：双手轻度骨质增生，部分指骨增粗，周围软组织肿胀，双手腕骨多发小囊状透亮影（见图6-2）。

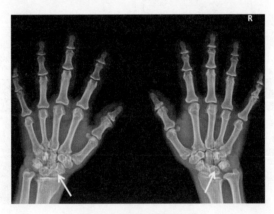

图6-2　双手X线正位片

双手骨质增生，双侧腕骨见多发小圆形低密度灶。

（3）CT检查：头颅CT片提示垂体略饱满，右侧顶部局部皮肤稍增厚；胸部CT片提示左肺上叶斑点灶及小磨玻璃影，双侧胸膜局部增厚；腹部CT片提示肝右叶微小囊肿，右肾复杂囊肿，盆腔内少许积液。

【诊断】

主要诊断：肢端肥大症，垂体生长激素腺瘤。

次要诊断：阻塞性睡眠呼吸暂停低通气综合征，肝囊肿，双肾囊肿，甲状腺结节（TI-RADS 3），双乳小叶增生，右乳结节。

【治疗】

经仁济医院南院神经内分泌MDT团队讨论分析，术前评估完善并排除手术禁忌证后行神经内镜下经蝶垂体瘤切除术：镜下探及蝶窦开口，磨钻磨开蝶窦前壁骨质即可见肿瘤组织；切开包膜可及橘红色异常肿瘤组织，直径约2cm，血供丰富，以刮匙切除视野内可及肿瘤；双极电凝止血，止血纱布敷贴，人工硬膜修补如图6-3所示。

术后第1天复查激素水平：生长激素 428.5pg/ml（126~9880pg/ml），垂体泌乳素 0.38μg/L↓（2.74~19.64 μg/L）。甲状腺功能：促甲状腺激素 0.30mIU/L↓（0.49~4.91 mIU/L），游离三碘甲状腺原氨酸 4.44pmol/L，三碘甲状腺原氨酸 0.99nmol/L↓（1.01-2.48pmol/L），游离甲状腺素 9.70pmol/L，甲状腺素 77.63nmol/L。肾上腺功能：皮质醇 16.43μg/dl，促肾上腺皮质激素 35.80pg/ml。性腺功能：雌二醇 <73pmol/L↓（73.4~146.8 pmol/L），促黄体生成素 4.26IU/L↓（10.9~58.6 IU/L），卵泡生成素 23.23IU/L，睾酮 0.33nmol/L↓（0.34~2.6nmol/L）。

术后第1天出现尿崩症（24小时尿量6 000~7 000ml），予以醋酸去氨加压素4μg qd 皮下注射对症处理，后改予去氨加压素0.4~0.5mg分次口服，尿量控制在4 000~6 000ml，监测24小时尿量，并根据尿量调整去氨加压素剂量。

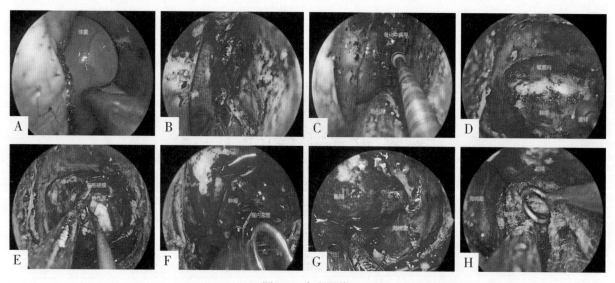

图6-3 术中图像

A. GH腺瘤患者鼻腔空间狭小，球囊扩张困难；　　B. 切除中鼻甲，增加手术操作空间；

C. 中鼻甲骨化，应用高速磨钻磨除骨质；　　D. 鞍底膨隆明显，但同时骨化明显；

E. 沿肿瘤假包膜分离肿瘤；　　F. 肿瘤血供丰富，内镜下可见瘤内细小血管；

G. 鞍隔塌陷，切除左侧海绵窦壁肿瘤；　　H. 切除右侧海绵窦壁肿瘤

【病理学检查结果】

垂体腺瘤；CK（+），CHG（+），Ki-67（-），GH（-），PRL（小灶+），FSH（-），TSH（-），LH（-），ACTH（-），GFAP（-）（见图6-4）。

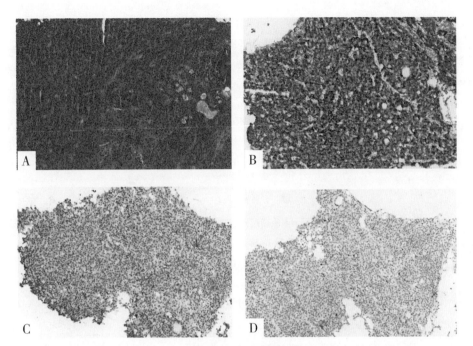

图6-4　病理学图片

A. HE×100，镜下示肿瘤细胞呈腺泡状及小梁状排列，胞质嗜酸性；

B. 免疫组织化学×100，CgA（+）；

C. 免疫组织化学×100，GH（−），结合该病例CK呈核旁逗点状阳性，提示为稀疏颗粒型GH腺瘤；

D. 免疫组织化学×100，Ki–67阳性率2%

【随访】

术后6周随访，患者容貌变化（见图6-5），自觉双手胀痛感较前明显缓解，穿鞋较前宽松，体重下降约3kg；但诉有四肢发凉、乏力不适；出院后尿量逐渐减少，自行调整去氨加压素剂量为0.1mg bid口服，每日尿量约3 000ml。垂体激素水平评估如表6-2所示。

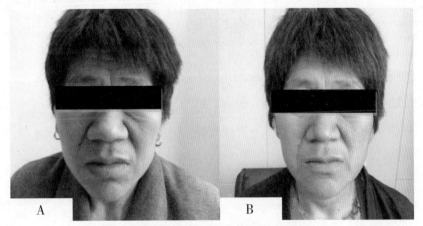

图6-5　手术前后容貌变化

A. 术前；　　　　　B. 术后1个月

表6-2　术后6周垂体激素水平评估

GH（pg/ml） （3~2490）	IGF-1（ng/ml） （81~238）	ACTH（pg/ml） （0~46）	F（μg/dl） （6.7~22.6）	PRL（μg/L） （2.64~13.13）
174.7	57.2	25.4	2.4↓	2.62
T3（nmol/L） （1.01~2.48）	FT3（pmol/L） （3.5~6.5）	T4（nmol/L） （69.97~152.52）	FT4（pmol/L） （7.8~22.7）	TSH（mIU/L） （0.25~5）
1.78	5.07	56.13↓	7.21↓	0.961
LH（IU/L） （1.24~8.62）	FSH（IU/L） （1.27~19.26）	PRL（μg/L） （2.74~19.64）	E2（pmol/L） （73.4~172.5）	T（nmol/L） （0.34~2.6）
2	5.76	2.62↓	108	<0.35

予泼尼松5mg qd po、左甲状腺素25μg qd po，去氨加压素维持目前剂量，继续监测24小时尿量，根据尿量调整弥凝剂量。

【讨论】

肢端肥大症是一种因生长激素（GH）/胰岛素样生长因子-1（IGF-1）持续过度分泌所致的慢性内分泌疾病，由于起病隐匿，早期诊断困难，许多患者就诊时症状已十分典型，而病程往往已达数年，并且因临床表现各异，期间患者辗转就诊不同科室而延误病情。据调查分析，被诊断前平均病程已有7~10年。长期过度分泌的GH可导致全身软组织、骨和软骨过度增生，引起面容改变、手足肥大、皮肤粗厚、内脏增大、骨关节病变以及睡眠呼吸暂停综合征等。此外，还可能引起心脑血管系统、呼吸系统、内分泌与代谢系统疾病、恶性肿瘤等全身各种并发症，这些代谢紊乱性疾病和并发症严重影响患者健康和生存质量，可导致患者平均寿命减少10年。因此，对于诊断肢端肥大症的患者，应经多学科联合诊治，全面评估并发症及排除治疗禁忌证等，给予患者最安全有效的综合治疗。

本例患者病程5年，就诊时容貌改变明显，结合GH水平明显升高且不被高糖抑制、IGF-1水平显著升高以及垂体增强磁共振片提示鞍区占位，临床诊断明确。进一步行葡萄糖耐量及同步胰岛功能检测、血脂、动态血压、心电图、甲状腺超声、睡眠呼吸监测、肺功能、肺部CT等检查，结果提示：①患者目前空腹胰岛素升高，但糖代谢尚正常；②存在阻塞性睡眠呼吸暂停低通气综合征并已有轻度缺氧；③由于患者经济条件限制，心电图及心脏相关化验指标正常，后未行心脏彩超检查，且患者无大便形状改变，肠道肿瘤指标均正常，未行肠镜检查。

对于肢端肥大症的治疗，目前国内外的指南从治疗目标、方法及流程上指导临床。其治疗目标包括：①将血清GH水平控制到GH<2.5μg/L，OGTT GH谷值<1μg/L；②使IGF-1降至与年龄和性别匹配的正常范围内；③消除或减少肿瘤的占位效应并防止复发；④缓解症状，改善并发症；⑤尽可能保留正常的垂体功能，已有腺垂体功能减退者进行相应靶腺激素替代治疗。治疗方法包括手术、药物和放射外科治疗，而经鼻蝶腺瘤切除术是目前首选治疗方法。神经内镜下经蝶手术是近年广泛开展的微创手术方式，适合切除中、小腺瘤，也适用于部分大腺瘤。另外，指南明确提出，由经验丰富的神经外科医生实施，可明显提高手术的治愈率。放疗作为初始治疗或手术的辅助治疗措施，在以往是主要治疗手段之一，但既往研究发现良性垂体腺瘤对放疗并不敏感，因此指南推荐放

疗只作为手术残余或不耐受手术和药物的辅助治疗手段。治疗肢端肥大症的药物主要包括多巴胺受体激动剂如溴隐亭、卡麦角林，生长抑素类似物（SSA）如奥曲肽长效制剂、兰瑞肽等，生长激素受体拮抗剂如培维索孟。目前，术前药物治疗特别是对于SSA治疗的作用一直存在很大的争议，但SSA可以抑制垂体释放GH，还可以使垂体瘤体积缩小。因此指南推荐不能手术的患者首选SSA药物治疗，术后仍有GH/IGF-1升高者推荐SSA治疗。另外，对于有严重并发症且不能耐受手术的患者推荐术前使用SSA治疗以降低手术风险。

本例患者术前评估提示存在阻塞性睡眠呼吸暂停低通气综合征，但肺功能评估基本正常，经内分泌科、神经外科、放射科、麻醉科多学科联合分析讨论，从疾病特征、手术风险、安全有效、经济等多因素角度评估，选择神经内镜下经蝶手术并达镜下病灶全切。

GH瘤是主要表达GH，并起源于转录因子PIT-1细胞谱系的腺瘤。PIT-1是垂体特异性转录因子，可以使生长激素、泌乳素、促甲状腺激素细胞分化，表现为嗜酸性细胞。根据2017年《WHO垂体肿瘤最新分类》，GH瘤主要分为：①单纯表达生长激素细胞腺瘤，包括致密颗粒型生长激素腺瘤和稀疏颗粒型生长激素腺瘤；②同时表达GH和PRL激素细胞腺瘤，包括单细胞泌乳生长激素细胞腺瘤和双细胞混合性生长激素-泌乳激素细胞腺瘤。研究显示，稀疏颗粒型生长激素腺瘤更具侵袭性且预后较差，通过低分子量CK免疫染色可以区分纯生长激素腺瘤中的致密颗粒型腺瘤和稀疏颗粒型腺瘤。另外，Ki-67免疫组化染色有助于了解腺瘤细胞的增殖能力，这样就可以更好地指导临床治疗和判断预后。本病例术后病理结果：CK（＋），CHG（＋），PRL（小灶＋），GH（－），Ki-67（－），余垂体激素均阴性。虽然GH免疫反应阴性，但患者临床特征及检验结果典型，考虑可能是由于免疫组织化学染色法对诊断GH瘤灵敏度不够有关，可以通过检测相关转录因子进一步明确，因此诊断无误。既往也有研究提示GH瘤临床诊断与病理免疫组织化学染色诊断符合率较高但未达100%。另外，CK（＋）、Ki-67（－）也提示该患者预后较好，术后评估患者GH及IGF-1水平达完全缓解，提示无病灶残余，手术成功。

GH瘤术后最常见的并发症为垂体功能减退，需终身随访。本例患者出院之前已对其健康宣教及反复强调长期随访对病情控制、生存质量的重要性，并告知患者于术后6周、3月及6月定期评估GH、IGF-1、其他垂体激素水平及影像学等检查，并根据评估结果制订个体化治疗及随访方案。

随着诊治技术的进步与更新，近年肢端肥大症的治疗策略和模式已逐渐发生了变化，治疗的目标是尽可能达到治愈并避免并发症的发生。如今，对医生的挑战是缩短肢端肥大症的诊断时间，使患者在疾病早期即能获得治疗。

【神经外科专家点评】

神经内镜下经蝶腺瘤切除术是目前垂体生长激素腺瘤首选治疗方法，但由于患者长期过度分泌GH可导致全身软组织、骨和软骨过度增生，导致手术难度增大。本例患者病程达5年，术中见整个鼻腔、蝶窦均有骨质异常增生伴钙化，对术者镜下切除肿瘤是一种考验。术前患者经内分泌科医生全面评估降低了手术风险，术中手术者全切肿瘤尽可能保留了垂体功能。另外，要注意密切随访患者术后并发症，提高患者生存质量。

【内分泌科专家点评】

肢端肥大症的早期识别和诊断对于预后至关重要，多学科合作是提高诊治疗效、减少并发症的关键。另外，治疗策略应当遵循个体化原则，同时考虑到经济和长远效应。在该病例中，首先通过内分泌科进行临床诊断及并发症的全面评估，为下一步治疗打下坚实基础并降低了手术风险，之后神经外科精湛的内镜手术使患者的病灶全切且最大限度地保留了垂体功能，术后规律随访，是仁济医院南院神经内分泌MDT团队诊治的成功案例。

【参考文献】

1. Tabaee A, Anand VK, Barrón Y, et al. Endoscopic pituitary surgery: a systematic review and meta-analysis[J]. J Neurosurg, 2009, 111（3）:545-554.

2. 中华医学会内分泌学会, 中华医学会神经外科学学会, 中国垂体腺瘤协作组. 中国肢端肥大症诊治指南（2013版）[J]. 中华医学杂志, 2013, 93（27）:2016-2111.

3. Katznelson L, Laws ER, Melmed S, et al. Acromegaly: an endocrine society clinical practice guideline[J]. J Clin Endocrinol Metab, 2014, 99（11）:3933-3951.

4. Giustina A, Chanson P, Kleinberg D, et al. Expert consensus document: A consensus on the medical treatment of acromegaly[J]. Nat Rev Endocrinol, 2014, 10（4）:243-248.

（廖　宇　缪亦锋　胡耀敏　邱永明）

案例7　难治性垂体泌乳素大腺瘤

【病史摘要】

女，68岁，因"发现催乳素升高3年余"入院。

患者3年余前因头部不适就诊于仁济医院南院，行头颅MRI检查提示鞍区占位并呈侵袭性生长、垂体腺瘤可能；进一步查PRL明显升高，予以溴隐亭2.5mg qd治疗，定期复查PRL及垂体增强MRI，并根据PRL结果不断增加溴隐亭用量，最大剂量为10mg bid，但患者有较大不良反应。期间复查垂体增强MRI检查提示鞍区占位明显缩小，但其PRL水平始终未降至正常水平。半年前因溴隐亭剂量大而改服卡麦角林，逐渐调整剂量至0.5mg 3次/周，期间复查PRL水平仍未见下降，且服用卡麦角林后出现反复头痛，程度剧烈难以缓解，遂自行停药。停药后患者仍诉持续头痛。为进一步诊治而收入院。

既往史：高血压病，口服厄贝沙坦（安博维）0.15g qd降压治疗，血压控制可；2型糖尿病，予二甲双胍0.5g qd降糖，血糖控制可。个人史无特殊。家族史：母亲有高血压病史。

【体格检查】

T 37℃，P 62次/分，R 19次/分，BP 143/68mmHg。身高162cm，体重60kg，BMI 22.9kg/m²。神志清醒，意识清楚，表情自然，定向力正常，GCS15分，双侧瞳孔等大等圆，对光反射灵敏。视力视野粗测正常，双乳房无溢乳，神经系统检查阴性，四肢活动正常，双侧上、下肢肌力V级，肌张力正常，病理征阴性。

【实验室检查】

1. 常规生化检查

血常规、肝肾功能、电解质等均未见明显异常。

2. 内分泌功能检查

（1）垂体泌乳素 >200 μg/L↑（2.74~19.64 μg/L），生长激素 375.8pg/ml。

（2）甲状腺轴：促甲状腺激素 0.72mIU/L，游离三碘甲状腺原氨酸 4.07pmol/L，三碘甲状腺原氨酸 0.97nmol/L↓（1.01~2.48 nmol/L），游离甲状腺素 11.67pmol/L，甲状腺素 85.59nmol/L。

（3）肾上腺轴：皮质醇（p.m.）2.33 μg/dl，促肾上腺皮质激素 12.7pg/ml。

（4）性腺轴：雌二醇 94pmol/L，促黄体生成素 <0.2IU/L，卵泡生成素 0.58IU/L。

3.PRL治疗全过程随访结果（见图7-1）

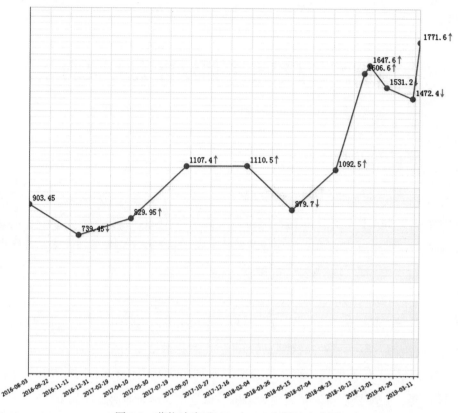

图7-1　药物治疗后PRL（μg/L）随访变化图

【影像学检查】

患者用药前及用药后垂体增强MRI动态对比（见图7-2）。

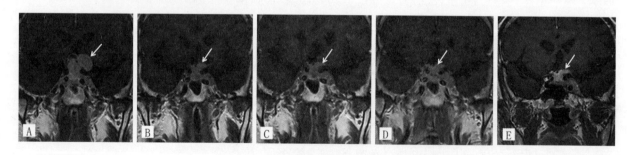

图7-2　治疗前后垂体MRI增强动态对比图

A.治疗前；B.溴隐亭治疗18个月；C.溴隐亭治疗24个月；D.卡麦角林治疗1个月；E.卡麦角林治疗5个月

鞍上及鞍内见占位性病变，增强后不均匀强化，累及左侧海绵窦（见图7-2A）；溴隐亭治疗18个月后复查发现病灶明显缩小（见图7-2B）；溴隐亭治疗24个月（见图7-2C）较前片（见图7-2B）变化不大，溴隐亭更换为卡麦角林治疗1个月（见图7-2D）复查病灶缩小不明显，卡麦角林治疗5个月（见图7-2E）病灶略有缩小

【诊断】

难治性垂体泌乳素大腺瘤。

【治疗】

（1）完善相关检查，因头痛剧烈予特耐与曲马多间隔止痛及脱水降颅压等治疗，头痛频率较前明显降低，程度较前明显好转。

（2）此次入院头痛剧烈，且难以耐受药物不良反应，对药物治疗存在抵抗性，考虑手术治疗或放射外科治疗。与患者及家属充分沟通，考虑患者年龄大、合并症多，既往长期口服多巴胺受体激动剂治疗可能致肿瘤组织质韧，手术难以做到完全切除，家属决定先行立体定向放射治疗，放疗结束后辅以溴隐亭口服。定期复查催乳素及垂体MRI。

【随访】

患者接受立体放射外科伽马刀治疗，继续予以溴隐亭5mg bid。3月后电话随访，患者诉头痛症状明显缓解，外院复查PRL水平较前下降，复查垂体增强MRI提示病灶较前缩小（见图7-3），目前继续随访观察中。

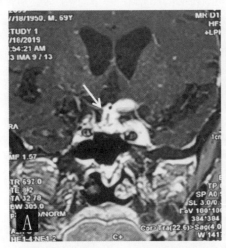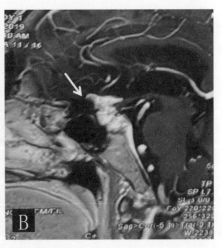

图7-3 伽马刀治疗后垂体MRI增强

A.增强后冠状位 T1WI； B.增强后矢状位 T1WI

鞍内及鞍上可见明显强化灶，累及左侧海绵窦。

【讨论】

催乳素瘤是最常见的功能性垂体腺瘤，占成人垂体功能性腺瘤的40%~45%，以20~50岁的女性患者多见，常见的临床症状由高泌乳素血症及肿瘤压迫周围神经组织导致。绝经前女性和男性的高泌乳素血症常有典型症状，而绝经后女性则不然。绝经前女性的临床表现包括不孕、月经稀少和闭经、溢乳。男性表现为性欲下降、阳痿、不孕、男性乳房发育以及极少发生的溢乳。绝经后女性由于本身性腺功能减退，且存在显著的低雌激素血症，导致溢乳罕见。因此，绝经后催乳素瘤患者往往因瘤体增大压迫引起的头痛或视觉损害得以发现，甚至部分患者是在影像学检查中偶然发现。本例绝经后女性患者因自觉头部不适就诊，症状隐匿，符合上述特征。

对于泌乳素大腺瘤患者，治疗目标包括控制PRL水平、保留垂体功能及缩小肿瘤体积以改善临床症状。除了急性肿瘤卒中诱发视力急剧下降需要急诊手术减压之外，目前国内外均认可多巴胺受体激动剂是泌乳素巨大腺瘤患者的首选治疗，主要有溴隐亭和卡麦角林。使用药物治疗，患者PRL水平正常化和肿瘤缩小效果显著，且并发症少。溴隐亭是我国推荐的首选治疗药物，临床报道溴隐亭治疗可使60%～80%的患者血PRL水平降至正常，约60%患者瘤体缩小50%以上，但缩小所需时间长短不一，与血PRL水平下降情况也不一定平行。此外，溴隐亭的疗效与个体敏感性有关，不一定与剂量呈正相关。卡麦角林是具有高度选择性的多巴胺D2受体激动剂，它抑制PRL的作用更强大而不良反应相对较少，且作用时间更长，是目前国外推荐的首选治疗药物。研究显示对溴隐亭抵抗（指每天使用15 mg溴隐亭效果不满意）或不耐受溴隐亭治疗的PRL瘤患者改用卡麦角林仍有50%以上有效（PRL水平正常化和肿瘤缩小）。但在实际使用卡麦角林治疗的患者中，仍有10%~15%出现耐药，或者不能耐受正常化PRL水平所需药物剂量。

本病例初诊时影像学及PRL水平提示该患者为侵袭性生长的垂体泌乳素大腺瘤，但症状不典型。起始溴隐亭治疗后不断增加剂量至最大每天20mg，期间定期复查PRL水平显示曾有所下降但始终未达正常水平，提示本患者对于溴隐亭敏感性差。约1年半后复查影像学检查提示病灶较治疗前缩小但未达50%，更加提示该患者对溴隐亭存在一定抵抗性。既往研究显示部分患者可以随着药物剂量的增加，PRL水平呈阶梯式下降，因此理论上只要无不良反应，可以不断增加药物剂量以取得治疗效果。但本患者难以耐受不断增加溴隐亭剂量所引起的不良反应，且后续多次复查垂体MRI发现病灶并未随着剂量的增加而进一步缩小，故而医生推荐换用卡麦角林治疗。遗憾的是，换药后患者出现反复头痛且难以忍受，PRL水平不降反升，提示患者对卡麦角林不耐受，故予以停用。前后经两种多巴胺受体激动剂治疗后，患者PRL水平均未降至正常水平，且病灶未见明显缩小，考虑该患者为对多巴胺受体激动剂耐药的难治性泌乳素大腺瘤，那么接下来的治疗该如何选择呢？

针对多巴胺激动剂耐药的催乳素瘤患者，下一步治疗手段包括：手术切除和放射治疗。本病例具备手术指征。但是根据肿瘤的生长方式，手术难以做到全切除，故最终选择伽马刀治疗。伽马刀治疗控制肿瘤生长效果可达到89%~100%，但高泌乳激素水平正常化仅约30%，且疗效潜伏期为数月至数年不等。因此，临床上常联合药物治疗。一般在放射治疗前1~2个月建议暂停药物使用，待放射治疗1周后再联合药物治疗。本例患者伽马刀治疗后随访诉头痛症状明显缓解，PRL水平较前下降，影像学复查提示病灶也进一步缩小，效果较明显，可以预期未来患者的病情转归良好，但同时也要注意对放射治疗远期并发症的随访。

【专家点评】

难治性垂体泌乳素瘤仍然是目前神经内分泌治疗领域的巨大挑战。药物、手术、立体定向放疗是可以选择的治疗手段。一般而言，首先选择药物治疗，如果治疗效果不佳，进一步考虑手术和立体定向放疗。在选择治疗方案中，保证患者较好的生活质量是很重要的考量。本病例结合药物和放射治疗取得了初步的效果，后续还要视病情发展进一步调整方案。

【参考文献】

1. Melmed S, Casanueva FF, Hoffman AR, et al. Diagnosis and treatment of hyperprolactinemia: an Endocrine Society Clinical Practice Guideline[J]. J Clin Endocrinol Metab, 2011, 96（2）：273−288.

2. 中国垂体腺瘤协作组. 中国垂体催乳素腺瘤诊治共识[J]. 中华医学杂志, 2014, 94（31）:2406−2411.

3. Molitch ME. Management of medically refractory prolactinoma[J]. J Neurooncol, 2014, 117（3）:421–428.

4. Cohen−Inbar O, Xu Z, Schlesinger D, et al. Gamma Knife radiosurgery for medically and surgically refractory prolactinomas: long−term results. Pituitary[J], 2015, 18（6）：820−830.

5. 中华医学会妇产科学分会内分泌学组. 女性高催乳素血症诊治共识[J]. 中华妇产科杂志, 2016, 51（3）:161−168.

（程丽霖　廖　宇　杨绍峰　胡耀敏　邱永明）

案例8　垂体ACTH腺瘤

【病史摘要】

女，73岁，因"面容改变伴乏力、运动迟缓6月余"入院。

患者6个月前被家人发现面容改变（脸部变圆），伴乏力、运动迟缓。后乏力加重，外院实验室检查：皮质醇 8a.m. 1 283nmol/L↑（133~537），4p.m. 1 210nmol/L↑（68.2~327），12p.m. 1 189nmol/L↑，ACTH 8a.m. 34.28pmol/L↑（1.6~13.9），4p.m. 29.94pmol/L↑，12p.m. 24.09pmol/L↑，血钾 2.6mmol/L↓，垂体MRI增强未见明显异常。拟诊"库欣综合征（ACTH依赖性）"收入我科。自起病以来，胃纳可，夜眠可，尿量少（饮水量少），大便正常，半年内体重增加10kg。

既往史：糖尿病病史1年余，长期口服格列吡嗪降糖，3个月前调整为诺和龙；高血压3年余，口服厄贝沙坦降压；右眼球缺如；腰椎骨折内固定术后；否认传染病史，否认过敏史；否认糖皮质激素使用史。

个人史：吸烟史10年，否认饮酒史。家族史：无殊。

月经婚育史：已绝经多年。已婚已育，育有一女，体健。

【体格检查】

T 36.1℃，P 94次/分，R 18次/分，BP 127/72mmHg。BMI 29.3kg/m²。满月脸、向心性肥胖，全身肤色偏黑，皮肤菲薄，多处散在瘀斑，双手、前臂有皮肤破溃结痂，无明显紫纹、多血质貌、多毛、痤疮等。右眼球缺如。双下肢不肿。余心、肺、腹查体无殊，四肢肌力、肌张力正常，双侧腱反射正常，病理征（－）。

【实验室及辅助检查】

1. 常规检查

（1）血常规：白细胞计数 12.13×10⁹/L↑，中性粒细胞百分比 81.3%↑，血红蛋白 150g/L，血小板计数 205×10⁹/L。尿常规：尿糖+++。

（2）炎症指标：C反应蛋白 16.05mg/L↑，血沉 20.00mm/H↑，降钙素原0.2ng/ml。D-二聚体 0.87 mg/L↑。

（3）生化指标：血气、肝功能基本正常。尿素 13.68mmol/L↑，肌酐 179μmol/L↑，尿酸 448μmol/L↑，GFR 23.34ml/（min×1.73m²）。B型钠尿肽 646pg/ml↑，肌钙蛋白 0.044ng/ml↑，肌酸激酶49U/L。甘油三酯 2.09mmol/L↑，总胆固醇 2.98mmol/L↓，高密度脂蛋白 0.70mmol/L↓，低密度

脂蛋白1.98mmol/L。

（4）电解质：钠143mmol/L，钾3.33mmol/L↓，氯101mmol/L，钙2.11mmol/L↓，磷0.99mmol/L，镁0.73mmol/L↓。

（5）糖代谢：糖化血红蛋白9.5%↑，糖化白蛋白19.58%↑。100g馒头餐试验+胰岛素、C肽释放试验结果如表8-1所示。

表8-1　100g馒头餐试验+胰岛素、C肽释放试验

	0min	30min	60min	120min	180min
葡萄糖（mmol/L）	4.2	6.2	10.5	10.6	11.8
胰岛素（μU/ml）	11	14.7	13.2	12.3	13.6
C肽（ng/ml）	10.8	9.9	10.5	10.1	10.7

2. 内分泌相关检验

（1）甲状腺激素及其相关抗体正常。

（2）性激素：E2 550pmol/L↑（绝经期73.4~146.8 pmol/L），LH 0.02IU/L↓（10.9~58.6IU/L），FSH 1.34IU/L↓（16.7~113.6 IU/L），P 2.51nmol/L（0.64~2.86 nmol/L），T 3.39nmol/L↑（0.34~2.6 nmol/L），雄烯二酮4.28ng/mL↑（0.3~3.5 ng/mL），硫酸脱氢表雄酮322.45μg/dl↑（7~177μg/dl），性激素结合球蛋白16.27nmol/L↓（16.8~ 125.2 nmol/L）。

（3）血、尿儿茶酚胺类激素：正常；醛固酮与肾素活性比值（ARR）0.65；ACTH、皮质醇节律+小剂量、大剂量地塞米松抑制试验结果如表8-2所示。

表8-2　ACTH、皮质醇节律+小剂量、大剂量地塞米松抑制试验

ACTH、皮质醇节律	8a.m.	4p.m.	12p.m.
ACTH（pg/ml）	115↑	159↑	119↑
F（μg/dl）	20.72	32.55↑	34.71↑
小剂量地塞米松抑制试验	基线	DX 0.5mg q6h p.o.×2d	
ACTH（pg/ml）	115↑	56.4↑	
F（μg/dl）	20.72	14.84	
大剂量地塞米松抑制试验	基线	DX 2mg q6h p.o.×2d	
ACTH（pg/ml）	102.6↑	55.4↑	
F（μg/dl）	19.48	5.42	

注：ACTH参考范围：0~46pg/ml，F参考范围：8a.m. 6.7~22.6μg/dl

（4）PRL 38.19μg/L↑（2.74~19.64 μg/L），GH 175.3 pg/ml。

（5）甲状旁腺激素162.4pg/ml↑（12~72pg/ml），降钙素21.98pg/ml↑（0~6.4pg/ml），25-羟维生素D 16.79ng/ml。

3. 其他指标

尿液IgG 20.5mg/L↑，尿液转铁蛋白5.95mg/L↑，尿液白蛋白95.5mg/L↑，尿液α₁微球蛋白176mg/L↑，尿液β₂微球蛋白2.91mg/L↑。角蛋白19片段7.70ng/ml↑，余肿瘤标志物（-）。胰岛素

抗体三项、传染病、风湿免疫指标均为（－）。

4.辅助检查

（1）垂体MRI增强检查：垂体前叶偏左侧约4mm小结节样低强化灶，考虑垂体微腺瘤可能（见图8-1）。

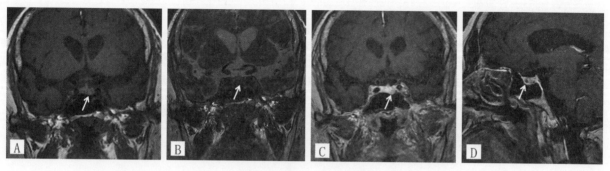

图8-1 术前头颅MRI增强

A.冠状位T1WI；　B.冠状位T2WI；　C.增强后冠状位T1WI；　D.增强后矢状位T1WI

垂体前叶偏左侧小结节样异常信号影，T1WI呈等低信号（见图8-1A），T2WI呈稍低信号（见图8-1B），增强后可见轻度强化（见图8-1C、D）。

（2）PET-CT：①鞍区FDG代谢增高，垂体瘤不排除，老年脑改变；②双侧肾上腺增厚伴FDG代谢轻度增高，考虑良性增生可能。

（3）肺部CT检查：两肺间质性改变伴多发渗出，右肺中叶实变。

（4）腹部CT检查：左侧肾上腺增粗（见图8-2）

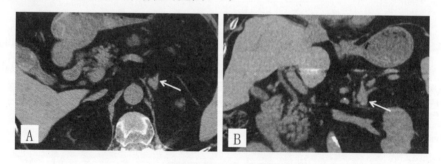

图8-2 肾上腺CT平扫

A.横断位CT平扫；　　B.冠状位CT重建

左侧肾上腺明显增粗，内肢明显，密度均匀

【诊断】

（1）主要诊断：皮质醇增多症，垂体ACTH腺瘤。

（2）次要诊断：糖尿病（继发性糖尿病可能），糖尿病视网膜病变，低钾血症，骨质疏松，高血压，冠心病，心力衰竭，心律失常（房早、房速），肥胖症，肾衰竭，高尿酸血症，腔隙性脑梗死，肺部感染，肺结节，胆囊结石，胆囊炎，肋骨多发骨折，右侧肩胛骨陈旧性骨折，胸腰椎骨折术后。

【治疗】

（1）患者内分泌科住院期间，经定性及定位检查明确诊断为垂体ACTH腺瘤，予以内科综合治疗后，血糖、血压控制平稳，电解质紊乱纠正，炎症指标较前下降。

（2）转至神经外科行手术治疗，经蝶垂体瘤切除术（详见图8-3）。

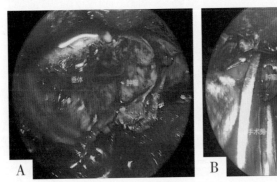

图8-3　术中图像

A. 肿瘤位于左侧，紧邻海绵窦，肿瘤质地韧；

B. 肿瘤与垂体关系密切，质地韧，血供一般，应用锐性剪刀切除肿瘤

（3）术后病理（见图8-4）："鞍区"符合垂体腺瘤。肿瘤细胞：SF-1（-），PIT-1（+），PTEN（+），PRL（局部+），GH（-/+），LH（-），ACTH（+），TSH（+），FSH（+），CHG（+）。

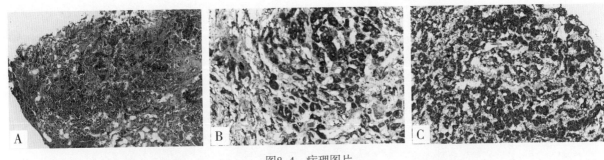

图8-4　病理图片

A. HE×100，镜下示肿瘤细胞腺泡样或簇状分布，核染色质细腻，间质血管丰富；

B. 免疫组织化学×100，ACTH（+）；C、免疫组织化学×100，CgA（+）

（4）术后一周患者回到内分泌科进行术后评估：停用糖皮质激素后，查清晨血清皮质醇5.2 μg/dl，ACTH正常，血电解质正常（口服补钾逐渐减量中），尿量正常，心、肾功能明显改善，肺部感染情况较前好转，血压较术前下降，完全停用降糖药物后血糖控制稳定，雄激素水平较术前降低，甲状腺功能正常。此外，患者胃纳较前略下降，无发热，无明显乏力，故未再予以糖皮质激素补充治疗。术前、术后检验指标比照如表8-3所示。

表8-3 术前、术后检验指标比照

	F（ng/dl）	ACTH（pg/ml）	钠（mmol/L）	钾（mmol/L）
术前	20.72	115	143	3.33
术后	5.2	44.9	141	4.09
	肌酐（μmol/L）	GFR[ml/（min×1.73m²）]	B型钠尿肽（pg/ml）	尿量（ml/24h）
术前	179	23.34	646	800
术后	111	39.16	323	1 500
	TSH（mIU/L）	FT3（pmol/L）	FT4（pmol/L）	平均血压（mmHg）
术前	4.82	5.15	20.11	131/83
术后	0.57	3.82	11.70	113/67
	GH（pg/ml）	E2（pmol/L）	T（nmol/L）	PRL（μg/L）
术前	175.3	550	3.39	38.19
术后	148.9	218	2.36	4.36

【讨论】

1.库欣综合征的诊断和治疗

库欣综合征（Cushing syndrome，CS）又称皮质醇增多症，是由各种病因导致的高皮质醇血症，作用于靶器官，引起的以向心性肥胖、高血压、糖代谢异常、低钾血症和骨质疏松为典型表现的一种综合征。从病因上分类，CS分为ACTH依赖性和ACTH非依赖性：前者包括垂体分泌ACTH的腺瘤和异位分泌ACTH的肿瘤，占病因的70%~80%；后者是肾上腺肿瘤（腺瘤和腺癌）或增生自主地分泌过量皮质醇所致，占病因的20%~30%。而垂体性CS，又称为库欣病（Cushing disease，CD），是CS中最常见的病因，占患者总数的70%左右。CS患者的病死率较正常人群高4倍，因其最重要和最常见的并发症为高血压、糖尿病、骨质疏松及代谢综合征，故增加了心血管疾病的危险性，导致库欣综合征患者的大多数死因为心、脑血管事件或严重感染。

当临床表现典型时，CS易被确诊，但轻症患者的诊断则有一定难度。少数症状和体征具有鉴别诊断意义，如新发皮肤紫纹、多血质、近端肌无力、非创伤性皮肤瘀斑和与年龄不相称的骨质疏松等。对疑诊CS的患者，首先应仔细询问近期内有无使用肾上腺糖皮质激素病史，以除外医源性（药源性）库欣综合征的可能。CS的定性检查包括：①24 h尿游离皮质醇（UFC）；②午夜血清/唾液皮质醇测定；③血清皮质醇昼夜节律检测；④1mg过夜地塞米松抑制试验，服药后血清皮质醇值≥1.8 μg/dl为不抑制，诊断CS的敏感性>95%、特异性约80%，若提高切点至5 μg/dl，其敏感性为91%，特异性可提高>95%，但敏感性降低；⑤经典小剂量地塞米松抑制试验（LDDST，2mg/dl×48 h）：服药后，UFC若未能下降到正常值下限以下或服药后血皮质醇≥1.8 μg/d1为经典小剂量地塞米松抑制试验不被抑制。抑郁症、酗酒、肥胖和糖尿病患者的下丘脑-垂体-肾上腺

（HPA）轴活性增强，地塞米松抑制试验较单次测定血、唾液或尿皮质醇更有意义。如2项以上检查异常，则应高度怀疑CS，需要进行下一步定位检查。

　　CS的定位检查包括：①血浆ACTH浓度。②大剂量地塞米松抑制试验（HDDST，8mg/d×48 h）：服药后，若UFC或者血皮质醇下降到对照值的50%以下，为经典大剂量地塞米松抑制试验被抑制，支持库欣病的诊断，但某些分化较好的神经内分泌肿瘤如支气管类癌、胸腺类癌和胰腺类癌可能会与库欣病类似，对此负反馈抑制较敏感。③影像学检查：磁共振成像（MRI）检查是诊断垂体腺瘤的首选方法；PET/CT检查可能对微小病灶的检出和残存、复发病灶的判断方面具有一定价值；ACTH依赖性CS如临床、生化、影像学检查结果不一致或难以鉴别病因时，建议行双侧岩下窦静脉取血（BIPSS）+去氨加压素（DDAVP）兴奋试验以鉴别ACTH来源。另外，生长抑素受体显像（SRS）对于寻找异位ACTH综合征的病灶具有一定的价值。

　　CS的治疗目的是去除原发病、恢复皮质醇水平、消除CS的症状和体征、治疗高皮质醇血症相关的并发症，提高患者生活质量及预期寿命。库欣病多为微腺瘤，根据肿瘤的大小、质地、生长方式等选择经蝶入路或经颅入路，围手术期应进行静脉血栓的预防。术后1周内清晨血清皮质醇测定是目前公认的用于评估疗效的指标，因为库欣病复发率高，文献中多用缓解，而不是治愈表述。目前，多数学者认为，术后1周内清晨血清皮质醇水平低于5 μg/dl者为缓解。患者术后可能出现激素撤退症状，需补充生理剂量的肾上腺糖皮质激素直到下丘脑-垂体-肾上腺（HPA）轴恢复正常；对于症状严重者，可短期静脉内使用超生理剂量的肾上腺糖皮质激素治疗。需要在术后第1周内停用肾上腺糖皮质激素，测定上午的血清皮质醇浓度以评估手术效果，如停用激素，必须密切观察患者是否出现肾上腺皮质功能不全症状：如果清晨血清皮质醇<2 μg/dl时，需立即补充糖皮质激素；如果血清皮质醇在2~10 μg/dl时，同时患者出现血压下降、不明原因发热、低钠血症等肾上腺皮质功能减退表现，可补充糖皮质激素。在术后的随访过程中，如果清晨血清皮质醇<5 μg/dl，要适当补充糖皮质激素；如清晨血皮质醇>18 μg/dl，提示HPA恢复正常，则可停药。如果术后HPA功能恢复很快，提示6个月内肿瘤复发风险较高。另外，对于术后内分泌未缓解或无法实施手术的患者，则考虑二线治疗措施，包括再次经蝶入路手术、放射治疗、药物治疗、双侧肾上腺切除。

　　2.本病例的分析讨论

　　（1）本例患者存在肾功能不全，GFR 23.34ml/（min×1.73m²），指南中提到对于中、重度肾功能不全患者，GFR<60 ml/min时可出现UFC明显降低的假阴性结果，因此在存在肾功能衰竭的患者筛查时，建议用地塞米松抑制试验而不是UFC。故在本例患者的CS定性诊断中，采用了午夜血清皮质醇测定、血清皮质醇昼夜节律检测、小剂量地塞米松抑制试验，以上三项结果均支持CS诊断。

　　（2）本例患者的CS定位诊断过程中有一些曲折：该患者的外院垂体MRI增强检查未见明显异常，故入院时考虑异位ACTH综合征可能。起初患者因经济原因拒绝PET-CT及再次行垂体MRI检查，这也为后续CS定位诊断造成了困难。患者血浆ACTH明显升高，支持ACTH依赖性CS，大剂量地塞米松抑制试验被抑制，提示库欣病的诊断，但也不排除某些神经内分泌肿瘤如支气管类癌等；同时入院后全身CT检查提示右肺中叶实变灶，考虑有肺部肿瘤可能，呼吸科会诊建议行支气管镜检查明确诊断。至此，在我们与患者进行了充分有效的沟通后，患者同意行垂体MRI增强和PET-CT检查，最终库欣病诊断明确。

（3）本例患者术后1周停用糖皮质激素，检测清晨血清皮质醇5.2 μg/dl，稍高于提示内分泌缓解的清晨血清皮质醇水平（5μg/dl），但患者临床症状及各项生化、激素指标较术前明显改善。因手术后，血清皮质醇水平仍可继续下降，故患者会在我院神经内分泌MDT工作室进一步密切随访。术后1、3、6个月及1年以及此后每年需要长期随访，密切观察CS相关临床表现的缓解和复发情况，检测血尿皮质醇，必要时行地塞米松抑制试验评估病情，如果清晨血清皮质醇<5 μg/dl，要适当补充糖皮质激素；垂体增强MRI的随访监测肿瘤是否复发；监测垂体前叶GH／IGF-1轴、PRL、性腺轴、甲状腺轴等功能，必要时给予替代治疗；监测血压、血糖、低钾血症和骨质疏松等相关并发症的改善和治疗情况。

【专家点评】

库欣综合征病情复杂，除了会直接影响糖、脂肪、蛋白质、水电解质等各种物质代谢的平衡外，还会影响全身多个系统脏器功能，使机体免疫力下降。如果未得到及时诊治，则预后差，严重的低血钾、重症感染及心脑血管并发症可以危及患者生命。垂体性库欣综合征，又称为库欣病，其治疗后的缓解率低于其他类型的功能性垂体腺瘤，而且易复发的特点使得该病治疗仍是一个难题。

本例库欣病患者为老年女性，合并糖尿病、高血压、冠心病、心力衰竭、肥胖症、骨质疏松症、病理性骨折、低钾血症、肾衰竭、感染等高皮质醇血症相关的并发症，其病情复杂性不是单一科室能够处理好的，需要多学科共同诊治。该患者在内分泌科经定性和定位诊断后确诊垂体ACTH腺瘤，同时对其并发症情况进行有效控制，随后转入神经外科行经蝶垂体瘤切除术，术后继续在内分泌科进行综合评估，并将在内分泌科、神经外科、影像科组成的MDT工作室进行长期随访，从而实现库欣综合征的规范化诊治流程。本病例充分体现了多学科协作诊疗模式的重要性和优越性。

【参考文献】

1. 中华医学会内分泌学分会. 库欣综合征专家共识（2011年）[J]. 中华内分泌代谢杂志, 2012, 28（2）:96-102.

2. Nieman LK, Biller BM, Findling JW, et al. Treatment of Cushing's Syndrome: An Endocrine Society Clinical Practice Guideline[J]. J Clin Endocrinol Metab, 2015, 100（8）:2807-2831.

3. 中国垂体腺瘤协作组. 中国库欣病诊治专家共识（2015）[J]. 中华医学杂志, 2016, 96（11）:835-840.

（韩亭亭　缪亦锋　胡耀敏　邱永明）

案例9　鞍隔上下联合手术治疗侵袭性垂体泌乳素腺瘤

【病史摘要】

男，33岁，因"头痛呕吐伴左眼睁眼困难1天"入院。

患者于1天前无明显诱因出现头痛，呈持续性伴阵发加重，同时出现频繁呕吐，呕吐物为胃内容物，呈喷射状，无咖啡色液体，无腹痛腹泻等。之后头痛及呕吐逐渐加重，难以忍受，并出现左眼睁眼困难，遂至仁济医院南院急诊就诊，行头颅CT扫描提示颅底占位性病变，收住病房。

追问病史，患者近数年性欲低下。个人史及家族史无特殊。

【体格检查】

T 37℃，P 62次/分，R 20次/分，BP 118/76mmHg。神志清楚，意识清晰，表情痛苦，精神较萎。定向力正常，GCS评分15分。左侧眼睑下垂，睁眼困难，双侧瞳孔等大等圆，对光反射迟钝，双侧视力视野粗测正常。双侧乳房无溢乳，双肺呼吸音清，未闻及干湿啰音。心率62次/分，律齐，未闻及病理性杂音。腹部平软，肝脾未及，无压痛。双下肢无水肿，四肢肌力、肌张力正常，生理反射存在，病理反射未引出。

【实验室检查】

1. 常规生化检查

血常规、肝肾功能、电解质、出凝血等均未见明显异常。

2. 内分泌功能检查

（1）垂体泌乳素>200μg/L↑（2.64~13.13 μg/L），生长激素 1 058pg/ml。

（2）甲状腺轴：促甲状腺激素 0.88mIU/L，游离三碘甲状腺原氨酸 4.20pmol/L，三碘甲状腺原氨酸 1.15nmol/L，游离甲状腺素 9.01pmol/L↓（9.14~15.44 pmol/L），甲状腺素 95.61nmol/L。

（3）肾上腺轴：皮质醇 20.07μg/dl，促肾上腺皮质激素 52.3 pg/ml↑（0~46 pg/ml）。

（4）性腺轴：促黄体生成素 3.87IU/L，卵泡生成素 3.71IU/L。

【影像学检查】

术前头颅增强MRI检查：鞍区及鞍上见类圆形软组织肿块，累及斜坡、蝶窦及双侧海绵窦，垂体显示不清，考虑侵袭性垂体瘤或脊索瘤（见图9-1）。

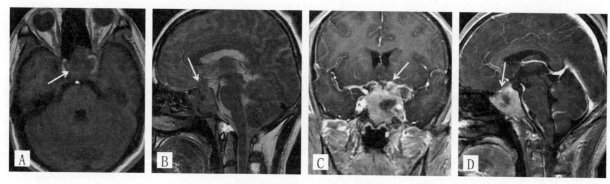

图9-1 术前头颅MRI增强

A. 横断位T1WI; B. 矢状位T2WI; C. 增强后冠状位T1WI; D. 增强后矢状位T1WI

鞍区见类圆形软组织肿块，T1WI呈等低信号（见图9-1A），T2WI呈稍高信号（见图9-1B），病灶向鞍上、鞍底及双侧海绵窦侵犯，增强后病灶明显不均匀强化（见图9-1C，D）

【诊断】

（1）临床诊断：侵袭性垂体泌乳素腺瘤。

（2）病理诊断：垂体泌乳素腺瘤（见图9-2）

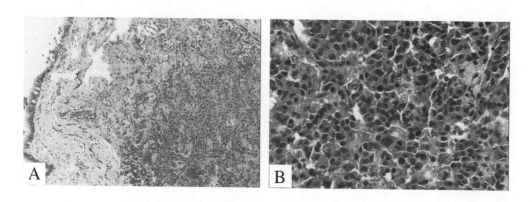

图9-2 病理图片

A. HE×100，镜下见肿瘤细胞呈条索状或巢团分布，距离黏膜较近；

B. HE×400，镜下见肿瘤细胞胞质嗜嫌色，核圆形，稍有异型，核分裂象难见

【治疗】

择日于全麻下行经鼻蝶内镜下联合小翼点去眶（mini-OZO）入路侵袭性垂体腺瘤切除术。术中打开蝶窦前壁即可见肿瘤组织，切开包膜可及橘红色肿瘤组织，肿瘤内有少量出血，肿瘤血供丰富。从mini-OZO入路打开侧裂，见鞍上肿瘤组织，显微镜下切除肿瘤组织，直至上下手术相遇沟通，肿瘤镜下全切（见图9-3）。

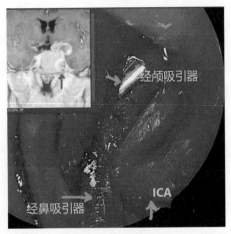

图9-3 术中图像

术中神经内镜下暴露颈内动脉，鞍隔上下入路联合切除肿瘤。

术后患者头痛及呕吐症状消失。复查激素水平如下：

（1）垂体泌乳素>200μg/L↑（2.64~13.13 μg/L），生长激素 420.20pg/ml。

（2）甲状腺轴：促甲状腺激素 1.17mIU/L，游离三碘甲状腺原氨酸 3.37pmol/L↓（3.63~5.70pmol/L），三碘甲状腺原氨酸 0.58nmol/L↓（1.13~2.41 nmol/L），游离甲状腺素 6.54pmol/L↓（9.14~15.44 pmol/L），甲状腺素 61.97nmol/L↓（91.88~167.77 nmol/L）。

（3）肾上腺轴：皮质醇 9.79μg/dl，促肾上腺皮质激素 37.8pg/ml。

（4）性腺轴：促黄体生成素 1.25IU/L，卵泡生成素 1.54IU/L。

术后因患者出现脑脊液鼻漏，予以腰大池引流，待病情稳定后拔除。出院后予以溴隐亭2.5mg qd 口服。

术后复查垂体增强MRI检查：颅脑术后改变，以鞍区为中心信号混杂、术区边缘少许絮状强化（见图9-4）。

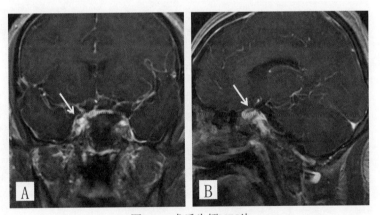

图9-4 术后头颅MRI片

A.增强后冠状位T1WI； B.增强后矢状位T1WI

鞍区占位术后改变，增强后边缘见少许强化灶。

【随访】

术后未再出现头痛、呕吐等不适主诉，无乏力、怕冷等。侵袭性垂体腺瘤诊断明确，小剂量溴隐亭长期规律口服，分别于术后1个月、3个月、6个月予以替莫唑胺化疗，期间随访内分泌功能提示PRL较术前明显降低，余内分泌功能未见明显障碍（见表9-1），复查头颅MRI增强术区强化灶较图9-4缩小（见图9-5）。

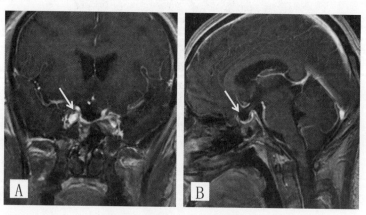

图9-5 术后6月头颅MRI增强

A.增强后冠状位T1WI; B.增强后矢状位T1WI

鞍区占位术后改变，增强后边缘见少许强化灶（见图9-5A），鞍内见脑脊液影（见图9-5B）

表9-1 术后定期内分泌功能评估

时间	PRL （μg/L） （2.64~13.13）	GH （pg/ml） （3~2470）	ACTH （pg/ml） （0~46）	F （μg/dl） （6.7~22.6）
术后1个月	147.52↑	86.31	41.00	6.80
术后3个月	117.69↑	187.60	45.30	/
术后6个月	118.02↑	/	37.20	10.88
时间	T3 （nmol/L） （1.01~2.48）	FT3 （pmol/L） （3.5~6.5）	T4 （nmol/L） （91.88~167.77）	FT4 （pmol/L） （9.14~15.44）
术后1个月	1.96	5.03	89.45↓	9.14
术后3个月	1.52	4.48	81.85↓	7.55↓
术后6个月	1.66	3.83	97.68	9.66
时间	TSH （mIU/L） （0.51~4.85）	T （nmol/L） （6.07~27.1）	LH （IU/L） （1.24~8.62）	FSH （IU/L） （1.27~19.26）
术后1个月	0.96	/	3.29	4.98
术后3个月	3.26	10.30	3.43	5.87
术后6个月	2.16	7.41	2.58	6.10

【讨论】

垂体腺瘤是起源于垂体前叶的良性颅内肿瘤，其发病率仅次于胶质瘤和脑膜瘤。垂体腺瘤具有不同的分类方法。按照肿瘤直径分为微腺瘤（≤1cm）、大腺瘤（1~4cm）和巨大腺瘤（>4cm）。按照有无内分泌功能分为分泌性腺瘤和无分泌功能腺瘤。按照生物学行为不同分为侵袭性和非侵袭性垂体腺瘤。部分侵袭性垂体腺瘤可向鞍旁侵袭海绵窦，对于这部分累及海绵窦的垂体腺瘤，可表现为内分泌异常的症状或肿瘤占位效应所引起的症状，其对海绵窦的侵袭累及重要血管及神经是影响手术全切及治疗效果的重要因素。因此，侵袭海绵窦垂体腺瘤的手术治疗难度大、风险高是业内普遍认同的。本例患者激素紊乱，主要表现为泌乳素水平异常升高，肿瘤巨大并向鞍上、两侧海绵窦等组织结构侵袭生长，病理学上证实为腺瘤。因此，诊断为侵袭性泌乳素腺瘤。

作为最常见的功能性腺瘤，垂体泌乳素腺瘤的大小和激素水平有一定的关系，女性多为微腺瘤，而年轻男性（尤其是高泌乳素者）多为侵袭性生长的大腺瘤。近年来，随着多巴胺类受体兴奋剂的广泛使用和微创技术的成熟，泌乳素腺瘤的治疗效果越来越好。但是，对于一些复杂病例，仍然存在诸多难点，如侵袭性生长的腺瘤由于临床表现和预后相较于非侵袭性腺瘤存在明显差异。因此，对于这类患者该选择何种方案仍有争议。一些医生认为对于侵袭性巨大泌乳素腺瘤首选溴隐亭治疗，能够取得与手术相同甚至更佳的效果。另一些医生则认为服用溴隐亭无法从根本上消除肿瘤，只能限制其进一步生长，需终身服药。一旦停药肿瘤会继续生长，并且由于长期服用溴隐亭会引起肿瘤纤维化、质地变韧，从而增加手术切除难度。一般而言，无论何种类型的垂体瘤，只要肿瘤组织对周围结构出现了压迫症状，即具备手术治疗指征。手术的目的是解除肿瘤对周围组织的压迫特别是对垂体及视路的压迫，恢复垂体功能。对于一些生长方式复杂的肿瘤，采取的手术方式不同，其切除程度亦不相同，应尽量全切肿瘤，避免术后复发。

目前，神经内镜经鼻蝶是鞍区占位的首选手术入路，能够快速到达肿瘤部位，内镜下可以清晰地显露肿瘤组织及正常垂体组织，具有安全、微创、有效的特点，但是该入路也受到肿瘤质地、形状、鞍外扩展程度等的限制。既往对于这种情况大多采取一次或多次经鼻蝶入路切除鞍内肿瘤，再行开颅手术切除鞍上肿瘤。本例年轻男性患者因突发急性头痛、呕吐伴眼睑下垂就诊，影像学检查提示肿瘤大并向鞍上、两侧海绵窦侵犯，须尽可能全切或大部分切除肿瘤组织避免复发，但单纯经鼻蝶入路不能达到上述目的。因此，经过MDT讨论之后，开创性采取经鼻蝶入路切除鞍内部分肿瘤，同步联合经颅入路切除鞍外肿瘤，既最大限度地切除肿瘤组织，又避免了每一次手术入路的"死角"及患者经历多次手术的痛苦。

侵袭海绵窦垂体腺瘤多需采取综合治疗。本例患者术后泌乳素水平仍处于较高水平，因此术后继续予以溴隐亭口服，同时辅助替莫唑胺化疗，经过半年随访，肿瘤无复发，且未合并垂体功能障碍，治疗取得了良好的效果。

【专家点评】

本病例是一例复杂的侵袭性垂体泌乳素腺瘤，急性起病。针对大的侵袭性垂体泌乳素腺瘤，其治疗仍是巨大的挑战，目前多学科联合、个体化治疗是大势所趋。本病例采用鞍隔上下联合入路，

"双镜"（神经内镜和显微镜）合用，成功地达到了较彻底清除肿瘤的目的，避免每一次手术入路的死角及多次手术。该手术虽然略嫌复杂，仍不失为治疗侵袭性垂体泌乳素腺瘤的高效方法。随访肿瘤无残留及复发且垂体功能正常，患者得到了很好的治疗效果。

【参考文献】

1. 中国垂体腺瘤协作组. 中国垂体催乳素腺瘤诊治共识[J]. 中华医学杂志, 2014, 94（31）:2406-2411.

2. 于群, 徐硕, 陆小明, 等. 垂体泌乳素瘤影像生长方式分类和临床关系的研究[J]. 临床神经外科杂志, 2017, 14（4）:271-274.

3. Iglesias P, Rodriguez Berrocal V, Diez JJ. Giant pituitary adenoma: histological types, clinical features and therapeutic approaches[J]. Endocrine. 2018, 61（3）:407-421.

4. 于群, 鲁艾林. 垂体腺瘤分类及治疗方法的研究进展[J]. 中国肿瘤外科杂志, 2018, 10（1）:60-62.

5. 肖凯, 刘庆. 侵袭海绵窦垂体腺瘤的治疗进展[J]. 中国耳鼻咽喉颅底外科杂志, 2018, 24（4）:391-396.

（杨　溪　廖　宇　胡　湘　张晓华　邱永明）

案例10 垂体卒中

【病史摘要】

男，59岁，因"突发剧烈头痛1天"入院。

患者1天前无明显诱因下突感头痛，程度剧烈，休息后仍难以缓解，不伴恶心、呕吐、发热、抽搐等不适。就诊于仁济医院南院急诊科，予口服止痛药效果不佳，进一步完善头颅CT检查提示鞍区占位性病变伴出血可能，收入神经外科病房行进一步诊治。追问病史，患者数月前即感视力下降伴鼻侧视野模糊，但未予重视。自起病以来，精神可，胃纳可，夜眠可，饮食正常，二便正常，体重无明显下降。

既往有高血压病史，但血压控制情况不详；余否认。个人史、家族史无特殊。

【体格检查】

T 37℃，P 74次/分，R 16次/分，BP 144/95mmHg。身高173cm，体重76 kg，BMI 25.4kg/m^2。神志清楚，意识清晰，表情痛苦，定向力正常，GCS15分，双侧瞳孔等大等圆，对光反射灵敏。鼻侧视野部分缺损，余神经系统检查阴性。四肢活动正常，双侧上、下肢肌力V级，肌张力正常。病理征阴性。

【实验室检查】

1. 常规生化检验

血常规、肝肾功能、电解质未见明显异常。

2. 内分泌相关检验

（1）垂体泌乳素 0.8 μg/L↓（2.64~13.13 μg/L），生长激素 393.5pg/ml。

（2）甲状腺轴：促甲状腺激素 1.04mIU/L，游离三碘甲状腺原氨酸 4.07pmol/L，三碘甲状腺原氨酸 0.73nmol/L↓（1.01~2.48nmol/L），游离甲状腺素 8.96p.m.ol/L，甲状腺素 92.44nmol/L。

（3）肾上腺轴：皮质醇 8.63 μg/dl，促肾上腺皮质激素 55.1pg/ml↑（0~46 pg/ml）。

（4）性腺轴：雌二醇<73pmol/L，促黄体生成素 2.05IU/L，卵泡生成素 4.08IU/L，睾酮 1.83nmol/L↓（6.07~27.1nmol/L）。

【辅助检查】

（1）头颅CT检查：鞍区及鞍上区见结节样增密影，范围约29mm×21mm，伴邻近骨质变薄（见图10-1）。

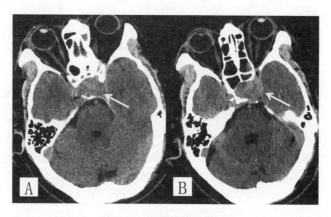

图10-1 术前头颅CT平扫

鞍区见类圆形结节样稍高密度影，蝶鞍扩大，局部骨质呈压迫变薄。

（2）头颅增强MRI检查：垂体显示不清，鞍区见类圆形占位，T1WI呈高信号，T2WI呈不均匀高信号，内见少许稍高信号，增强后病灶强化不明显，考虑垂体大腺瘤伴出血可能（见图10-2）。

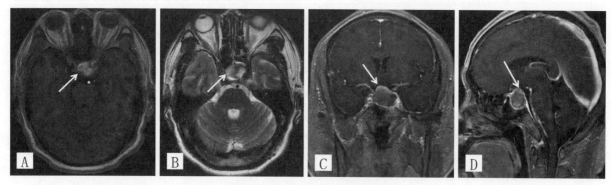

图10-2 术前头颅MRI增强扫描

A.横断位T1WI； B.横断位T2WI； C.增强后冠状位T1WI； D.增强后矢状位T1WI

鞍区见类圆形异常信号影，T1WI呈高信号，T2WI呈不均匀高信号，内见少许稍高信号，增强后病灶强化不明显。鞍底塌陷，鞍膈膨隆，视交叉呈受压改变，垂体柄显示不清。

（3）头颅MRA检查：左侧颈内动脉及左侧大脑前动脉受压向前外移位（见图10-3）。

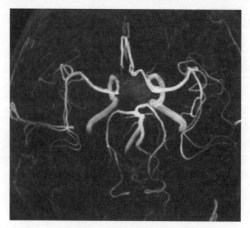

图10-3 头颅MRA片

左侧大脑前动脉及颈内动脉受压向前外移位。

【诊断】

临床诊断：垂体卒中。

病理结果：符合垂体腺瘤卒中（见图10-4）。

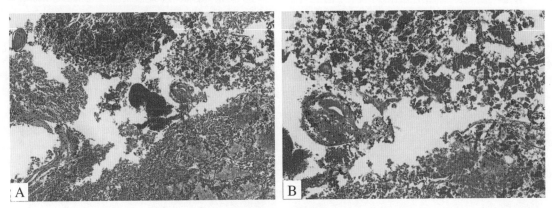

图10-4　病理图片

A. HE×40，镜下示出血、炎性渗出；　　　B. HE×100

【治疗】

急诊在全麻下行神经内镜下鞍区肿瘤切除术，术中切开肿瘤包膜可及橘红色异常肿瘤组织，直径约3cm，内有出血，肿瘤血供丰富；以刮匙切除视野内可及肿瘤，双极电凝止血，生理盐水反复冲洗，无活性出血，止血纱布敷贴，可吸收性明胶海绵填塞，人工硬膜修补，将黏膜复位后术毕（见图10-5）。

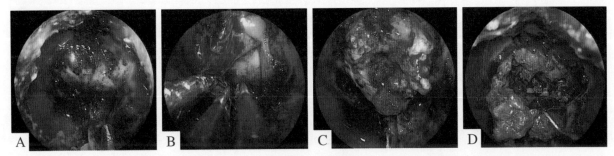

图10-5　术中图像

A. 鞍底明显膨隆；　　B. 鞍底骨质破坏；　　C. 肿瘤出血后呈干酪样坏死；　　D. 肿瘤血供明显，瘤内有出血点

术后第3天复查内分泌功能如表10-1所示。

表10-1　术后第3天内分泌功能评估

时间	T （nmol/L） （6.07~27.1）	LH （IU/L） （1.24~8.62）	FSH （IU/L） （1.27~19.26）	TSH （mIU/L） （0.49~4.91）
术后3天	0.35↓	1.57	4.24	1.88

时间	FT3 （pmol/L） （3.28~6.47）	T3 （nmol/L） （1.01~2.48）	FT4 （pmol/L） （7.64~16.03）	T4 （nmol/L） （69.97~152.52） 84.72
术后3天	3.14↓	0.25↓	12.09	84.72

时间	F （μg/dl） （6.7~22.6）	ACTH （pg/ml） （0~46）	GH （pg/ml） （3~2470）	PRL （μg/L） （2.64~13.13）
术后3天	1.17↓	11.90	95.01	0.51↓

予甲泼尼龙（甲强龙）80mg 静滴 qd，10天后改为口服醋酸泼尼松片5mg bid，离院后继续服用。

【随访】

患者离院2周停用药物，否认头痛，否认鼻漏，视力较前明显好转，鼻侧视野清晰，否认尿崩症等。术后1个月、3个月神经内分泌MDT工作室随访，评估内分泌功能（见表10-2）；术后3个月复查垂体增强MRI，未见明显肿瘤组织（见图10-6）。

表10-2　术后内分泌功能随访

时间	T （nmol/L） （6.07~27.1）	LH （IU/L） （1.24~8.62）	FSH （IU/L） （1.27~19.26）	TSH （mIU/L） （0.49~4.91）
术后1个月	5.95↓	2.36	7.52	1.48
术后3个月	7.80	2.37	7.08	1.82

时间	FT3 （pmol/L） （3.28~6.47）	T3 （nmol/L） （1.01~2.48）	FT4 （pmol/L） （7.64~16.03）	T4 （nmol/L） （69.97~152.52）
术后1个月	5.85	1.46	10.36	94.86
术后3个月	6.33	1.94	8.86	97.39

时间	F （μg/dl） （6.7~22.6）	ACTH （pg/ml） （0~46）	GH （pg/ml） （3~2470）	PRL （μg/L） （2.64~13.13）
术后1个月	10.37	21.90	94.65	3.68
术后3个月	6.76	31.00	90.31	4.79

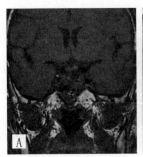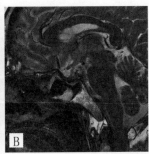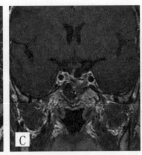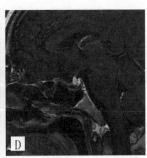

图10-6　术后垂体MRI增强

A. 冠状位T1WI；　　B. 矢状位T2WI；　　C. 增强后冠状位T1WI；　　D. 增强后矢状位T1WI

鞍区术后改变，结构紊乱，信号不均，残留垂体强化欠均匀，垂体柄向右侧偏移。

【讨论】

垂体卒中（Pituitary apoplexy，PA）是指由于垂体腺瘤出血或者缺血导致的垂体窝压力升高，压迫周围组织结构造成一系列临床症状的疾病。发病机制目前均无统一说法，一般认为出血性卒中发病机制包括：①垂体腺瘤瘤体生长过快，血供不足，肿瘤因缺血、坏死继而发生出血；②瘤体内血管增生，由于新生的毛细血管不成熟，血管壁通透性高导致出血；③瘤体两侧海绵窦由于受压，其内压力升高，垂体腺瘤内静脉压力随之升高而发生出血。缺血性卒中发病机制包括：①垂体门脉系统血液沿垂体柄供应垂体，垂体腺瘤卒中时体积快速增大，导致垂体门脉系统受压、血供下降而造成缺血；②瘤体卒中时，快速增大的垂体瘤突破鞍隔孔向上生长，垂体供血动脉受压、缺血，造成缺血性垂体卒中。垂体卒中的形成，并不是单一原因造成，而是以上多个原因共同作用的结果，至于是坏死造成的出血，还是出血引起了坏死，无法评判。PA常发生于中老年垂体大腺瘤患者，男性稍多于女性，头痛和视力下降是其最常见的两个症状，还包括恶心呕吐、垂体功能低下、视野缺损等，严重者甚至发生脑疝危及生命。本病例以突发头痛发病，追问病史有数月视力下降伴鼻侧视野缺损，完善相关检查提示垂体大腺瘤伴出血，且伴有内分泌激素水平紊乱，那么对于此类患者该选择何种治疗呢？

对于急性期垂体卒中的治疗方法目前仍存在争议，主要是采用保守治疗或手术治疗。有学者主张一旦诊断成立后应尽快手术，特别是对于有视力变化的，以挽救患者的视力，还因术后减压而减少长期激素替代治疗的需要。另一些学者则认为，对于无视力改变的，可以采取保守治疗，诊断后立即予以糖皮质激素静脉或口服治疗，效果与手术无明显差异，肿瘤也能明显缩小。还有关于垂体卒中后自愈的报道，虽然视力可完全或部分恢复，但大部分都伴有垂体内分泌功能的改变，需激素替代治疗。目前比较公认的急诊手术适应证为严重的视力障碍、意识障碍或病情迅速恶化，应注意的是，对于手术治疗的患者更加需要糖皮质激素以减缓应激反应。本患者突发头痛予止痛药物治疗无效，就诊时神志清楚，生命体征平稳，但视力下降伴视野缺损，已有激素水平紊乱，影像学检查明确提示垂体大腺瘤伴出血，急性垂体卒中诊断明确，综合分析讨论排除禁忌后行急诊神经内镜下手术。术中避免加重损伤垂体和下丘脑功能；术后定期随访内分泌功能、垂体MRI及其他并发症情况。本患者定期跟踪随访中视力逐渐恢复，垂体功能也逐渐恢复正常。

【专家点评】

国内报道垂体卒中在同期垂体腺瘤中的发病率约为4.6%，男女比例约为2:1，平均年龄为（49.6±13.7）岁。国外报道垂体卒中在同期垂体瘤中的发病率约为7.6%，男女比例为23:21，平均年龄为（55.4±18.8）岁。总体来说，垂体腺瘤卒中多发于中老年垂体瘤患者，男性稍多于女性。

该患者为59岁男性，是典型的急性垂体卒中病例，经详细的病史采集、体格检查及完善相关检查后，主管医师迅速有效地与患者及家属沟通手术治疗并顺利完成，术后经神经外科、内分泌科联合随访评估，视力、视野及垂体功能均恢复正常，头痛未再发作。对病情较重、变化快的垂体卒中患者，采用手术治疗多能取得较好的效果。

【参考文献】

1. Briet C, Salenave S, Bonneville JF, et al. Pituitary apoplexy[J]. Endocr Rev, 2015, 36（6）:622-645.

2. Grzywotz A, Kleist B, Möller LC, et al. Pituitary apoplexy - a single center retrospective study from the neurosurgical perspective and review of the literature[J]. Clin Neurol Neurosurg, 2017 , 163:39-45.

3. Teixeira JC, Lavrador J, Simão D, et al. Pituitary apoplexy: should endoscopic surgery be the gold standard? [J] World Neurosurg, 2018, 111:e495-e499.

4. Almeida JP, Sanchez MM, Karekezi C, et al. Pituitary apoplexy: results of surgical and conservative management clinical series and review of the literature[J]. World Neurosurg, 2019, 130:e988-e999.

（程丽霖　廖　宇　邱永明）

案例11　垂体继发性淋巴瘤

【病史摘要】

女，42岁，因"确诊弥漫大B细胞淋巴瘤2年余，视野缺损半月"入院。

患者2年前因发现右侧颈部淋巴结肿大就诊外院血液科，行颈部淋巴结活检诊断为：弥漫大B细胞淋巴瘤；同时PET/CT检查示淋巴瘤累及全身多区域淋巴结及结外器官组织（两侧扁桃体、双侧乳腺、两上肺、肝脏、脾脏、子宫、左侧附件、右腹壁皮下）；两侧L4~5及L5~S1椎孔处FDG代谢增高，淋巴瘤累及可能大；盆腔少量积液。骨髓细胞学检查、流式细胞检查和病理检查均未见骨髓累及依据。脑脊液常规、生化检查阴性，脑脊液涂片未见淋巴瘤细胞。病程中无发热，无盗汗，半年内体重减轻≥10%（患者体重下降约15kg）。确诊为弥漫大B细胞淋巴ⅣB期。予以化疗治疗，化疗结束后PET-CT示全身多处淋巴瘤病灶基本消退，综合评估示完全缓解（CR）。随后予以利妥昔单抗（美罗华）500mg靶向维持治疗。

半月前患者出现视野缺损，垂体MRI增强检查提示鞍内及鞍上区占位，考虑淋巴瘤浸润可能大。PET-CT检查：NHL化疗后；左锁骨下区条片状软组织影、鞍内及鞍上区结节伴FDG代谢异常增高，均考虑淋巴瘤累及可能。为进一步明确鞍区占位性质，收入仁济医院南院神经外科行鞍区占位活检术。

有剖宫产手术史，既往史、个人史、月经婚育史、家族史均无特殊。

【体格检查】

T 37℃，P 80次/分，R 20次/分，BP 135/80mmHg。神清，精神可，营养中等，自主体位，查体合作，对答切题，全身皮肤黏膜无黄染。双瞳孔等大等圆，直径3mm，对光反应灵敏，伸舌居中。双眼球无突出，视力正常，视野缺损。甲状腺未及肿大。双肺呼吸音清，未闻及干湿啰音。HR 80次/分，律齐，未闻及病理性杂音。腹平软，肝脾未及，无压痛。颈软，双下肢无水肿，四肢肌力、肌张力正常，生理反射存在，病理征阴性。ECOG评分2分。

【实验室检查】

（1）常规检查：血常规、出凝血、肝肾功能、电解质、血脂等基本正常。

（2）脑脊液生化常规检查：正常。涂片肿瘤细胞阴性。

（3）激素检查：甲状腺激素全套、性激素全套、ACTH、皮质醇、GH水平均正常。

（4）蛋白电泳及血液免疫球蛋白结果如表11–1所示。

表11-1 蛋白电泳及血液免疫球蛋白结果

项目	数值	参考范围
α_1球蛋白（%）	3.20 ↑	1.4%~2.9%
β_1球蛋白（%）	6.40	6%~11%
β_2球蛋白（%）	4.40	2%~5%
电泳-白蛋白（%）	64.40	59%~71%
γ球蛋白（%）	11.00	9%~18%
α_2球蛋白（%）	10.60	7%~11%
免疫球蛋白G（g/L）	6.79 ↓	7%~16g/L
免疫球蛋白A（g/L）	1.40	0.7%~4g/L
免疫球蛋白M（g/L）	0.44	0.4%~2.3g/L
免疫球蛋白κ轻链	1.67 ↓	1.7%~37g/L
免疫球蛋白λ轻链	0.81 ↓	0.9%~2.1g/L
血清轻链κ/λ比值	2.07	1.35%~2.65

（5）T细胞亚群结果如表11-2所示。

表11-2 T细胞亚群结果

项目	数值	参考范围
T细胞（CD3+）（%）	92 ↑	61.1%~77%
Th细胞（CD3+CD4+）（%）	53 ↑	25.8%~41.6%
Ts细胞（CD3+CD8+）（%）	42 ↑	18.1%~29.6%
B细胞（CD3-CD19+）（%）	1 ↓	7.3%~18.2%
NK细胞（CD3-CD16+CD56+）（%）	6 ↓	8.1%~25.6%
Th/Ts	1.26	0.98%~1.94%
CD3+绝对值（个/μl）	1113 ↓	1239~1920g/L
CD3+CD4+绝对值（个/μl）	640	419~974g/L
CD3+CD8+绝对值（个/μl）	506	397~670g/L
CD3-CD19+绝对值（个/μl）	13 ↓	126~382g/L
CD3-CD16+CD56+绝对值（个/μl）	73 ↓	149~618g/L

【辅助检查】

（1）术前垂体平扫增强：鞍内及鞍上可见一约2.5cm×1.0cm大小的肿块影，T1WI呈等低信号，T2WI呈稍高信号，增强后呈均匀强化。垂体柄及视交叉见增粗强化，结合病史考虑淋巴瘤浸润（见图11-1）。

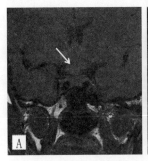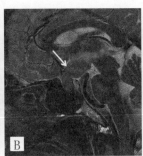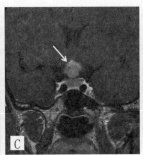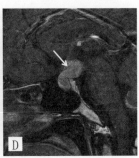

图11-1　术前垂体MRI增强

A.冠状位T1WI；　　B.矢状位T2WI；　　C.增强后冠状位T1WI；　　D.增强后矢状位T1WI

鞍内及鞍上肿块，T1WI呈等低信号（见图11-1A），T2WI呈稍高信号（见图11-1B），增强后呈均匀强化（见图11-1C、D），垂体柄及视交叉也见增粗强化。

（2）PET-CT检查：NHL化疗后；左锁骨下区条片状软组织影、鞍内及鞍上区结节伴荧光脱氧葡萄糖代谢异常增高，均考虑淋巴瘤累及可能。

（3）超声检查：肝、胆、胰、脾、甲状腺、后腹膜未见明显异常。

【诊断】

术前诊断：鞍区占位，弥漫大B细胞淋巴瘤ⅣB期。

病理诊断：弥漫大B细胞淋巴瘤侵犯腺垂体。

【治疗】

入院后完善相关检查，为进一步明确鞍区占位性质，行经鼻蝶内镜下鞍区占位活检术，术中快速病理学检查提示：圆形细胞瘤，淋巴瘤不排除。最终病理诊断：弥漫大B细胞淋巴瘤侵犯腺垂体（见图11-2）。患者病情稳定之后转回血液科继续行化疗；同时在放疗科行垂体伽马刀放射治疗。

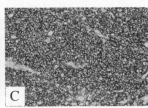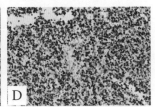

图11-2　病理图片

A.HE×100，镜下示肿瘤细胞散在片状分布，核圆形及卵圆形，胞质嗜双色性；

B.HE×400，镜下见核大，可见小核仁，多为单个，部分呈泡状核，核分裂象易见；

C.免疫组织化学×200，CD20（+）；

D.免疫组织化学×200，Ki-67增殖指数70%

【随访】

术后3个月、5个月复查垂体MRI，显示鞍内及鞍上占位逐渐减小（见图11-3、图11-4），建议患者继续治疗，之后患者间断化疗。

术后7个月入院复查头颅+垂体MRI检查示垂体术后，垂体柄右偏，双侧听神经浸润可能（见图11-5、图11-6）。考虑患者病情进展，与家属沟通后，家属考虑患者一般情况差，拒化疗，予激素单药治疗控制病情，之后出现肺部感染，病情加重，家属要求自动出院。

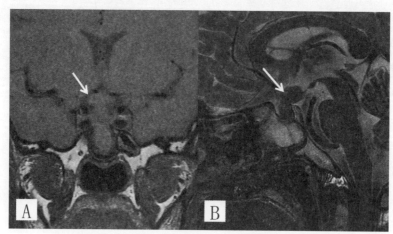

图11-3　术后3月垂体MRI平扫

A. 冠状位T1WI；　　B. 矢状位T2WI

鞍区术后，鞍内及鞍上肿块影，T1WI呈等低信号，T2WI呈稍低信号，视交叉以及垂体柄增粗。

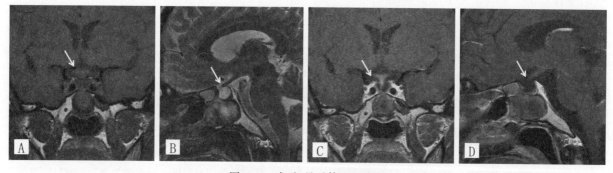

图11-4　术后5月垂体MRI增强

A. 冠状位 T1WI；　　B. 矢状位T2WI；　　C. 增强后冠状位T1WI；　　D. 增强后矢状位T1WI

垂体菲薄，紧贴鞍底，垂体柄及视交叉略增粗强化，较图11-3相比病灶明显缩小

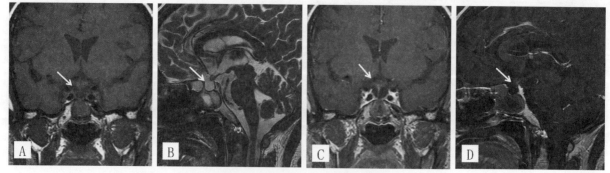

图11-5　术后7个月垂体MRI增强

A. 冠状位 T1WI；B. 矢状位T2WI；C. 增强后冠状位T1WI；D. 增强后矢状位T1WI

垂体菲薄，紧贴鞍底，垂体柄及视交叉未见明显增粗，增强后均匀强化。

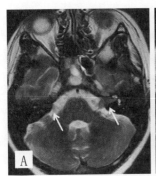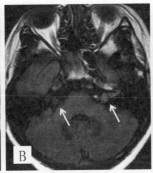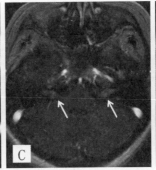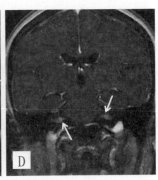

图11-6 术后7月头颅MRI增强

A. 横断位 T2WI；ㅤㅤ B. 横断位FLAIR；ㅤㅤ C. 增强后横断位T1WI；ㅤㅤ D. 增强后冠状位T1WI

双侧听神经明显对称性增粗，增强后均匀强化。

【讨论】

弥漫性大B细胞淋巴瘤（diffuse large B-cell lymphoma，DLBCL）是非霍奇金淋巴瘤（NHL）中最常见的一种类型，占成人NHL的30%~40%，是一组在临床表现、组织形态和预后等方面具有很大异质性的恶性肿瘤。DLBCL临床表现多样，根据原发部位和病变程度有所不同，初起时多表现为无痛性淋巴结肿大，但淋巴结外的病变比例可达40%~60%，可以原发于任何淋巴结外组织器官。病程呈侵袭性，表现为迅速增大的肿物。约1/3的患者出现B症状（发热、盗汗、半年内体重减轻≥10%），50%以上患者乳酸脱氢酶（LDH）升高。

参照世界卫生组织《造血和淋巴组织肿瘤分类》，根据组织病理学和免疫组织化学分析可以明确诊断DLBCL，DLBCL的主要病理特征是大的、弥漫性生长的异常淋巴样细胞增生，而淋巴结构基本被破坏，CD20+和CD3-是DLBCL的典型免疫表型。本例患者根据颈部淋巴结的活检病理学和免疫组化结果，可明确诊断为DLBCL，并且根据2014年Lugano分期标准，本例患者伴有额外的非连续的结外部位累及，同时具有B症状，应划为ⅣB期。

DLBCL亚型分类，WHO根据其基因表达谱的不同，将DLBCL按细胞起源分为3类：生发中心B细胞（GCB）、活化B细胞和第三型DLBCL，后两者统称为非生发中心B细胞（non-GCB）。目前，最常用的是Hans亚型分类，即利用CD10、BCL-6和IRF4/MUM1抗体可以将GCB和non-GCB区分开。随着对疾病病理机制研究的深入，细胞起源以及遗传学异常等生物学标志对DLBCL预后的影响越来越引起人们的关注。在CHOP方案治疗时代，GCB来源的DLBCL患者预后显著优于non-GCB，利妥昔单抗联合化疗显著改善了B细胞淋巴瘤的疗效，但在R-CHOP方案治疗时代，non-GCB型DLBCL的预后仍明显差于GCB型。通过免疫组织化学检测，确定本例患者的分型为non-GCB型（CD10-，BCL6+，MUM1+）。

有关DLBCL的预后评估体系，目前临床上最通用的仍然是经典的国际预后指数（IPI）或年龄调整的IPI（aaIPI）。本例患者年龄<60岁，适用于aaIPI预后评估体系。患者的aaIPI评分为3分（Ⅳ期，LDH升高，ECOG评分4分），为高危组。无论是在传统CHOP样化疗时代，还是现代免疫化疗时代，一些特殊部位如中枢神经系统（CNS）、性腺生殖器、乳腺、肾上腺及骨髓等原

发或受侵犯者较淋巴结或胃肠道DLBCL预后较差，其中尤以CNS原发或受侵犯对预后影响最为明显。该患者DLBCL累及垂体、乳腺、子宫和附件等部位。因此，通过上述分析，本例患者aaIPI评分高危、存在不良预后生物学标志以及特殊组织器官受累，属于真正预后很差的高危DLBCL患者。

根据中国临床肿瘤学会（CSCO）《淋巴瘤诊疗指南2018.V1》推荐，DLBCL治疗上应采用根据肿瘤分期、不同的组织病理类型、IPI/aaIPI 评分以及基于年龄和预后的分层治疗。若条件允许，推荐进入临床试验研究。对于年轻高危或中高危患者，目前尚无标准治疗方案，应首选进入临床试验研究。最常用的治疗为8R联合6~8个疗程CHOP21方案。年轻患者采用蒽环类加量的化疗方案R-CEOP90可生存获益。化疗前大肿块（直径≥7.5cm）或结外器官受侵、化疗后未达CR是放疗适应症。大剂量化疗联合自体干细胞移植可作为高危患者的一线治疗方法。

尽管利妥昔单抗联合化疗的方案显著提高了患者的缓解率，延长了总生存期，但CNS转移仍然是目前的治疗难点。化疗加放疗是目前较多采用的一线挽救方案，同时给予鞘内注射氨甲蝶呤（MTX）+阿糖胞苷（Ara-C），亦有鞘内注射利妥昔单抗的个案。本例患者通过手术活检病理明确DLBCL垂体转移，采用以大剂量MTX为主的化疗方案，同时予以挽救性放疗，治疗后垂体MRI显示鞍区占位明显吸收，但随后患者病情急转直下，迅速进展至淋巴瘤终末期阶段。所以，探索DLBCL的中枢神经系统累及的预防和治疗仍然任重而道远。

【专家点评】

中枢神经系统淋巴瘤（CNSL）按肿瘤来源可分为原发性和继发性两大种类，其中继发性淋巴瘤好发于额叶、小脑半球且常累及脑室、胼胝体、硬膜和大脑镰，但是侵犯垂体极为罕见，垂体淋巴瘤仅仅只占所有垂体转移瘤的0.5%。因为垂体位于脑底部的中央位置，上方有视神经，两侧被海绵窦所包围，底部为蝶窦及鼻咽，所以淋巴瘤垂体转移的患者所受到的因病灶体积增大而产生的临床症状，也大多与它的解剖位置相关，比如视神经、动眼、滑车及展神经等颅神经麻痹症状。本例DLBCL患者在化疗达CR后出现病情复发并出现垂体转移。因为病例数极少，针对垂体淋巴瘤的治疗方式仍在探索中，目前参照淋巴瘤CNS侵犯的预防和治疗。值得特别注意的是，淋巴瘤患者如果出现诊断不明的垂体占位，应及时手术活检明确诊断，若术中病理学检查考虑淋巴瘤，可终止手术，而不用追求肿瘤全切，通过化疗加放疗的方式进一步治疗，以避免垂体功能永久性损伤。

【参考文献】

1. Yang J, Zhao N, Zhang G, et al. Clinical features of patients with non-Hodgkin's lymphoma metastasizing to the pituitary glands[J]. Oncol Lett, 2013, 5（5）: 1643-1648.

2. Cheson BD, Fisher RI, Barrington SF, et al. Recommendations for initial evaluation, staging, and response assessment of Hodgkin and non-Hodgkin lymphoma: the Lugano classification[J]. J Clin Oncol, 2014, 32（27）: 3059-3068.

3. Swerdlow SH, Campo E, Pileri SA, et al. The 2016 revision of the World Health Organization classification of lymphoid neoplasms[J]. Blood, 2016, 127（20）: 2375-2390.

4. 中华预防医学会儿童保健分会. 婴幼儿喂养与营养指南[J]. 中国妇幼健康研究, 2019, 30（4）: 392-417.

（陈炳宏　韩亭亭　胡耀敏　邱永明）

第三章 鞍区其他肿瘤

案例12 垂体转移瘤

【病史摘要】

女，46岁，因"双侧视力下降伴刺激性干咳半月余"入院。

患者于半月前无明显诱因出现双侧视力下降伴刺激性干咳，遂至当地医院就诊，行头颅MRI以及肺部CT检查。头颅MRI检查示右侧额叶、颞叶异常信号，鞍区占位性病灶。胸部CT示左肺腺癌伴邻近淋巴道转移可能，左侧胸腔积液及心包积液，纵隔少量肿大淋巴结，右乳斑点状钙化，肝左叶微小囊肿，脾脏轻度肿大。肺部相关肿瘤标志物：神经元特异性烯醇化酶16.38ng/ml↑（正常参考值：3.0±2.4ng/ml），细胞角蛋白19片段7.61 ng/ml↑（正常参考值：<3.3 ng/ml）。全身骨显像提示右肘关节及左膝关节核素浓聚灶，良性关节病变。拟诊"肺癌脑转移"，为进一步诊断和治疗转入仁济医院南院神经外科。

既往个人史、家族史无特殊，否认吸烟史。

【体格检查】

T 37℃，P 62次/分，R 16次/分，BP 128/72mmHg。体重65kg，身高158cm，BMI 26.04 kg/m²。神志清楚，意识清晰，精神可，营养中等，自主体位，查体合作。全身皮肤黏膜无黄染，双眼球无突出，双侧视力下降，无视野缺损。甲状腺未及肿大。双侧乳腺无溢乳，双肺呼吸音清，未闻及干湿啰音。心律齐，未闻及病理性杂音。腹平软，肝脾未及，无压痛。双下肢无水肿，四肢肌力、肌张力正常，生理反射存在，病理反射未引出。

【实验室检查】

（1）血常规、肝肾功能、电解质、出凝血检查：

未见明显异常。

（2）内分泌检查：

如表12-1、表12-2所示。

表 12-1 术前内分泌激素检查

FT3（pmol/L）（3.5~6.5）	FT4（pmol/L）（7.8~22.7）	T3（nmol/L）（1.01~2.48）	T4（nmol/L）（69.97~152.52）
4.30	5.40↓	1.18	54.88↓
TSH（mIU/L）（0.25~5）	LH（IU/L）（1.24~8.62）	FSH（IU/L）（1.27~19.26）	E2（pmol/L）（73.4~172.5）
2.21	0.14↓	3.56	68.10↓
F（μg/dl）（6.7~22.6）	ACTH（pg/ml）（0~46）	PRL（μg/L）（2.64~13.13）	GH（pg/ml）（3~2490）
7.79	24.10	91.09↑	686.50

表 12-2 术后内分泌激素检查

FT3（pmol/L）（3.5~6.5）	FT4（pmol/L）（7.8~22.7）	T3（nmol/L）（1.01~2.48）	T4（nmol/L）（69.97~152.52）
3.98	7.98	0.80↓	60.31↓
TSH（mIU/L）（0.25~5）	LH（IU/L）（1.24~8.62）	FSH（IU/L）（1.27~19.26）	E2（pmol/L）（73.4~172.5）
0.61	0.03↓	2.47	72.00↓
F（μg/dl）（6.7~22.6）	ACTH（pg/ml）（0~46）	PRL（μg/L）（2.64~13.13）	GH（pg/ml）（3~2490）
12.00	31.40	27.86↑	525.30

【影像学检查】

（1）头颅增强MRI检查：鞍内及鞍上、双侧大脑半球多发强化结节，首先考虑转移瘤（见图12-1）。

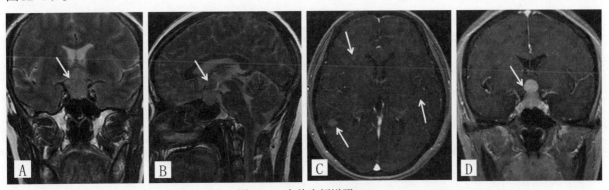

图 12-1 术前头颅增强MRI

A. 冠状位T2WI；　　B. 矢状位T2WI；　　C. 增强后横断位T1WI；　　D. 增强后冠状位T1WI

鞍内及鞍上、双侧大脑半球多发大小不等结节样异常信号影，T2WI呈稍高信号，增强后明显强化。

（2）胸部平扫：左肺上叶可见3cm×3.9cm团块状高密度影，病灶边界清楚，边缘欠光整，考虑肺癌可能大（见图12-2）。

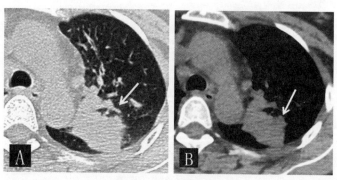

图12-2　胸部CT平扫

A.肺窗；　　B.纵隔窗

左肺上叶见团片状软组织影，病灶边界清楚，边缘欠光整。

（3）术后头颅CT检查：垂体肿瘤术后改变，术区可见积气影及小斑片状高密度影。鞍上及双侧大脑半球多发大小不等结节样稍高密度影，部分病灶周围可见低密度影环绕（见图12-3）。

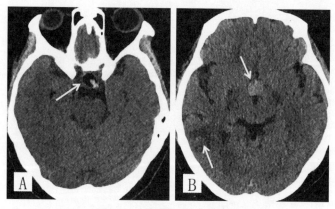

图12-3　术后头颅CT平扫片

A.鞍区术后改变，术区可见积气影及小斑片状高密度影；

B.鞍上及双侧大脑半球多发大小不等结节样稍高密度影，部分病灶周围可见低密度影环绕

【诊断】

术前诊断：垂体肿瘤（转移瘤可能），颅内多发转移瘤，左上肺占位。

病理学诊断："垂体肿瘤组织"见异型的腺样及乳头样成分，肺转移瘤可能性大。

免疫组织化学：肿瘤细胞CK7（++），NapsinA（++），TTF1（++），CK（++），GFAP（-），Ki-67（40%），VIM（灶性+），CgA（-），NSE（+），SYN（-）。

术后诊断：垂体转移瘤。

【治疗】

在排除手术禁忌证之后，全麻下行经鼻蝶内镜下垂体占位病灶切除术。术中打开鞍底，即见肿瘤组织，切开包膜可及橘红色异常肿瘤组织直径约3cm，内有出血，肿瘤血供丰富（见图12-4）。术后病理送检提示"转移瘤"（见图12-5）。

术后患者视力好转，一般情况好转后，转肺专科医院进一步行肺部占位治疗及放疗科进一步放射治疗。

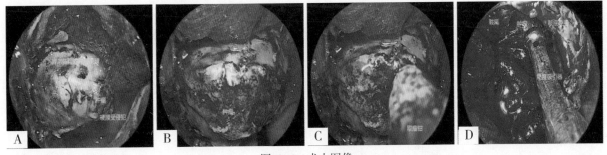

图12-4　术中图像

A. 鞍底明显膨隆，鞍底硬膜受侵犯；　　　　　B. 肿瘤血供丰富异常；

C. 肿瘤质地软；　　　　　　　　　　　　　　D. 30°内镜下切除往鞍隔上生长的肿瘤

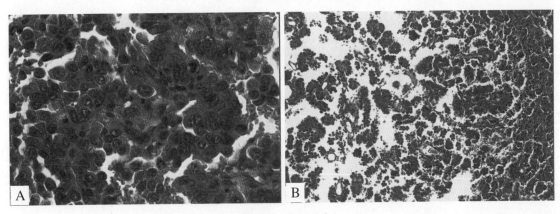

图12-5　病理图片

A. HE×100，镜下示肿瘤细胞乳头状分布；

B. HE×400，镜下示胞浆嗜酸，核卵圆形，可见核仁，核异型及核分裂象易见，结合临床及免疫组织化学，符合转移性乳头状腺癌

【讨论】

垂体转移瘤是一种罕见的疾病，指颅内外的恶性肿瘤向鞍内部位转移，包括腺垂体、神经垂体、垂体炳、鞍隔、蛛网膜等部位，发生率很低，仅占全部颅内转移瘤的1.0%~3.6%，鞍区病变的1%，容易导致误诊，需要引起足够的重视。从肿瘤的来源上看，乳腺癌和肺癌占大多数，除此之外，还可来源于胃肠道肿瘤、肝脏肿瘤和肾脏肿瘤等。主要转移途径为：经动脉血直接转移至鞍隔或垂体实质；经门脉系统转移至垂体；经鞍上池转移至垂体；经颅底直接播散至垂体；经软脑膜

扩散至垂体囊。最常见的症状是头痛，其次是疲劳、多尿、视野缺损和眼肌麻痹，75%的患者表现出至少一种垂体激素不足，其中包括尿崩症、继发性甲状腺功能减退、继发性肾上腺皮质功能不全等。垂体转移癌最常最早侵犯垂体后叶，因此很多患者多以尿崩为首发症状，随着肿瘤的增大，肿瘤的压迫作用导致垂体功能低下和视神经功能的改变。本例患者以视力改变为首发症状，追问病史，患者发病前一段时期存在尿量增加的情况，从症状上很难与原发性的垂体肿瘤进行鉴别诊断。

颅内转移性肿瘤往往是多发的，影像常表现为"小病灶大水肿"的特点，本例患者头颅MRI片显示除了鞍区巨大占位之外，双侧大脑半球可见多发的明显强化的病灶，符合转移瘤的影像学特点。治疗方面，多发性颅内转移的晚期恶性肿瘤应该以放化疗为主，而不是手术治疗，但是本例患者在未明确诊断且有明显视路压迫症状的情况下，我们采用手术治疗。其目的是为了明确诊断，减缓症状。由于病变位于鞍内垂体，内镜下经鼻蝶入路因其安全成熟有效的特点可成为首选。手术中由于转移瘤容易侵犯周围组织，瘤体本身的韧性以及肿瘤的血供特点不同于一般的垂体瘤，术前完善的影像学检查和充分的术前评估对于减少术中出血、保护正常垂体组织及颈内动脉尤为重要。

根据手术切除标本组织的免疫组织化学检测结果，CK（++）提示上皮来源的恶性肿瘤，CK7（++）提示卵巢、肺及乳腺上皮来源的恶性肿瘤可能性大，TTF1（++）和NapsinA（++）进一步提示肺腺癌可能性大，GFAP（−）排除原发于神经胶质细胞的脑肿瘤，而CgA（−）及SYN（−）不支持神经内分泌肿瘤的诊断，NSE（+）指向小细胞肺癌的可能，综合组织病理及免疫组织化学的结果，结合患者肺部影像学上的表现，应该考虑肺腺癌来源的脑转移肿瘤可能性大。本例患者经手术治疗减轻了视路的压迫症状，获得了病理组织，明确诊断了转移性肿瘤，并通过免疫组织化学检测基本明确了肿瘤的病理类型及来源。不过患者的治疗还远远没有结束，肺部占位的处理以及颅内其他部位转移肿瘤或者可能存在的全身其他部位肿瘤的诊治还需进一步完成。

全身骨显像及PET-CT检查在鞍内转移性病变中的诊断价值值得关注。本病例的全身骨显像仅提示"右肘关节及左膝关节核素浓聚灶，良性关节病变"，即全身骨显像并未确定鞍区病灶的诊断。虽然全身骨显像在显示脑肿瘤方面有一定优势，但本病例显示该研究结论未必适合于所有鞍区转移瘤。另一方面，PET-CT由于具有高代谢细胞对葡萄糖摄取增加的特性，被广泛应用于癌症患者转移的分期和定位。但是垂体通常不能在PET-CT成像上显示出来。

过去的十几年来，文献报道了越来越多的垂体转移瘤。在癌症患者中，结合全身PET-CT与垂体MRI检查，对明确鞍区病变的性质至关重要。癌症诊断的分期是肿瘤患者生存的最重要预测因素，治疗方案的选择基于原发病的位置、局部侵袭和远处扩散，其预后也截然不同。

【专家点评】

本病例为经手术病理证实的垂体转移瘤。全身肿瘤转移到垂体是一种不多见的情况，但在已知相关恶性肿瘤可能全身受累的情况下，当临床医生在影像学上看到鞍内有肿块时，无论是否有核素骨扫描阳性发现或PET/CT上的FDG摄取，均需要考虑垂体转移瘤的可能。目前的非侵入性检查方法不一定有足够的敏感性和特异性来确认或排除病变的起源，从而帮助正确的分期。对这些怀疑为恶性垂体肿瘤的患者实施垂体肿瘤切除手术，能够为患者提供以下好处：既减轻了转移性肿瘤引起的局部压迫症状，又获得最终病理学诊断，从而对肿瘤进行正确的分期和选择最佳治疗方案。此外，对转移性垂体瘤，选择安全谨慎的放疗方式可有效减轻对视神经、视束等视路结构的损伤。

【参考文献】

1. Israel O, Mor M, Guralnik L, et al. Is 18F−FDG PET/CT useful for imaging and management of patients with suspected occult recurrence of cancer[J] J Nucl Med, 2004, 45（12）: 2045−2051.

2. Jeong SY, Lee SW, Lee HJ, et al. Incidental pituitary uptake on whole−body 18F−FDG PET/CT: a multicentre study[J]. Eur J Nucl Med Mol Imaging, 2010, 37（12）: 2334−2343.

3. Ariel D, Sung H, Coghlan N, et al. Clinical characteristics and pituitary dysfunction in patients with metastatic cancer to the sella[J]. Endocr Pract, 2013, 19（6）:914−919.

4. He W, Chen F, Dalm B, et al. Metastatic involvement of the pituitary gland: a systematic review with pooled individual patient data analysis[J]. Pituitary, 2015, 18（1）:159−168.

5. Goulart CR, Upadhyay S, Dizel Filho LFS, et al. Newly diagnosed sellar tumors in patients with cancer: a diagnostic challenge and management Dilemma[J]. World Neurosurg, 2017, 106:254−265.

6. 赵奕, 连伟, 幸兵, 等. 垂体转移癌的诊断、治疗及疗效[J]. 中华神经外科疾病研究杂志, 2018, 17（1）:43−45.

7. 李雪, 李峻岭. 肺神经内分泌肿瘤的诊疗进展[J]. 癌症进展, 2018, 16（1）: 13−16, 21.

8. Furuse M, Nonoguchi N, Yamada K, et al. Radiological diagnosis of brain radiation necrosis after cranial irradiation for brain tumor: a systematic review[J]. Radiat Oncol, 2019, 14（1）:28.

（陈炳宏　缪亦锋　胡耀敏　邱永明）

案例13 脑转移性神经内分泌肿瘤

【病史摘要】

男，68岁，因"行走不稳伴喷射性呕吐1周"入院。

患者1周前无明显诱因出现行走不稳伴喷射性呕吐及头痛，无视物模糊，无发热，无腹泻、腹痛，就诊仁济医院南院神经外科，行头颅MRI检查示小脑占位性病变，遂收入病房。起病以来，精神可，胃纳可，大小便如常，睡眠尚可，体重无明显变化。病程中否认阿司匹林、氯吡格雷（波立维）等抗血小板药物应用史。

既往史：高血压病史5年，服用氨氯地平控制良好。否认糖尿病、心脏病等慢性病史。手术史：6年前行胆囊切除手术。家族史无特殊。

【体格检查】

T 37℃，P 80次/分，R 20次/分，BP 135/80 mmHg。神志清楚，精神正常，营养中等，自主体位，查体合作。全身皮肤黏膜无黄染，双眼球无突出，视力正常，无视野缺损。甲状腺Ⅰ°肿大，未触及震颤，未闻及杂音。双侧乳房无溢乳，双肺呼吸音清，未闻及干湿啰音。HR 80次/分，律齐，未闻及病理性杂音。腹平软，肝脾未及，无压痛。双下肢无水肿，四肢肌力、肌张力正常，生理反射正常，病理反射未引出。

【实验室检查】

（1）血常规检查、肝肾功能、凝血功能及电解质检查正常。

（2）术前肺结节LCBP四项及肿瘤标志物中proGRP和NSE明显升高（见表13-1、表13-2）。

表13-1 肺结节LCBP四项

癌胚抗原 （0~5 ng/ml）	糖类抗原 （0~3.3ng/ml）	proGRP （0~70ng/ml）	鳞癌抗原 （0~2.5ng/ml）
2.71	2.69	566.08 ↑	0.40

表13-2　肿瘤标志物

项目名称	数值	单位	参考值范围
总前列腺特异性抗原	0.98	ng/ml	0~4
甲胎蛋白（AFP）	2.17	ng/mL	0~7
糖类抗原（CA19-9）	10.90	U/ml	0~27
糖类抗原（CA50）	6.14	U/ml	0~25
糖类抗原（CA242）	3.9	U/ml	0~20
糖类抗原（CA125）	14.50	U/ml	0~35
糖类抗原（CA15-3）	13.30	U/ml	0~25
糖类抗原（CA724）	4.52	U/ml	0~6.9
神经烯醇化酶（NSE）	94.60 ↑	ng/ml	0~16.3

【影像学检查】

（1）术前头颅MRI平扫增强和肺部平扫如图13-1、图13-2所示。

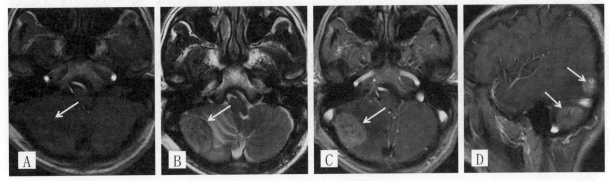

图13-1　术前头颅MRI增强

A. 横断位T1WI；　　B. 横断位T2WI；　　C. 增强后横断位T1WI；　　D. 增强后矢状位T1WI

脑内见多发大小不一结节状异常信号灶，T1WI呈等低信号，T2WI呈不均匀稍高信号，增强后可见不均匀强化，部分病灶周围水肿明显。

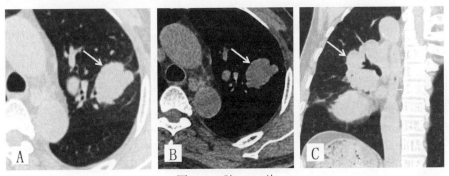

图13-2　肺HRCT片

A. 肺窗；　　B. 纵隔窗；　　C. 斜矢状位重建

左肺门旁及左肺上叶见团块状软组织密度影，边缘呈浅分叶状，局部支气管可见截断。

（2）PET-CT检查结果：左肺上叶及肺门旁多发团块状结节灶伴PDG代谢异常增高（28mm×33mm.SUV$_{max}$=14），符合恶性肿瘤表现，伴左肺门侵犯，颅内多发转移。初步诊断"肺部恶性肿瘤颅内转移"。

【诊断】

临床诊断：颅内多发性转移性肿瘤，肺部肿瘤。

病理诊断："小脑肿瘤"符合转移性低分化神经内分泌癌。

免疫组织化学：CK（+），波形蛋白（Vimentin）（-），Ki-67（80%+），CD20（-），CD79α（-），Bcl-2（-/+），Mum-1（-），GFAP（-），S-100（-），IDH-1（-），P53（+++），Bcl-6（-）（见图13-3）。

基因检测：EGFR/ALK/ROS1野生型。

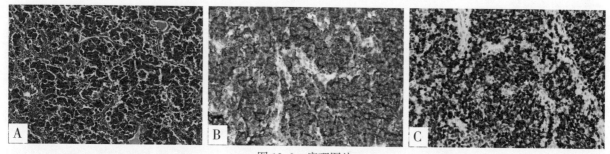

图13-3　病理图片

A. HE×200，肿瘤细胞呈巢团状分布，核卵圆型，核质比高，可见核仁及核分裂象，间质血管丰富，结合肺癌病史，符合转移性神经内分泌癌；

B. 免疫组织化学×200，TTF-1（+）；C. 免疫组织化学×200，CgA（+）

【治疗】

全麻下行颅内小脑占位切除术。采用右侧乙状窦后入路，打开小脑硬脑膜可见肿瘤，部分与脑膜关系密切，色红，质软，与周围组织边界不清楚，血供丰富。全切除小脑肿瘤。

术后患者行走不稳及呕吐症状缓解。手术后根据化疗相关基因筛查结果在肿瘤科开始行一线EP方案化疗（见表13-3、表13-4），经过规范的手术治疗及第1周期化疗，复查头颅MRI及肺部CT（见图13-4、图13-5），发现颅内肿瘤及肺部肿瘤较前增大，考虑假性进展可能性；继续进行3个月规范化疗后再次复查头颅MRI及肺部CT检查（见图13-6、图13-7），提示颅内肿瘤及肺部肿瘤较前明显缩小，继续随访至今，患者一般情况良好。

表13-3　化疗相关基因筛查

基因检测	项目名	结果	简要结论
伊立替康	*MgT1A1**6（G>A）	GA	小剂量的伊立替康不良反应风险较高
	MgT1A1 × 28	TA6TA6	
氟尿嘧啶（5-FU）	*DYPD**2A（G>A）	GG	DPD野生型，建议使用常规初始剂量
紫杉醇	*ABCB1*（3435 C>T）	TT	治疗后应答中等，血液神经系统不良反应风险高
	CYP1B1*3（C>G）	GC	
	ABCB1（2677T>G）	TT	
铂类	*GSTP1*（313A>G）	GA	治疗后应答中等，血液系统不良反应风险中等
	XRCC1（1196T>C）	TC	
	MTHFR（677C>T）	CC	
吉西他滨	*CDA*（208 G>A）	GG	吉西他滨相关血液毒性较低

表13-4　化疗方案

日期	化疗周期	化疗方案（EP）		化疗相关不良反应
		VP-16 d1-5	DDP d1-3	
2019-3-12	1	100mg	45mg	无
2019-4-4	2	150mg	45mg	Ⅱ度白细胞及粒细胞下降
2019-4-30	3	100mg	45mg	Ⅱ度白细胞及粒细胞下降
2019-5-24	4	100mg	45mg	无

【随访】

（1）肺结节LCBP四项及肿瘤标志物随访（见表13-5、表13-6），其中proGRP较术前明显降低，NSE恢复到正常。

表13-5　肺结节LCBP四项随访

项目名称	4/4	4/30	5/25	单位	参考值范围
癌胚抗原	2.15	1.52	1.95	ng/ml	0~5
糖类抗原	2.88	4.89	2.85	ng/ml	0~3.3
proGRP	91.00 ↑	140.00 ↑	209.00 ↑	pg/ml	0~70
鳞癌抗原	0.85	0.67	0.81	ng/ml	0~2.5

表13-6 肿瘤标志物随访

项目名称	4/4	4/30	5/25	单位	参考值范围
总前列腺特异性抗原	/	0.82	0.89	ng/ml	0~4
甲胎蛋白（AFP）	2.51	2.63	2.42	ng/ml	0~7
糖类抗原（CA19-9）	11.10	13.50	17.30	U/ml	0~27
糖类抗原（CA50）	13.96	8.72	9.49	U/ml	0~25
糖类抗原（CA242）	13.6	4.2	6.16	U/ml	0~20
糖类抗原（CA125）	7.99	6.43	6.92	U/ml	0~35
糖类抗原（CA15-3）	13.10	16.40	17.00	U/ml	0~25
糖类抗原（CA724）	5.24	2.45	5.64	U/ml	0~6.9
神经烯醇化酶（NSE）	11.30	11.40	14.50	ng/ml	0~16.3

（2）术后头颅MRI增强、肺部CT的多次随访（见图13-4~图13-7）。

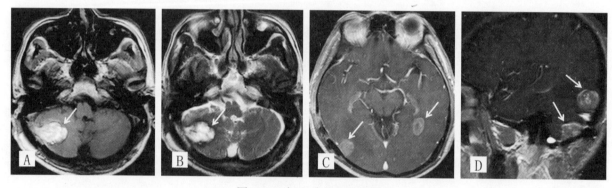

图13-4 术后1个月MRI增强

A. 横断位T1WI；　　B. 横断位T2WI；　　C. 增强后横断T1WI；　　D. 增强后矢状位T1WI

右侧小脑术后改变，增强后左侧小脑半球、右侧枕叶及左侧脑室后角旁见多发结节强化。

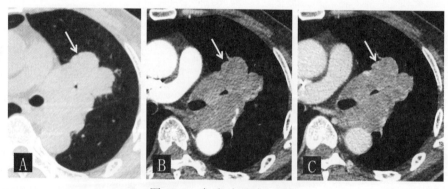

图13-5 术后1个月肺CT增强

A. 肺窗；　　B. 增强后动脉期纵隔窗；　　C. 增强后静脉期纵隔窗

左肺门旁及左肺上叶见团块状软组织密度影，边缘呈浅分叶状，增强后明显强化，局部支气管可见截断，病灶包绕左肺动脉，病灶较图13-2有明显增大。

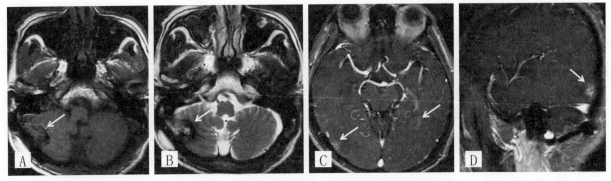

图 13-6　术后3个月MRI增强

A. 横断位T1WI；　　　B. 横断位T2WI；　　　C. 增强后横断位T1WI；D. 增强后矢状位T1WI

颅脑术后改变，增强后左侧小脑半球、右侧枕叶及左侧脑室后角旁见多发斑片样、小结节样强化，较图13-4明显缩小。

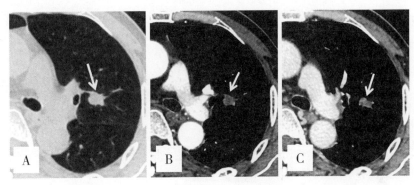

图 13-7　术后3个月肺CT增强

A. 肺窗；　　　B. 增强后动脉期纵隔窗；　　　C. 增强后静脉期纵隔窗

肺门旁及左肺上叶见团块状软组织密度影，边缘呈浅分叶状，增强后可见明显强化，病灶较图13-5明显缩小。

【讨论】

神经内分泌肿瘤（neuroendocrine tumors，NETs）是一类起源于肽能神经元和神经内分泌细胞的异质性肿瘤，可见于全身各组织器官。最常见来源为胃肠道、肺、胸腺和胰腺，发病率在美国为6.98/100 000，组织病理学评估对判断预后和个体化治疗具有重要意义，根据《世界卫生组织NETs的分类标准》，低级别（G1）的NETs生长缓慢；中级别（G2）的NETs出现更多的异型性，分化良好，而且有较强的侵袭力；高级别（G3）的NETs低分化，高侵袭性。三个级别的中位生存期依次降低，但是不论级别如何，当存在远端转移时，预后都很差。肺部NETs有4类：典型类癌、非典型类癌、大细胞神经内分泌癌和小细胞肺癌，其中类癌属于低级别NETs，非典型类癌属于中级别NETs，而大细胞神经内分泌癌和小细胞肺癌属于高级别NETs。神经内分泌肿瘤约占肺癌的20%，大多数（14%）是小细胞肺癌。由于肿瘤细胞来源的部位不同，单纯从形态学上很难判断其神经内分泌性质，因此要结合免疫组织化学化学检测结果综合判断。目前，所有的神经内分泌抗原都可以通过免疫组织化学进行检测，不过还没有一种标志物可以单独用于神经内分泌肿瘤的诊断，推荐适用于诊断肺来源的神经内分泌肿瘤的标志物有突触素（Syn）、嗜铬粒素（CgA）、神经细胞黏附分子（CD56）、甲状腺转录因子1（TTF1）和神经元特异性烯醇化酶（NSE）等。其中前三者属于神经内分泌标志物，Syn和CgA特异性强，但是当标本处理不当时可表现为阴性，而CD56广泛表达在神经细胞和神经内分泌细胞及相关分化细胞表面，是最为敏感但缺乏特异性的神经内分泌标志物，其他标志物如TTF1和NSE由于缺乏特异性，一般只作为参考指标。Ki-67蛋白在细胞增殖周期中发挥重要作用，因此常用于肿瘤增殖活性的检测。其敏感性要优于计算核分裂象，在肺NETs中，Ki-67指数对于区分类癌和小细胞肺癌十分重要，一般来说，类癌Ki-67指数低于20%，而小细胞肺癌的Ki-67指数高于50%，常常在80%以上。本例患者免疫组织化学结果中，三个神经内分泌标志物均为阳性，辅助标志物TTF1也为阳性，Ki-67为80%，结合HE染色的形态学特征及肺部影像学特征，符合神经内分泌肿瘤（小细胞肺癌）的诊断。

肺神经内分泌肿瘤小细胞肺癌极易发生早期远处转移，因此早期手术治疗的比例少于5%，根据《NCCN小细胞肺癌诊疗指南》，分期超过I期（$T_{1-2}N_0M_0$）的患者并不能从手术中获益，但是对于远处转移伴有严重症状者可以考虑姑息性治疗，包括手术治疗和立体定向放疗缓解症状。本例患者发生颅内转移并伴随有严重的颅高压症状及行走障碍，经手术切除颅肿瘤，一方面缓解了患者的临床症状，另一方面通过手术获得肿瘤组织明确了诊断并为进一步的治疗提供证据。放疗和化疗是小细胞肺癌的主要治疗方式，在局限期，同步放化疗为标准治疗方式，生存获益优于序贯放化疗，但是不良事件发生率也随之增高。对于存在脑部转移的晚期小细胞肺癌患者，应进行全脑放疗而不是单纯的立体定向治疗，因为这些患者往往存在全脑多处转移。但是对于这类广泛转移的患者，放射治疗的效果有限，更加推荐化疗为主的综合治疗。化疗方案近10年并没有大的变动，仍然以依托泊苷、伊立替康、拓扑替康和铂类等为主。近年来，免疫治疗在肺癌方面的研究进展明显，在最新一版的《NCCN小细胞肺癌诊疗指南》中，已经把PD-L1单抗Atezolizumab联合卡铂及依托泊苷作为广泛期小细胞肺癌的一线治疗方案。本例患者经颅手术治疗并明确诊断之后，采用4周期的EP化疗方案，第3周期化疗结束之后就发现肺部肿瘤及颅内肿瘤都明显缩小，患者对化疗反应敏感，后期可以考虑增加2个周期的化疗或者联合放疗和免疫治疗进行巩固治疗，并定期随访。

颅内转移的神经内分泌肿瘤往往恶性程度极高，患者预后极差，姑息性的颅内占位切除是改善患者临床症状和获得肿瘤标本的有效手段，进一步的治疗往往需要根据肿瘤的来源不同而进行个体化的治疗。

【专家点评】

此病例详细阐述了小细胞肺癌颅内转移的内外科治疗经过，获得了比较好的近期效果。总的来说，对于颅内转移的神经内分泌肿瘤，最重要的治疗还是以基础病的综合治疗为主，可以根据肿瘤的病理类型及基因检测结果选择化疗、放疗、靶向治疗、免疫治疗等治疗方式。颅内转移灶在条件允许的情况下可以采用外科的方式进行肿瘤切除，以缓解颅内占位引起的症状，同时可以获得组织标本进一步明确病理学诊断以指导后续治疗。神经内分泌肿瘤来源多种多样，肺部、胃肠道和胰腺来源的最为常见，而这些部位来源的神经内分泌肿瘤都存在向颅内转移的倾向，因此探讨治疗此类颅内转移瘤规范有效的方法对于临床医生具有重要意义。

【参考文献】

1. 肺神经内分泌肿瘤病理诊断共识专家组. 肺神经内分泌肿瘤病理诊断共识[J]. 中华病理学杂志, 2017, 46（1）: 9-13.

2. Oberg K, Couvelard A, Delle Fave G, et al. ENETS consensus guidelines for Standard of care in neuroendocrine tumours: biochemical markers[J]. Neuroendocrinology, 2017, 105（3）: 201-211.

3. Wolin EM. Advances in the diagnosis and management of well-differentiated and intermediate-differentiated neuroendocrine tumors of the lung[J]. Chest, 2017, 151（5）: 1141-1146.

4. Shah MH, Goldner WS, Halfdanarson TR[J], et al. NCCN guidelines insights: neuroendocrine and adrenal tumors, Version 2.2018[J]. J Natl Compr Canc Netw, 2018, 16（6）: 693-702.

5. Benson AB, Venook AP, AI-Hawary MM, et al, Rectal Cancer, Version 2. 2018, NCCN clinical practice guildlinese in Onclogy[J]. J Natl Compr Canc Netw, 2018, 16（17）: 874-901.

（陈炳宏　冯　娟　廖克曼　邱永明）

案例14 鞍区毛细胞型星形细胞瘤

【病史摘要】

男，7岁，因"意外发现鞍区占位2周余"入院。

2周前患儿摔倒致头部外伤，有头痛，无恶心、呕吐，于当地医院行头颅CT检查，未见颅内损伤，但提示鞍区占位性病变可能；进一步行头颅MRI检查示鞍区占位，考虑胶质瘤可能大。病程中否认面容改变、皮肤紫纹，否认怕热、心悸、手抖。为进一步诊治收入仁济医院南院神经外科病房。

起病以来，患者精神、食欲、睡眠可，大、小便未见明显异常。患者出牙、走路、生长情况与同龄人相仿。

【体格检查】

T 36.3℃，P 89次/分，R 16次/分，BP 90/58mmHg。神志清楚，意识清晰，表情自然，定向力正常，GCS评分15分，双侧瞳孔等大等圆，对光反射灵敏。右眼粗侧颞侧偏盲，左眼视力、视野粗侧正常，双侧乳房无溢乳。四肢活动正常，双侧上下肢肌力Ⅴ级，肌张力正常。病理征阴性。

【实验室及辅助检查】

1. 常规检验

血常规、肝肾功能、电解质、出凝血未见明显异常。

2. 术前内分泌相关检验

（1）垂体泌乳素 3.41μg/L，生长激素 510.8pg/ml。

（2）甲状腺轴：促甲状腺激素 1.62mIU/L，游离三碘甲状腺原氨酸 6.52pmol/L↑，三碘甲状腺原氨酸 2.15nmol/L，游离甲状腺素 12.92pmol/L，甲状腺素 108.4nmol/L。

（3）肾上腺轴：促肾上腺皮质激素 26.4pg/ml，皮质醇 1.64μg/dl↓。

（4）性腺轴：促黄体生成素 0.43U/L↓，卵泡生成素 0.33IU/L↓。

3. 检查

（1）术前头颅MRI平扫+增强：正常垂体组织可见，鞍上可见团片状囊实性灶，T1WI呈等低信号，T2WI为高信号，局部见结节样等信号影，增强后实性部分呈明显强化，考虑毛细胞型星形细胞瘤可能大（见图14-1）。

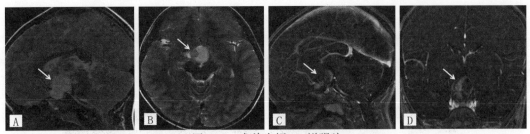

图14-1　术前头颅MRI增强片

　　A. 矢状位T2WI；　　　　B. 横断位T2WI；　　　　C. 增强后矢状位T1WI；　　　　D. 增强后冠状位T1WI

　　鞍上可见团片状囊实性灶，T1WI呈等低信号，T2WI呈高信号，局部见结节样等信号影，增强后实性部分呈明显强化，可见正常垂体组织。

　　（2）术前头颅MRS检查：病灶区域MRS片可见NAA峰下降，Cho峰升高。Cho/Cr为4.60，Cho/NAA为2.21。可见Lac峰（见图14-2）。

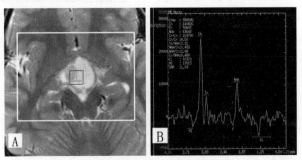

图14-2　术前头颅MRS片

　　A. MRS ROI定位图；　　　　B. MRS

　　病灶区域MRS NAA峰可见下降，Cho峰升高；Cho/Cr为4.60，Cho/NAA为2.21，可见Lac峰。

【诊断】

　　（1）主要诊断：毛细胞型星形细胞瘤。

　　（2）术后病理学检查（见图14-3）："鞍区"毛细胞型星形细胞瘤，WHO Ⅰ级。 肿瘤细胞：GFAP（+），Olig-2（+），Ki-67（2%），IDH-1（-），S-100（+），Vim（+），Syn（-），NeuN（-）

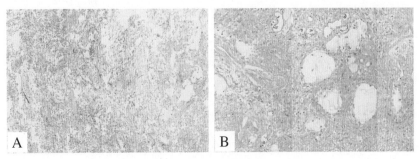

图14-3　病理学图片

　　A. HE×40，镜下示纤细纤维组成致密区与疏松区的双相分布；

　　B. HE×100，镜下示血管增生，伴微囊形成

【治疗】

（1）排除手术禁忌证后，择期全麻下行mini-OZO入路视神经胶质瘤切除术。术中牵开额叶脑组织。鞍区第一及第二间隙可见实性肿瘤组织生长，大小约2cm×2cm×1.5cm，包膜呈褐色，质地韧，与视交叉、视神经边界不清，与垂体柄等结构略有粘连。予肿瘤全切除（见图14-4）。

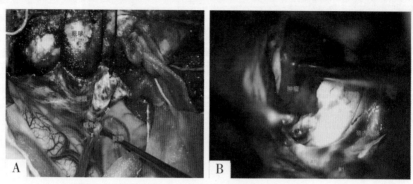

图14-4　术中图像

A. 显微镜下暴露并分离外侧裂；　　　B.肿瘤与视神经关系密切，于第一间隙切除肿瘤

（2）患者术后恢复良好。术后第三天复查头颅MRI：颅脑呈术后改变，鞍区信号及结构紊乱，增强后可见条片状强化影（见图14-5）。

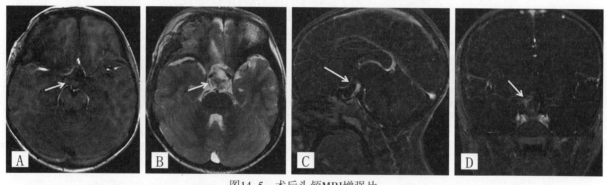

图14-5　术后头颅MRI增强片

A. 横断位T1WI；　　　B.横断位T2WI；　　　C. 增强后矢状位T1WI；　　　D. 增强后冠状位T1WI

头颅术后改变，术区信号混杂，T1WI呈等低信号（见图14-5A），T2WI呈不均匀稍高信号（见图14-5B），增强后鞍上见斑片状强化灶（见图14-5C、D）

【讨论】

　　原发性恶性中枢神经系统肿瘤仅次于血液系统恶性肿瘤，是第二常见的儿童期恶性肿瘤，同时也是最常见的儿童实体器官肿瘤，其病死率甚至超过急性淋巴细胞白血病。一项关于儿童中枢神经系统肿瘤的流行病学调查显示：在亚洲和太平洋岛屿15岁以下儿童中，中枢神经系统肿瘤发病率为6.05/100 000，居各种族族群发病率首位。在所有儿童原发性中枢神经系统肿瘤中，神经上皮组织肿瘤，即胶质瘤，约占75%，其中最常见的是低级别星形胶质细胞瘤。北京天坛医院一项回顾性研究分析了1 485例年龄不超过17岁的原发性中枢神经系统肿瘤患者，结果发现其中近60%为神经

上皮组织肿瘤，星形细胞瘤居脑肿瘤首位。从分布部位来看，大部分的儿童中枢神经系统肿瘤位于幕上区域，其次分布于幕下的小脑或脑干，位于脑垂体和松果体区的不超过1/5。临床表现与分布位置相关。与成人脑肿瘤不同，儿童脑肿瘤的表现通常细微且缺乏特异性，也因为患儿年龄较小，无法清楚表述自己的症状，而常被忽视。需要予以重视的症状包括头痛、恶心呕吐、步态异常、癫痫发作、嗜睡、眼球活动异常、学习成绩下降、行为人格改变等，对于囟门未闭合的婴儿还应警惕是否有大头畸形。

儿童患者的特殊之处在于他们正处于生长发育的高峰期，如果不对原发病予以及时有效的处理，后果极为严重。在条件允许的情况下，应进行神经外科手术治疗，力求将远期并发症降到最低。对于生长在下丘脑和垂体周围的病变更应加倍重视。如果患者在手术前或围手术期有内分泌异常，必须马上进行处理。例如，患者有甲状腺功能减退或生长激素缺乏，如果不对激素水平加以干预，切除肿瘤可能会进一步加重内分泌功能障碍，造成严重的生长发育迟滞和智力发育迟缓。有时手术对垂体柄的"骚扰"会引起水、电解质调节障碍。早期表现为短暂性尿崩症，随后出现抗利尿激素分泌障碍，如果不及时纠正内分泌紊乱，最终会导致持续性尿崩症。不仅对个人生活产生困扰，也可能会对生命造成威胁。

从生存率来看，儿童毛细胞型星形细胞瘤的5年生存率能达到97%，属于相对良性的脑肿瘤。近年来，随着诊断技术的进步、神经外科技术的改进，以及新化疗药物的出现，儿童中枢神经系统肿瘤的生存率进一步提高。然而，除了关注生存率和缓解率外，对儿童中枢神经系统肿瘤患者，还应进行长期的随访，尤其要关注患儿是否出现了新发的内分泌疾病、感知觉障碍如听力障碍和视觉障碍的情况；以及肿瘤对学习成绩和运动能力等神经认知功能的影响。

【专家点评】

本例患者为儿童，临床无明显症状，因头部外伤意外发现鞍区占位，术后病理证实为毛细胞型星形细胞瘤，及时手术治疗恢复良好。毛细胞型星形细胞瘤多见于儿童及青少年，在儿童因年龄较小，无法清楚表述症状，临床表现常轻微且缺乏特异性，容易被忽视。但儿童正处于生长发育的高峰期，如未及时有效地处理，影响较大。毛细胞型星形细胞瘤MRI表现有一定特征，与其病理特征紧密相关，可以表现为囊结节型、实质型和囊肿型。对于儿童和青少年毛细胞型星形细胞瘤，早期诊断和治疗十分必要，并需要长期随访。

【参考文献】

1. Albright AL, Sposto R, Holmes E, et al. Correlation of neurosurgical subspecialization with outcomes in children with malignant brain tumors[J]. Neurosurgery, 2000, 47（4）:885-887.

2. Nemergut EC, Zuo Z, Jane JA Jr, et al. Predictors of diabetes insipidus after transsphenoidal surgery: a review of 881 patients[J]. J Neurosurg, 2005, 103（3）:448-454.

3. Zhou D, Zhang Y, Liu H, et al . Epidemiology of nervous system tumors in children: a survey of 1 485 cases in Beijing Tiantan Hospital from 2001 to 2005[J]. Pediatr Neurosurg. 2008, 44（2）:97 - 103.

4. Linabery AM, Ross JA . Trends in childhood cancer incidence in the U.S. （1992 - 2004）[J]. Cancer, 2008, 112（2）:416−432.

5. Ostrom QT, Gittleman H, Farah P, et al. CBTRUS statistical report: Primary brain and central nervous system tumors diagnosed in the United States in 2006−2010[J]. Neuro Oncol, 2013, 15（suppl 2）:ii1−ii56.

6. Ostrom QT, de Blank PM, Kruchko C, et al. Alex's Lemonade Stand Foundation Infant and Childhood Primary Brain and Central Nervous System Tumors Diagnosed in the United States in 2007−2011[J]. Neuro Oncol, 2015, 16（suppl 10）:x1−x36.

7. 张永娣, 邵世香, 孙献勇. 毛细胞型星形细胞瘤MR诊断与病理分析[J]. 中国CT和MRI杂志, 2018, 16（1）:144−149.

（程丽霖　冯　娟　章素芳　张晓华　邱永明）

案例15 垂体巨大腺瘤合并颈内动脉瘤

【病史摘要】

女，37岁，因"视力下降3年，突发头痛1天"入院。

患者3年前无明显诱因出现视力下降，未予重视。1天前突发头痛，为胀痛，无恶心、呕吐，于仁济医院南院神经外科就诊，行头颅CT检查示鞍区及鞍上类圆形略高密度占位，双侧脑室轻度扩张。为进一步诊治而收入病房。病程中否认面容改变、皮肤紫纹，否认怕热、心悸，否认泌乳等表现。起病以来，患者精神可、食欲、睡眠可，二便正常，近期体重无明显变化。

既往史：无特殊。

【体格检查】

T 36.9℃，P 119次/分，R 18次/分，BP 148/89mmHg。神志模糊，嗜睡，表情淡漠，定向力下降，GCS评分13分，双侧瞳孔等大等圆，视野粗测双侧颞侧偏盲。肢体活动正常，双侧上肢肌力Ⅴ级，双侧下肢肌力Ⅴ级，肌张力正常。病理征阴性。

【实验室检查】

1. 常规检查

血常规、肝肾功能正常。

2. 内分泌相关检查

（1）生长激素 30 pg/ml，垂体泌乳素 18.08 μg/L。

（2）甲状腺轴：促甲状腺激素 1.69 mIU/L，三碘甲状腺原氨酸 1.404 nmol/L，甲状腺素 104.31 nmol/L，游离三碘甲状腺原氨酸 5.24 pmol/L，游离甲状腺素12.57 pmol/L。

（3）肾上腺轴：皮质醇 61.90 μg/dl，ACTH 30.80 pg/ml。

（4）性腺轴：促黄体生成素 0.10 IU/L，卵泡生成素 1.64 IU/L。

【影像学检查】

（1）头颅CT检查：鞍区见类圆形稍高密度影，大小约29mm×26mm，边界较光整，双侧脑室轻度扩大，考虑鞍区占位伴幕上脑积水（见图15-1）。

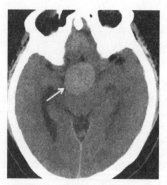

图15-1　术前头颅CT平扫片

鞍区见类圆形稍高密度影，大小约29mm×26mm，边界较光整。

（2）垂体MRI增强检查：鞍内及鞍上可见一大小约4.6cm×3cm×2.9cm肿块影，T1WI呈稍低信号，T2WI呈不均匀稍高信号，增强后呈中度不均匀强化，可见"腰身"征象，考虑垂体大腺瘤，并伴幕上脑积水表现（见图15-2）。

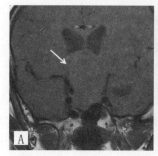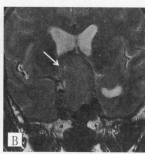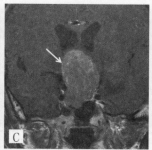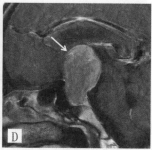

图15-2　术前垂体MRI增强

A. 冠状位T1WI；　　　B. 冠状位T2WI　　C. 增强后冠状位T1WI；　　　D. 增强后矢状位T1WI

鞍内及鞍上可见肿块影，T1WI呈稍低信号，T2WI呈不均匀稍高信号，增强后呈中度不均匀强化，可见"腰身"征象；鞍底塌陷，垂体柄显示不清，视交叉受压上移。

（3）脑血管DSA检查：右侧颈内动脉海绵窦段局部瘤样突起性病变，考虑动脉瘤（见图15-3）；介入栓塞后如图15-4所示。

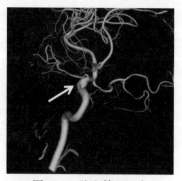

图15-3　脑血管DSA片

右侧颈内动脉海绵窦段见瘤样突起。

·88·

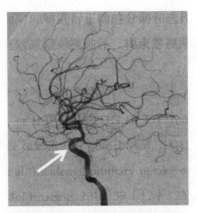

图15-4　介入栓塞后脑血管DSA片

右侧颈内动脉海绵窦段见金属夹，血管通畅。

【诊断】

垂体巨大腺瘤，右侧颈内动脉海绵窦段动脉瘤。

【治疗】

患者垂体增强MRI检查提示肿瘤巨大，且与双侧颈内动脉系统关系紧密，故术前行全脑血管造影术（DSA），意外发现右侧颈内动脉海绵窦段动脉瘤，大小约0.4cm×0.4cm×0.3cm，颈宽，瘤体朝向内下方。经MDT分析讨论后决定先行颈内动脉瘤介入栓塞术，手术顺利。术后患者病情稳定后再行经额垂体大腺瘤切除术，术中见实质性肿瘤生长，大小约4cm×3cm×3cm，包膜呈褐色，表面可见多根怒张静脉，肿瘤质韧，血供非常丰富，边界较轻，右侧视神经受压。术后患者生命体征平稳，视力障碍缓解。

【病理学检查结果】

术后病理图片（见图15-5）："鞍区"垂体腺瘤。

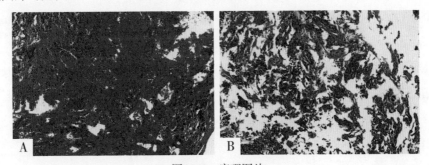

图15-5　病理图片

A. HE×100，镜下示血管瘤样增生，充血、出血，少量炎症细胞浸润；

B. HE×200，镜下示部分区域见梭形细胞增生碎片，核异型及核分裂象未见

【讨论】

早在1958年，Housepian和Pool通过研究5 762例尸检结果，发现垂体瘤合并动脉瘤的发病率约为0.5%；后续研究报道的发病率为1.8%~7.4%，其中英国患者6.7%，韩国患者2.3%；基于中国患者的合并发病率8.3%，而未合并垂体瘤的动脉瘤发病率2.4%，说明垂体瘤与动脉瘤的发病有明显的相关性。

关于垂体瘤合并动脉瘤的成因有多种假说，主要包括垂体瘤通过影响内分泌激素水平生成动脉瘤，如GH腺瘤引起较高的生长激素水平促进动脉粥样硬化、减弱管壁强度；侵袭性垂体瘤可侵蚀动脉管壁引发动脉瘤；垂体瘤引起局部血液循环变化而诱发动脉瘤。而回顾性研究表明，高龄和海绵窦侵袭为两个独立危险因素，而性别、腺瘤激素类型（尤其是GH型）、肿瘤大小等均无明显相关性。此外，虽有研究报道鞍区病变合并的动脉瘤主要位于颈内动脉和前交通动脉，但有学者通过全国多中心汇总的1 696例未破裂动脉瘤的分布位置相比并无明显差异。

检索垂体瘤合并动脉瘤的病例文献报道，有1例为"巨大垂体瘤合并巨大颅内动脉瘤"，患者垂体瘤术前MRI检查未发现动脉瘤迹象，未行DSA检查，造成动脉瘤漏诊，垂体瘤术后患者出现动脉瘤反复出血，最终死亡。

动脉瘤在未出现占位效应或未破裂前临床上不易发现，垂体瘤伴发动脉瘤如术前未进行必要的检查，很容易漏诊，从而术中可能出现动脉瘤破裂大出血，威胁患者生命。

【专家点评】

本例患者为垂体巨大腺瘤合并颈内动脉瘤，其成功诊治得益于术前DSA检查，发现动脉瘤，并在垂体腺瘤术前行动脉瘤介入栓塞术。这个病例给我们的重要启示是，对于鞍区肿瘤，特别是巨大肿瘤或临床疑似合并动脉瘤病例，术前应完善MRA、CTA或DSA检查，有助于排查动脉瘤，避免漏诊，从而提高手术治疗成功率。。

【参考文献】

1. Housepian EM, Pool JL. A systematic analysis of intracranial aneurysms from the autopsy file of the Presbyterian Hospital, 1914 to 1956[J]. J Neuropathol Exp Neurol, 1958, 17（3）:409-423.

2. Jakubowski J, Kendall B. Coincidental aneurysms with tumours of pituitary origin[J]. J Neurol Neurosurg Psychiatry. 1978, 41（11）:972-979.

3. Locatelli M, Spagnoli D, Caroli M, et al. A potential catastrophic trap: an unusually presenting sellar lesion[J]. Eur J Neurol, 2008, 15（1）:98-101.

4. Kim JE, Lim DJ, Hong CK, et al. Treatment of unruptured intracranial aneurysms in South Korea in 2006: a nationwide multicenter survey from the Korean Society of Cerebrovascular Surgery[J]. J Korean Neurosurg Soc. 2010, 47（2）:112-118.

5. 王庆峰, 杜秀玉. 巨大垂体瘤合并巨大颅内动脉瘤1例[J]. 河北医药, 2012, 34（7）: 1116-1117.

6. Oh MC, Kim EH, Kim SH. Coexistence of intracranial aneurysm in 800 patients with surgically

confirmed pituitary adenoma[J]. J Neurosurg. 2012, 116（5）:942-947.

7. Oshino S, Nishino A, Suzuki T, et al. Prevalence of cerebral aneurysm in patients with acromegaly[J]. Pituitary, 2013, 16（2）:195-201.

8. Hu J, Lin Z, Zhang Y, et al. Prevalence of unruptured intracranial aneurysms coexisting with pituitary adenomas[J]. World Neurosurg, 2019, 126: e526-e533.

（程丽霖　冯　娟　戴　炯　邱永明）

案例16 经鼻蝶扩大入路切除鞍结节脑膜瘤

【病史摘要】

女，64岁，因"视力障碍3年余"入院。

患者3年前无诱因出现视力障碍，主要表现为视物有飞虫感，至当地医院就诊，行头颅MRI检查，提示鞍区占位性病变。患者定期复查，未治疗。半年前复查头颅MRI提示肿瘤增大，建议行手术治疗。病程中否认面容改变、皮肤紫纹，否认怕热、心悸，否认泌乳等表现，为进一步诊治收入仁济医院南院神经外科。自起病以来，精神可，胃纳可，大小便如常，睡眠尚可，饮食未见异常，体重未见明显下降。

既往史：有高血压病史5年，否认糖尿病病史，否认手术史。

【体格检查】

T 36.8℃，P 70次/分，R 20次/分，BP 133/75 mmHg。神志清楚，意识清晰，表情自然，定向力正常，GCS评分 15分，双瞳直径3mm，瞳孔等大等圆，对光反射灵敏，视野正常，神经系统检查阴性。肢体活动正常，双侧上肢肌力Ⅴ级，双侧下肢肌力Ⅴ级，肌张力正常。病理征阴性。

【实验室及辅助检查】

1. 常规检验

血常规、肝肾功能、出凝血系列检测、电解质未见明显异常。

2. 内分泌相关检验

（1）垂体泌乳素 10.24 μg/L，生长激素441.3pg/ml。

（2）甲状腺轴：促甲状腺激素0.49mIU/L，游离三碘甲状原氨酸5.15pmol/L，三碘甲状腺原氨酸1.29nmol/L，游离甲状腺素10.29pmol/L，甲状腺素98.52nmol/L。

（3）肾上腺轴：皮质醇 10.07 μg/dl，ACTH 19.70 pg/ml。

（4）性腺轴：促黄体生成素 15.95IU/L，卵泡生成素 36.18IU/L，雌二醇10pmol/L↓，睾酮0.62nmol/L。

3. 影像学检查

（1）垂体MRI增强检查：鞍上可见一大小约1.4cm ×1.6cm异常信号影，T1WI呈稍低信号，T2WI呈等低信号，增强后呈较均匀强化，可见脑膜尾征（见图16-1）。

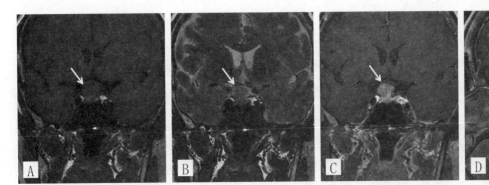

图16-1　术前垂体MRI增强

A. 冠状位T1WI；　　　B. 冠状位T2WI；　　　C. 增强后冠状位T1WI；　D. 增强后矢状位T1WI

鞍上可见占位灶，T1WI呈稍低信号（见图16-1A），T2WI呈等低信号（见图16-1B），增强后呈较均匀强化（见图16-1C、D），可见脑膜尾征（见图16-1D）。

（2）为了经鼻蝶入路的手术准备，进一步完善副鼻窦CT（见图16-2）。

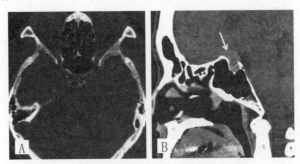

图16-2　术前副鼻窦CT片

A. 横断位骨窗；　　　B. 矢状位重建软组织窗

左侧筛窦黏膜略增厚（见图16-2A），鞍上见类圆形等密度软组织影（见图16-2B）

【诊断】

临床诊断：鞍结节脑膜瘤。

病理学诊断：脑膜瘤，WHO I级（见图16-3）。

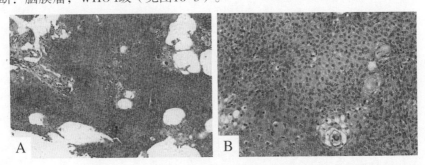

图16-3　病理学图片

A. HE×100，镜下示肿瘤细胞略呈分叶状，核卵圆型，大小一致，可见少量沙砾体；

B. HE×200，镜下肿瘤细胞形态温和，核分裂象难见，间质少量淋巴细胞浸润，部分小血管壁伴玻璃样变性

【治疗】

全麻下行经鼻蝶扩大入路内镜下鞍结节脑膜瘤切除术+颅底重建术。手术打开蝶窦前壁，扩大鞍底暴露前颅底，磨除鞍结节、蝶骨平台，通过视交叉下间隙，即见肿瘤，切开包膜可及橘红色异常肿瘤组织，直径约2cm，肿瘤血供一般，与垂体柄未有明显粘连（见图16-4）。

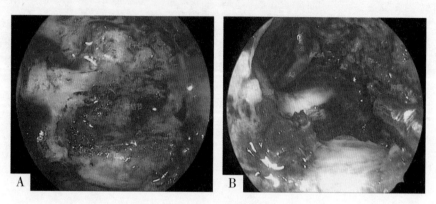

图16-4　术中图像

A. 神经内镜下暴露鞍区及前颅底硬膜；　　　　　　B. 肿瘤与视神经、前动脉关系密切，肿瘤质地坚韧

【随访】

患者视力明显好转，无尿崩症，一般情况佳，激素复查结果如表16-1所示。

表16-1　患者术前和术后激素比较

时间	E2（pmol/L） （73.4~146.8）	LH（IU/L） （10.9~58.6）	LH（IU/L） （16.7~113.6）	TSH（mIU/L） （0.49~4.91）
术前	10.00↓	15.98	36.18	0.49
术后3天	41.00↓	8.50↓	25.29	0.23↓
时间	FT3（pmol/L） （3.28~6.47）	FT4（pmol/L） （7.64~16.03）	T3（nmol/L） （1.01~2.48）	T4（nmol/L） （69.97~152.52）
术前	5.15	10.29	1.29	98.52
术后3天	4.21	10.20	0.71↓	82.55
时间	F（μg/dl） （6.7~22.6）	ACTH（pg/ml） （0~46）	PRL（μg/L） （2.74~19.64）	GH（pg/ml） （126~9880）
术前	10.07	19.70	10.24	441.3
术后3天	31.44	29.00	3.33	1177

【讨论】

鞍结节脑膜瘤，是鞍上脑膜瘤（suprasellar meningiomas）的一种，占颅内脑膜瘤的5%～10%，女性多见。鞍上脑膜瘤包括起源于鞍结节（tuberculum sellae）、前床突（anerior clinoid processes）、鞍膈（diaphagmasellae）和蝶骨平台（sphenoid planum）的脑膜瘤。因上述解剖结构范围不超过3cm，临床对上述区域脑膜瘤习惯称之为鞍结节脑膜瘤。

鞍结节脑膜瘤早期缺乏典型的症状和体征，多以视力、视野减退为首发症状。其治疗方式仍以手术为主，但由于肿瘤位于颅底中线部位，且毗邻视神经、下丘脑、颈内动脉、垂体柄及海绵窦等重要结构，其手术切除及神经功能保护是神经外科的难点。

鞍结节脑膜瘤的手术入路根据其肿瘤大小和生长方向决定，常用单侧额下入路、双侧额下入路、改良翼点入路、眶上锁孔入路、翼点锁孔入路等。共同的缺点为损伤大，手术时间长，管状视野，需反复对脑组织牵拉，适当处理血管与神经组织后才能暴露肿瘤，操作损伤较大。经鼻蝶入路可以更直接地观察肿瘤的边界，避免对脑组织的牵拉，不易损伤视交叉及嗅神经，在接近肿瘤的同时，可切除被肿瘤侵犯的骨质和硬膜，做到Simpson Ⅰ级切除，术后恢复快。鞍结节上方为鞍上池，没有脑组织覆盖缺损部位，因此经鼻蝶切除鞍结节脑膜瘤术后更易发生脑脊液漏。术中需用带蒂黏膜瓣行颅底重建，以减少脑脊液漏的发生。本例患者就是采用了经鼻蝶入路内镜下鞍结节脑膜瘤切除术+颅底重建术，术后患者视力较手术前明显改善，同时飞蚊感消失；术后患者也没有出现脑脊液鼻漏，手术获得成功。

【专家点评】

鞍结节脑膜瘤位于颅内深部的鞍区，邻近组织结构复杂，肿瘤血运丰富，因此手术难度和风险均较大，手术入路亦多种多样。目前，经鼻蝶入路鞍结节脑膜瘤的切除尚无统一的手术适应证，我们认为最佳手术适应证为：①肿瘤在鞍上或鞍内生长，形态规则，未明显偏向一侧；②最大直径小于4 cm，以3 cm以下最理想；③肿瘤与周围脑组织有明显的蛛网膜下腔间隙；④肿瘤或侵犯视神经管，但未包裹颈内动脉系统，且无颈内动脉供血；⑤蝶窦气化良好。符合以上特征的鞍结节脑膜瘤，经鼻蝶入路的肿瘤切除术，可以达到较好的效果。

【参考文献】

1. Koutourousiou M, Fernandez-Miranda JC, Stefko ST, et al. Endoscopic Endonasal surgery for suprasellar meningiomas: experience with 75 patients[J]. J Neurosurg, 2014, 120（6）:1326-1339.

2. Ajlan A, Choudhri O, Hwang P, et al. Meningiomas of the tuberculum and diaphragma sellae[J]. J Neurol Surg B Skull Base, 2015, 76（1）: 74-79.

3. 王建兵, 刘永建, 宋歌. 神经内镜下经鼻蝶入路手术切除鞍结节脑膜瘤[J]. 中国临床神经外科杂志, 2018, 23（11）:53-55.

（周至宜　冯　娟　邱永明）

案例17　颅咽管瘤术后、下丘脑综合征

【病史摘要】

男，60岁，因"颅咽管瘤手术后4年，体重增加3年"入院。

患者4年前在仁济医院南院神经外科行颅咽管瘤切除术，术后行激素替代治疗（氢化可的松，早10mg，晚10mg，po，左甲状腺素（优甲乐）75μg qd po及去氨加压素每日0.2~0.3mg分次口服），之后定期在当地医院监测肾上腺皮质功能及甲状腺功能等指标，并逐渐减量各类激素（具体不详）。术后1年患者出现白天嗜睡、夜间失眠，伴乏力、流泪、晨起口干等不适，体重逐渐增加20kg，伴下肢黏液性水肿，于当地医院行葡萄糖耐量检查诊断糖尿病，予伏格列波糖降糖治疗，并调整氢化可的松剂量为早10mg 中5mg 晚5mg po，左甲状腺素（优甲乐）75μg qd po，去氨加压素0.05mg qn po，尿量维持在2 500ml左右。术后2年外院监测垂体激素水平及血糖，调整治疗方案为：氢化可的松 20mg qd po，左甲状腺素（优甲乐）50μg qd po，停用去氨加压素及伏格列波糖。激素替代治疗期间曾出现进食哽咽感，胃镜检查示食管、胃多发溃疡，活检示无恶性病变，予雷贝拉唑+法莫替丁治疗后好转。目前激素替代治疗：氢化可的松 早20mg，下午5mg po，左甲状腺素（优甲乐）75μg qd po，辅以护胃、补钙等治疗；自诉平时易疲劳，肌力较前减弱，性欲低下，日夜颠倒症状有所改善，余无特殊不适，尿量维持在2 000~2 500ml。为行进一步诊治收治入仁济医院南院内分泌科。

既往史、个人史、家族史无特殊。

【体格检查】

T 37.2℃，P 76次/分，R 18次/分，BP 118/70mmHg。身高 175cm，体重 75.3kg，腰围 95 cm，臀围 104 cm，BMI 24.58kg/m²。神清，气平，步行入院，对答切题，口齿清晰，查体合作。满月脸、皮肤菲薄，无明显水牛背，无皮肤色素沉着、无皮肤紫纹。全身皮肤黏膜无黄染，全身浅表淋巴结无肿大，无甲状腺肿大。双肺呼吸音清，未闻及干湿啰音，心率76次/分，律齐，无杂音，腹部平软，未及压痛、反跳痛，双下肢无凹陷性水肿。生理反射存在，病理征未引出。

【实验室及辅助检查】

1. 常规生化检查

血常规、尿常规、肝功能、血脂均未见明显异常。肌酐 116μmol/L↑（45~104μmol/L）糖化血红蛋白6.2%↑（4%~6%）。葡萄糖耐量试验及同步胰岛功能评估如表17-1所示。

表17-1　75g葡萄糖耐量试验+胰岛素、C肽释放试验

时间	血糖（mmol/L）	胰岛素（μU/ml）	C肽（ng/ml）
0min	4.5	6.0	1.89
30min	10.1	88.3	11.56
60min	9.5	139.9	16.31
120min	6.8	98.1	15.38
180min	4.1	11.6	6.48

2. 内分泌功能检查

（1）垂体泌乳素：21.13μg/L↑（2.64~13.13 μg/L），生长激素：<30.00pg/ml。

（2）甲状腺轴：促甲状腺激素 0.01mIU/L↓（0.25~5 mIU/L），游离三碘甲状腺原氨酸 5.61pmol/L，游离甲状腺素 13.69pmol/L。

（3）肾上腺轴：皮质醇8a.m. 0.23μg/dl↓（6.7~22.6 μg/dl），促肾上腺皮质激素8a.m. 13.10pg/ml。

（4）性腺轴：促黄体生成素 0.09IU/L↓（1.24~8.62 IU/L），卵泡生成素 1.31IU/L，雌二醇 58pmol/L↓（73.4~172.5 pmol/L），孕酮 0.28nmol/L↓（0.318~2.67 nmol/L），睾酮 0.00nmol/L↓（6.07~27.1 nmol/L）。

3. 辅助检查

（1）鞍区增强MRI检查："颅咽管瘤"术后改变，鞍内及鞍上偏右侧见囊实性异常信号影，增强后实性部分强化。垂体柄左偏（见图17-1）。

（2）心电图检查：窦性心律；T波改变（Ⅰ、V_4～V_6低平）。

（3）心脏彩超检查：左房、右房内径增大；轻度二尖瓣反流；轻中度三尖瓣反流；左室弛张功能减退。LVEF 64%。

（4）血管超声检查：双侧下肢动脉内膜面毛糙，双侧下肢动脉内膜中层不规则增厚伴散在粥样斑点，双侧颈动脉内膜面毛糙，双侧颈动脉分叉处内膜中层不规则增厚伴钙化灶形成，双侧椎动脉内膜面毛糙。

（5）甲状腺超声检查：甲状腺未见明显异常，双侧颈部目前未见明显肿大淋巴结，双侧甲状旁腺区目前未见异常肿块。

（6）腹部、泌尿系超声检查：前列腺钙化灶；肝脏、胆囊、胰腺、脾脏、肾脏、输尿管、膀胱、输精管、精囊、双侧肾上腺区目前未见明显异常。

（7）骨密度：T值提示骨量减少。

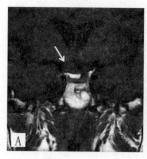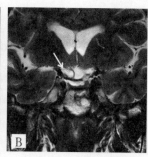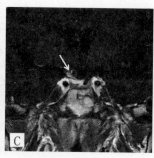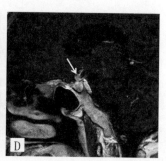

图17-1　鞍区MRI增强

A. 冠状位T1WI；　　　B. 冠状位T2WI；　　　C. 增强后冠状位T1WI；　　　D. 增强后矢状位T1WI

颅咽管瘤术后，鞍区结构略混杂，增强后垂体强化欠均匀。鞍内及鞍上偏右侧见囊实性异常信号影，T1WI呈低信号影（见图17-1A），T2WI呈高信号（见图17-1B），增强后实性部分强化（见图17-1C，D）。

【诊断】

（1）主要诊断：颅咽管瘤术后，下丘脑综合征。

诊断依据：老年男性患者，既往颅咽管瘤手术史，术后1年左右出现了明显的体重增加，伴有糖尿病、大血管病变、骨量减少、黏液性水肿等内分泌代谢异常。此外，还伴有性欲下降，尿崩症以及昼夜节律失调等变化，多次实验室检查示垂体及靶腺激素水平低下并长期替代治疗中，影像学检查示颅咽管瘤术后改变。综上，下丘脑综合征诊断明确。

（2）次要诊断：高胰岛素血症、肾功能不全、二尖瓣反流和三尖瓣反流。

【治疗】

入院后评估垂体内分泌功能及相关并发症，激素替代方案为氢化可的松8a.m. 20mg，4p.m. 5mg po，左甲状腺素（优甲乐）75μg qd po，加用十一酸睾酮40mg bid po，同时辅以雷贝拉唑+法莫替丁护胃，骨化三醇、钙尔奇D补钙等治疗；评估24小时出入量基本平衡，每日尿量约2 000ml，提示患者垂体后叶功能恢复；评估糖代谢指标提示血糖控制可，予以饮食+运动指导，嘱定期自我监测血糖；此次垂体增强MRI检查提示鞍内及鞍上偏右侧见囊实性异常信号影，神经外科就诊，先后采用了两次伽玛刀治疗。

【随访】

患者出院后一直电话随访，在当地复查垂体MRI检查提示未见肿瘤残留。平素规律替代治疗：氢化可的松8a.m. 20mg，4p.m. 5mg po，左甲状腺素（优甲乐）75μg qd po，十一酸睾酮40mg qd po，辅以护胃、补钙等；当地定期复查垂体激素水平提示睾酮水平偏低，余基本在正常范围内。坚持饮食控制+适当运动，出院后1年内体重逐渐下降约5.3kg，自我监测血糖控制良好，精神、食欲、尿量、睡眠均正常，四肢肌力较住院时明显好转，但性欲仍较低下。建议患者十一酸睾酮调整为40mg bid po，余治疗同前。

【讨论】

颅咽管瘤是一种来源于颅咽管残余上皮细胞的罕见胚胎源性肿瘤，发病率约0.13/10万人年，占原发性颅内肿瘤的2%~5%。本疾病存在2个发病高峰期：5~15岁的儿童以及50~74岁的成人。颅咽管瘤的解剖位置靠近鞍区重要结构，给外科治疗带来一系列困难，但随着显微神经外科技术的发展和对疾病起源、生长方式认识的加深，外科手术根治性切除颅咽管瘤已成为可能。据报道，颅咽管瘤患者术后5年及10年总体生存率分别达到90%和80%以上。因此，对于现阶段而言，颅咽管瘤患者预后的关注点更强调提高患者的生活质量。颅咽管瘤外科治疗可导致一系列并发症如尿崩症、下丘脑性肥胖、腺垂体功能减退症等，严重影响患者的生活质量。因此，内分泌功能的水平是决定患者远期预后和生活质量的基本因素。

根据指南推荐，激素替代治疗就是使外源性激素尽可能模拟人体生理变化，同时也要注意预防并发症。对于多轴功能减退的颅咽管瘤术后患者，激素替代治疗的顺序为：最先应用糖皮质激素，然后是甲状腺素，待病情稳定后再应用性激素，结合病情需要，最后应用生长激素。另外，在评价尿崩症或应用甲状腺激素替代治疗之前，必须先评估并纠正糖皮质激素不足。激素替代治疗是把双刃剑，对于剂量的调整应根据患者的症状、合并症以及个人意愿综合分析，尽量采用患者可耐受的最小剂量，做到个体化精准治疗。既往文献报道颅咽管瘤术后垂体功能完全恢复者罕见，而本例患者在术后即开始多轴激素替代治疗，术后1年左右出现下丘脑综合征，之后定期随访调整激素剂量，结合目前治疗及内分泌功能评估结果，提示患者垂体后叶功能完全恢复。而后患者两次行伽马刀治疗也未再出现尿崩症症状。此外，患者早期激素替代治疗过程中未重视辅以护胃等治疗，导致出现多发溃疡，应注意避免。上述结果警示我们，对于颅咽管瘤患者，需要神经外科、内分泌科、放射科、放疗科等多学科参与联合诊治，提供个体化精准治疗，有效防治远期并发症。

颅咽管瘤导致下丘脑受损，出现以内分泌代谢障碍为主，可伴有自主神经系统紊乱症状和神经、精神症状的综合征，称为下丘脑综合征。常见的临床表现有下丘脑性内分泌功能障碍，下丘脑肥胖及代谢综合征，睡眠及昼夜节律的变化，体温变化，头痛及精神障碍等。本病例的特点在于术后不仅合并垂体前后叶多轴功能减退，还在术后约1年出现了明显的体重增加，伴有糖尿病、大血管病变、骨量减少、黏液性水肿等内分泌代谢异常，以及昼夜节律失调等变化，综合考虑诊断下丘脑综合征。

下丘脑性肥胖是指下丘脑能量稳态调节系统结构或功能损伤引起的食欲亢进和短期内体重显著增加综合征。研究发现，成人颅咽管瘤患者严重肥胖常发生于术后1年内，常伴血糖、血脂及血压等多种代谢改变，有些还可表现为嗜睡、体温调节异常、易怒、行为障碍及性格改变。本患者在术后1年内体重增加20kg，伴有血糖异常、黏液性水肿、昼夜节律改变等，后逐渐通过激素治疗的调整及降糖药物的使用，血糖控制较平稳。控制体质量对于颅咽管瘤预后十分重要，因为体质量过度增加不仅降低患者生活质量，还会增加睡眠呼吸暂停综合征、代谢综合征、心血管疾病以及猝死风险。该患者此次入院评估结果提示已合并有大血管病变，因此对患者进行饮食及运动治疗，通过生活方式干预控制患者体重，可喜的是，在患者出院后一年内体重已有明显下降，血糖平稳，并且昼夜节律恢复，疲乏等症状明显好转。另外，性功能减退是继发性骨质疏松的明确病因，而外源性糖皮质激素的使用也可加重骨量流失，增加骨折风险，患者住院期间睾酮水平明显低下，骨密度提示有骨量减少，属于脆性骨折高危人群，因此排除禁忌后给予患者适量雄激素补充治疗，并建议患者戒烟限酒，适当补充钙剂及维生素D，规律适量锻炼，平素注意预防摔倒等。

综上，颅咽管瘤的外科治疗只是第一步，长期的随访之路，除了警惕肿瘤有无复发，更要关注下丘脑综合征和代谢平衡。通过精准的个体化垂体激素替代等治疗，为患者的生活质量提供保障。

【专家点评】

颅咽管瘤毗邻下丘脑、垂体、视交叉等重要组织结构，不论选择何种治疗方式，都容易造成对瘤旁正常组织的损害从而导致尿崩症、病态肥胖、多轴功能减退、行为异常等一系列并发症。因此，颅咽管瘤已被视为一种慢性疾病，不仅要对患者的神经内分泌系统进行长期临床监测和评估，而且要求多学科综合治疗，对患者进行慢性病的管理和教育，以改善患者的生活质量。

【参考文献】

1. Fleseriu M, Hashim IA, Karavitaki N, et al. Hormonal replacement in hypopituitarism in adults: an endocrine society clinical practice guideline[J]. J Clin Endocr Metab, 2016, 101（11）:3888-3921.

2. Wijnen M, van den Heuvel-Eibrink MM, Janssen J, et al. Very long-term sequelae of eraniopharyngioma[J]. Eur J Endocrinol, 2017, 176（6）:755-767.

3. 王文萃, 孙首悦. 颅咽管瘤的垂体内分泌功能管理[J]. 中华内分泌代谢杂志, 2017, 33（6）:536-540.

4. 颅咽管瘤治疗专家共识编写委员会, 中华医学会神经外科学分会小儿神经外科学组. 颅咽管瘤患者长期内分泌治疗专家共识[J]. 中华医学杂志, 2018, 98（1）:11-18.

（廖 宇 胡耀敏）

第四章　鞍区其他疾病

案例18　鞍区动脉瘤伴瘤内血栓形成

【病史摘要】

男，51岁，因"视物模糊伴头痛6月余"入院。

患者6个月前开始感视物模糊伴头痛，劳累时头痛加剧，休息后可缓解。当地眼科医院就诊，检查提示双眼颞侧偏盲，口服药物治疗（具体不详），症状未见明显缓解。进一步行影像学检查，头颅CT检查提示鞍上池占位。遂转至仁济医院南院神经外科就诊，行DSA检查发现前交通动脉瘤。因血小板较低暂缓手术，口服艾曲泊帕乙醇胺片回家调养。血小板调整至正常后，再次来院治疗。

自发病以来，精神正常，胃纳可，夜眠可，饮食未见异常，大小便正常，体重未见明显下降。

既往史：有胆囊结石，肝硬化，否认糖尿病、高血压等其他慢性疾病史。否认家族遗传疾病史。

【体格检查】

T 37.1℃，P 88次/分，R 16次/分，BP 132/84mmHg。身高 169cm，体重 63kg，BMI 22.3kg/m²。神志清楚，意识清晰，表情自然，定向力正常，GCS15分，双侧瞳孔等大等圆，对光反射灵敏。双眼颞侧偏盲，余神经系统检查阴性。四肢活动正常，双侧上下肢肌力Ⅴ级，肌张力正常。双侧巴氏征阴性。

【实验室及辅助检查】

1. 术前常规检验

血常规：白细胞计数3.65×10^9/L↓，血红蛋白 131g/L，血小板 107×10^9/L；出凝血、肾功能、电解质未见明显异常；肝功能：谷丙转氨酶 35IU/L，谷草转氨酶 31IU/L，直接胆红素 4.9μmol/L↑，总胆红素 23.2μmol/L↑；免疫指标：乙肝表面抗原（+），乙肝核心抗体（+），乙肝e抗体（+），丙肝抗体（-），艾滋病病毒Ab/Ag（-），梅毒特异性抗体（-）。

2. 内分泌相关检验

（1）垂体泌乳素26.82 μg/L↑，生长激素424.5pg/ml。

（2）甲状腺轴：促甲状腺激素 1.13mIU/L，游离三碘甲状腺原氨酸 4.69pmol/L，三碘甲状腺原氨酸 1.32nmol/L，游离甲状腺素 11.31pmol/L，甲状腺素 90.38nmol/L。

（3）肾上腺轴：促肾上腺皮质激素 21.7pg/ml，皮质醇 4.41μg/dl。

（4）性腺轴：促黄体生成素 4.04IU/L，卵泡生成素 4.98IU/L，雌二醇 183pmol/L↑，睾酮 11.65nmol/L。

3. 影像学检查

（1）垂体MRI片见鞍上区可见类圆形结节影，T1WI高低混杂信号，T2WI低信号，其内可见流空信号影，增强后轻度不均匀强化成分，垂体柄显示不清，视交叉受压上移。考虑鞍区占位（颅内动脉瘤伴血栓形成待排），如图18-1所示。

（2）头颅MRA片见前交通动脉局部可见向外突出的囊袋样影，考虑前交通动脉瘤（见图18-2）。

（3）DSA检查：分别行右侧颈内动脉、左侧颈内动脉，左侧椎动脉造影，显示左侧前交通动脉处可见大小约7.3mm×4.2mm的囊性突起，瘤颈的大小中等，瘤体指向前下方，鞍区未见明显染色（见图18-3）。

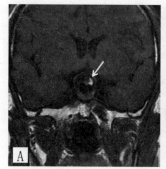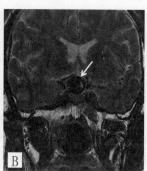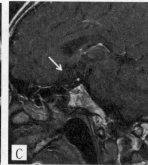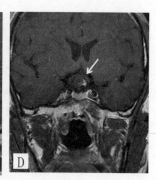

图 18-1　术前垂体MRI增强片

A. 冠状位T1WI；　　　B. 冠状位T2WI；　　　C. 增强后冠状位T1WI；　　　D. 增强后矢状位T1WI

鞍上可见类圆形混杂信号影，T1WI及T2WI呈流空信号，内见小斑片状高信号（见图18-1A、B），增强后轻度不均匀强化（见图18-1C、D）。垂体柄显示不清，视交叉受压上移（见图18-1D）。

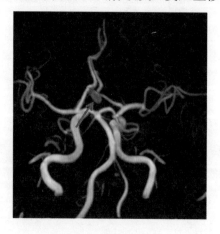

图18-2　头颅MRA

前交通动脉局部可见向外突出的囊袋样影。

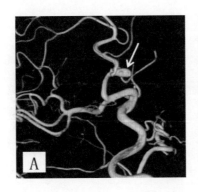
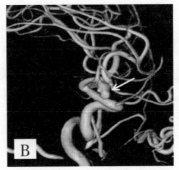

图 18-3　术前DSA片

左侧前交通动脉处可见约7.3mm×4.2mm的囊性突起，瘤颈的大小中等，瘤体指向前下方。

【诊断】

临床诊断：鞍区动脉瘤（前交通动脉瘤）伴瘤内血栓形成。

病理诊断："鞍区占位"符合动脉瘤伴瘤内出血血栓形成。

【治疗】

全麻下经右侧翼点入路行前交通动脉瘤夹闭术（见图18-4）。术中在显微镜下先依次打开侧裂池、视交叉池、颈动脉池，暴露床突上段颈动脉、大脑前动脉A1段、前交通动脉复合体及动脉瘤，临时阻断大脑前动脉A1段，切开动脉瘤，清除动脉瘤内血栓并切除部分动脉瘤壁（送病理检查，见图18-5）以达到动脉瘤重塑，Yasargil动脉瘤夹夹闭瘤颈。手术后头痛消失，视力明显改善。

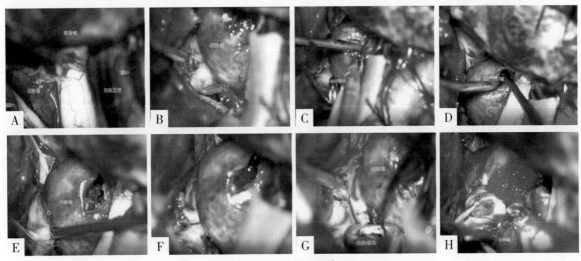

图18-4　术中图像

A. 显微镜下分离侧裂，暴露动脉瘤；　　　B. 镜下显露动脉瘤与大脑前动脉A1和A2关系；

C. 临时阻断颈内动脉后，切开动脉瘤；　　D. 取出动脉瘤内血栓；

E. 微电流电凝动脉瘤子瘤；　　　　　　　F. 肿瘤血供丰富，内镜下可见瘤内细小血管；

G. 夹闭动脉瘤；　　　　　　　　　　　　H. 进一步切除动脉瘤，减少占位效应

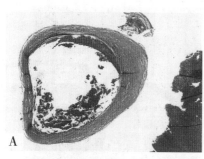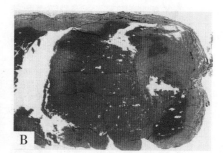

图18-5　病理图片

A、HE×40；　　　B、HE×100

镜下示粗大血管，管壁伴纤维化钙化，腔内血栓形成。

【讨论】

鞍区动脉瘤包括鞍上动脉瘤和鞍内动脉瘤。鞍上动脉瘤主要来源于瘤体指向前下的前交通动脉瘤；鞍内动脉瘤主要来源于颈内动脉海绵窦段和眼动脉段动脉瘤。典型的鞍区动脉瘤其影像学特点：在CT上表现为略高密度的圆形占位，多位于鞍上池的一侧。可有血栓形成，CT片呈均匀强化肿块，肿瘤周边与载瘤动脉关系密切。部分血栓形成的动脉瘤，血栓部分呈等密度或稍高密度软组织影。巨大动脉瘤瘤壁常有钙化，并可有强化。完全血栓形成的动脉瘤CT特征性表现是瘤壁强化和钙化。MRI的特征性表现为流空现象，出现在没有血栓形成或部分血栓形成的动脉瘤中；而完全血栓形成的动脉瘤则出现典型的"年轮"样改变，也称之为"靶征"。特别对大或巨大鞍区动脉瘤，由于瘤内血流动力学的异常，经常有瘤内血栓形成，在影像学上容易与垂体瘤相混淆，需要密切区别。

在临床上，对于鞍区病变在MRI上呈不典型的垂体瘤等的表现，同时伴有垂体前叶功能低下或病变内出现异常的流空信号时，应常规行DSA检查。

动脉瘤的临床表现分为两类：一类，最为常见，动脉瘤破裂产生蛛网膜下腔出血，并可伴有脑内出血（多见于Willis动脉环的远端动脉瘤）、脑室内出血和硬膜下出血；另一类，可认为是"警告体征"，包括占位效应、警戒出血、短暂缺血、癫痫发作和无出血的头痛。其中占位效应包括动脉瘤压迫导致的脑神经麻痹，如动眼神经麻痹导致的复视、上睑下垂、瞳孔扩大无反应；或视神经麻痹导致的视觉丧失、视交叉综合征、面部疼痛综合征等。位于鞍上或鞍内的动脉瘤，还会产生由于垂体和垂体柄受压导致的内分泌紊乱。

鞍区动脉瘤的最大危险在于动脉瘤的破裂出血导致的一系列后果。影响动脉瘤出血的因素如下：①动脉瘤直径：直径≥7mm的动脉瘤易出血，且随直径增大，出血率也增高。②动脉瘤部位：易出血部位为椎基底动脉、后交通动脉。③年龄：随着年龄增大，出血风险增大。④血压：高收缩压和长期未控制高血压者易出血。⑤吸烟：烟龄越长，越易出血。⑥多发动脉瘤不增加出血风险。⑦症状：有症状脑动脉瘤较无症状者易出血。

目前，血管内介入技术因其微创优势而成为颅内动脉瘤治疗的首选方案。本病例因动脉瘤的体积大和瘤体指向前下压迫视神经及视交叉，产生了占位效应，故采用开颅手术方式切除部分动脉瘤体并夹闭动脉瘤颈。

【专家点评】

大的鞍区动脉瘤，特别是伴有瘤内血栓形成的影像表现容易与巨大垂体瘤、垂体卒中及鞍区囊性占位相混淆。因此，鞍区动脉瘤术前诊断至关重要，如果误诊及术前准备不周，会大大增加手术风险，甚至造成手术失败。不少神经外科医生都有类似的经历。对这类疾病需要行MRA或DSA检查。

鞍区动脉瘤的治疗方法有手术及介入，目前血管内介入技术因其微创优势而成为颅内动脉瘤治疗的首选方案。但对于有明显占位效应，或不适合介入治疗的病例，则采用开颅实施动脉瘤颈夹闭术。

【参考文献】

1. Macpherson P, Anderson DE. Radiological differentiation of intrasellar aneurysms from pituitary tumours[J]. Neuroradiology, 1981, 21（4）:177-183.

2. Maruishi M, Shima K, Chigasaki H, et al. Giant intracranial nneurysm with rapid thrombus formation and intra.m.ural hemorrhage--case report[J]. Neurol Med Chir（Tokyo）, 1994, 34（12）:829-831.

3. Brilstra EH, Algra A, Rinkel GJ, et al. Effectiveness of neurosurgical clip application in patients with aneurysmal subarachnoid hemorrhage[J]. J Neurosurg, 2002, 97（5）: 1036-1041.

4. Sade B, Mohr G, Tampieri D, et al. Intrasellar aneurysm and a growth hormone-secreting pituitary macroadenoma. Case report[J]. J Neurosurg, 2004, 100（3）:557-559.

5. Ngoepe MN, Frangi AF, Byrne JV, et al. Thrombosis in cerebral aneurysms and the computational modeling thereof: a review[J]. Front Physiol, 2018, 9:306.

6. 杨帮国, 洪涛, 魏入廷, 等. 前交通动脉动脉瘤预后的影响因素分析[J]. 中国临床神经外科杂志, 2018, 23（5）:315-317.

7. Xu Z, Rui YN, Hagan JP, et al. Intracranial aneurysms: pathology, genetics, and molecular mechanisms[J]. Neuromolecular Med, 2019, 21（4）:325-343

（程丽霖 吴 慧 戴 炯 胡耀敏 邱永明）

案例19 垂体脓肿

【病史摘要】

女，27岁，因"反复头痛伴发热近1年，停经、多饮多尿2月余"入院。

患者1年前无明显诱因反复出现头痛伴发热，最高体温38.3℃，期间多次于当地医院自查血常规提示中性粒细胞升高，自服阿莫西林及布洛芬等药物可缓解；因出现发热伴黑朦一次，曾至当地医院查头颅CT提示副鼻窦炎，予冲洗治疗但头痛并无明显缓解。2月前出现停经，伴多饮、多尿，每日饮水量6L以上，尿量未记录；当地医院查HCG（–），血糖正常，甲状腺功能正常，性激素检查提示PRL 1 320 μIU/ml↑（ 102~496 μIU/ml）。为进一步诊治来仁济医院南院内分泌科住院。

既往史、个人史、家族史无特殊。

【体格检查】

T 37.1℃，P 78次/分，R 16次/分，BP 110/70mmHg。神志清，精神可，营养中等，自主体位，查体合作。全身皮肤黏膜无黄染，视力正常，无视野缺损。双侧乳房无溢乳，双肺呼吸音清，未闻及干湿啰音。HR 78次/分，律齐，未闻及病理性杂音。腹平软，肝脾未及，无压痛。双下肢无水肿，四肢肌力、肌张力正常，生理反射存在，病理反射未引出。

【实验室及辅助检查】

1. 常规生化等检查

糖代谢指标、肝肾功能、肿瘤标志物未见明显异常。WBC 8.77×10^9/L，N 78.4%↑（50%~70%），Hb 121g/L，PLT 235×10^9/L；C反应蛋白 11.33mg/L↑（0~8mg/L）；降钙素原 0.17ng/ml；血沉 7.00mm/h。呼吸道病毒九联体、巨细胞病毒、EB病毒、肺炎支原体抗体、革兰氏阴性菌脂多糖、隐球菌、真菌（1–3）–β–D葡聚糖、T细胞斑点检查（T–SPOT）、风湿免疫全套、病毒性肝炎指标、梅毒、HIV均为阴性。

2. 内分泌功能（见表19–1）

表19-1　内分泌功能评估

项目（单位）	测值
PRL（ng/ml）	52.24↑（3.34~26.72）
GH（ng/ml）	1.212
FT3（pmol/L）	7.22↑（3.5~6.5）
FT4（pmol/L）	15.74
TSH（mIU/ml）	0.03↓（0.49~4.91）
LH（IU/ml）	2.8
FSH（IU/ml）	7.31
E2（pmol/L）	99↓（179.9~1068）
P（nmol/L）	0.4↓（0.64~3.82）
F（nmol/L）	1.3↓（6.7~22.6）
ACTH（pg/ml）	10.7

3. 辅助检查

（1）心电图检查：正常。

（2）甲状腺、甲状旁腺、乳腺超声：未见明显异常。

（3）腹部超声检查：胆囊结石，胆囊炎，胆囊积液，余未见明显异常。

（4）妇产科B超检查：子宫内膜增厚，请结合临床。

（5）肾上腺增强CT检查：双侧肾上腺位置、形态和密度未见明显异常。

【影像学检查】

术前垂体增强MRI检查：正常垂体结构消失，鞍区见团片状异常信号影，T1WI呈稍高信号，T2WI呈均匀高信号，增强后可见边缘强化；鞍膈膨隆，垂体柄及视交叉受压（见图19-1）。

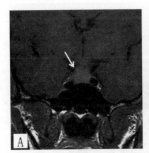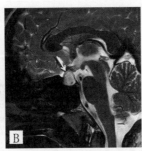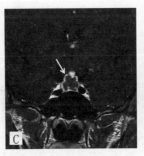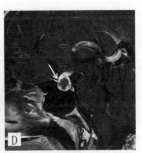

图19-1　术前垂体MRI增强

A. 冠状位 T1WI；　　　　　　　　B. 矢状位T2WI；

C. 增强后冠状位T1WI；　　　　　　D. 增强后矢状位T1WI

垂体形态饱满，信号异常，T1WI呈稍高信号（见图19-1A），T2WI呈均匀高信号（见图19-1B），增强后可见边缘强化（见图19-1C、D）。

【诊断】

（1）术前诊断：垂体占位，垂体脓肿可能，垂体功能减退（甲状腺功能减退症，肾上腺皮质功能减退症，性腺功能减退症，中枢性尿崩症），高泌乳素血症，胆囊结石，慢性胆囊炎。

（2）术后诊断：垂体脓肿。病理结果提示垂体组织伴较多淋巴细胞浸润，免疫组织化学结果提示CD20（少量＋细胞）、LCA（较多＋细胞）、CgA（＋）、PRL（＋）、GH（－）、ACTH（－）、TSH（＋/－）、LH（－）、Ki-67（1%）（见图19-2）。

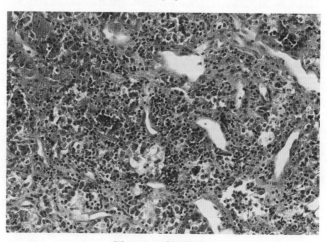

图19-2　病理图片

HE×200，镜下示垂体组织，间质出血及淋巴细胞浸润

【治疗和随访】

完善术前准备，排除禁忌后在神经内镜下经右单鼻孔-蝶窦鞍内占位活检及囊肿切开引流术，切开鞍底硬膜，见灰红色垂体组织，横向切开垂体即见乳白色脓液涌出，张力较高，清除脓液并观察见周围均为正常垂体组织，未见脑脊液漏（见图19-3）。结合患者术前症状、炎症指标、激素水平评估，影像学特征性改变，术中所见及术后病理提示淋巴细胞浸润，最终垂体脓肿诊断明确。术后给予万古霉素联合左氧氟沙星（可乐必妥）静脉抗感染治疗，2周疗程后改予左氧氟沙星（可乐必妥）口服2周；同时予氢化可的松（20mg）早2粒，晚1粒口服改善垂体前叶功能，去氨加压素（0.1mg/片）每天3次，每次1粒改善垂体后叶功能。

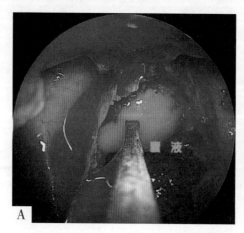
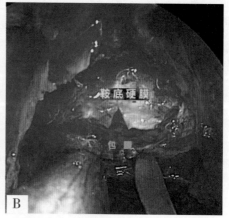

图19-3　术中图像

A.垂体内乳白色囊液；　　B.清除囊液后的囊腔

出院后定期随访，未再出现发热、头痛等不适，术后2个月后月经来潮，尿量逐渐减少，并逐渐停用氢化可的松及去氨加压素，提示术后垂体前、后叶功能均恢复正常，具体动态变化详见表19-2。术后垂体激素水平定期评估，结果详见表19-3。术后复查垂体增强MRI检查，较术前明显缩小（见图19-4）。

表19-2　术后各指标动态变化

时间	发热	头痛	月经	24h 饮水量	24h 尿量	氢化可的松（20mg）	弥凝（0.1mg）
术后1个月	无	无	无	2 500ml	3 000ml	8a.m. 1粒 4p.m. 0.5粒	8a.m. 1.5粒 4p.m. 0.5粒 10p.m. 0.5粒
术后2个月	无	无	有	2 500ml	3 000ml	8a.m. 1粒	8a.m. 1粒 8p.m. 0.5粒
术后3个月	无	无	有	2 000ml	2 500ml	停用	0.25粒q8h
术后4个月	无	无	有	2 000ml	2 500ml	/	0.25粒bid
术后5个月	无	无	有	1 500ml	1 800ml	/	0.25粒qn
术后7个月	无	无	有	1 500ml	1 600ml	/	停用

表19-3　术后垂体激素水平评估

项目	术后1个月	术后3个月	术后6个月	参考值
PRL	29.14 ↑	31.44 ↑	14.82	3.34~26.72 μg/L
GH	492.6	526.6	/	126~9 880pg/ml
LH	4.47	3.59	/	2.0~12.0IU/L
FSH	5.25	5.15	/	3.9~8.8IU/L
E2	809	201	/	179.9~1 068pmol/L
P	1.8	8.39 ↑	/	0.64~3.82nmol/L
T	0.46	1.08	/	0.34~2.6nmol/L
TSH	0.29 ↓	0.97	1.12	0.49~4.91mIU/L
FT3	5.94	5.93	4.31	3.5~6.5pmol/L
FT4	10.58	9.1	11.84	7.64~16.03pmol/L
F	6.20 ↓	8.19	/	6.7~22.6nmol/L
ACTH	31.3	18.8	/	0~46pg/ml

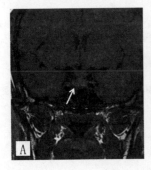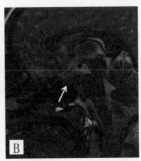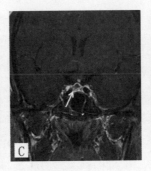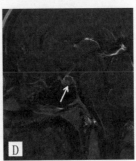

图19-4　术后垂体增强MRI

A. 冠状位 T1WI ；　　　　B. 矢状位T2WI ；

C. 增强后冠状位T1WI ；　　D. 增强后矢状位T1WI

垂体术后改变，前叶偏右侧见小结节样异常信号影，T1WI呈稍高信号（见图19-4A），T2WI呈稍低信号（见图19-4B），增强后不均匀强化（见图19-4C、D），较图19-1术前垂体MRI病灶明显缩小。

【讨论】

垂体脓肿是一种罕见的潜在致命性鞍区感染性疾病，据文献统计，迄今为止全球关于垂体脓肿的病例报道不足300例。临床表现多无特异性，主要包括头痛、垂体功能减退、视力下降、视野缺损、眼球运动障碍、外周感染等。极低的发病率及非特异性的症状，让许多医生对该疾病缺乏认识和经验，导致垂体脓肿术前诊断极为困难，临床上常常误诊。

对于本例患者，反复无明显诱因出现头痛伴发热1年，但因症状非典型，没有考虑垂体脓肿这一疾病；后由于逐渐出现闭经，伴多饮多尿等症状，才进一步行性激素检测提示泌乳素升高，完善垂体磁共振成像检查提示鞍区占位性病变。但此时，仍无法明确诊断。既往的诸多病例报道显示，许多垂体脓肿患者最开始被误诊为垂体腺瘤才行手术治疗。

垂体脓肿目前发病机制尚未十分明确，主要分为三类：①原发性：由蝶鞍周边炎症扩散所致，如化脓性蝶窦炎、鼻窦炎、外伤性脑脊液漏等。②继发性：指发生在原有鞍区病变基础上，如垂体腺瘤、颅咽管瘤、脑膜瘤、Rathke囊肿等继发出血坏死；另外，服用激素、免疫功能低下、鞍区手术及放化疗等因素，可以大大增加垂体脓肿的概率。③隐源性（占大部分）：指发生于正常垂体内，但无明显的发热病史且原发感染灶难以确定。垂体脓肿的常见的致病菌为革兰氏阳性球菌（其中以葡萄球菌和链球菌为主）。垂体脓肿临床表现无特异性，主要表现头痛、视力下降、垂体前叶、后叶功能减退等，因此仅凭临床表现一般无法与垂体腺瘤、淋巴细胞性垂体炎、Rathke囊肿等疾病进行鉴别。但垂体脓肿具有较典型的影像学表现，是诊断的重要依据，而MRI是诊断垂体脓肿的主要影像学手段，主要表现为鞍区内T1加权呈低信号，T2加权呈高信号，但也有T1加权呈等信号或高信号的报道，与出血和坏死液中蛋白含量有关，而增强后病灶壁呈较典型的环状强化。

综上，在本病例中患者为一年轻女性，无明显诱因反复出现头痛伴发热，继发停经、尿崩症等症状，入院检查提示部分炎症指标偏高但排除常见胸、腹、泌尿系统、子宫及双附件等急性感染病灶（虽有胆囊结石，但无急性胆囊炎发作），垂体内分泌功能评估提示功能低下，垂体增强MRI检查提示典型环状强化图像，因此拟诊垂体脓肿。

对于确诊或高度怀疑垂体脓肿的患者，应尽早行手术治疗；当诊断困难导致患者病情延误较严重、不能耐受手术时，可先积极行营养支持、抗炎等保守治疗，待病情稳定时再行手术治疗。一般手术后使用有效抗生素4周，在细菌尚未检出之前，可按病情选用易于通过血脑屏障的广谱抗生素，待细菌培养和药敏实验结果出来以后，予以适当的调整。对于本病例，行手术切开脓肿引流，病理及免疫组织化学检查结果提示炎症性病变，给予患者充足疗程的广谱抗生素抗感染治疗，后续随访提示患者症状完全缓解，垂体功能恢复正常且病灶无复发，诊治成功。

【内分泌科专家点评】

对于垂体脓肿的治疗并不困难，但因临床罕见，对其缺乏认识和警惕，再加上临床表现无特异性，并且常无外周感染症状，因此早期难以诊断，易误诊，多因手术而确诊。作为临床医生，一定要加强对垂体脓肿的认识，避免误诊漏诊。

结合既往文献资料分析，当出现下列临床表现时应考虑垂体脓肿的诊断：①患者有免疫功能低下病史（如白血病患者、长期使用激素的患者），或有垂体病变及手术、放疗病史，上述情况会降低垂体对病原菌的抵抗力；②不明原因的反复发热伴白细胞、炎症指标升高，有脑膜刺激征或有脑脊液鼻漏，或以尿崩症为首发症状；③实验室检查较早出现部分或全垂体功能低下，且在短期内进展快，程度重；④影像学检查提示占位病变并向鞍上扩展，垂体柄增粗，增强后可见典型的环状强化。

【放射科专家点评】

影像学尤其是MRI检查是垂体脓肿术前诊断的主要手段，但对术前准确诊断仍然具有挑战性，常常与鞍区其他囊实性病变难以鉴别。文献报道多数垂体脓肿病例术前易被误诊为垂体瘤、颅咽管瘤等其他疾病。垂体脓肿典型MRI表现为鞍内占位，T1WI低信号，T2WI高信号，增强后薄壁环状强化；若邻近脑膜强化，则进一步支持脓肿的诊断。本病例MRI片鞍内肿块增强后环状强化，表现较为典型；但T1WI表现为高信号，考虑与脓液中蛋白含量较高有关；同时该病例垂体柄也见增粗强化，也与其尿崩症的临床表现相符合。扩散加权成像（DWI）在脑实质脓肿的诊断及鉴别诊断中有明显优势并得以广泛应用，脓肿一般表现为明显DWI高信号。但遗憾的是，本病例术前仅进行常规鞍区的扫描序列，未行DWI检查。因此，若怀疑垂体脓肿，应当将DWI作为常规检查序列，将有助于进一步提高垂体脓肿术前诊断准确率。该病例表现为环形强化还需与颅咽管瘤相鉴别，后者多位于鞍上，CT片可见钙化也是鉴别要点之一；若向鞍内生长，后者往往可以看到受压垂体。

【参考文献】

1. Ciappetta P, Calace A, D'urso PI，et al. Endoscopic treatment of pituitary abscess: two case reports and literature review[J]. Neurosurg Rev, 2008, 31（2）：237-246.

2. Liu W, Chen H, Cai B, et al. Successful treatment of sellar aspergillus abscess[J]. J Clin Neurosci, 2010, 17（12）:1587-1589.

3. Karagiannis AK, Dimitropoulou F, Papatheodorou A, et al. Pituitary abscess: a case report and review of the literature[J]. Endocrinol Diabetes Metab Case Rep, 2016, 2016:160014.

4. Al Salman JM, Al Agha RAMB, Helmy M. Pituitary abscess[J]. BMJ Case Rep, 2017. doi: 10.1136/bcr-2016-217912.

5. Gao L, Guo X, Tian R, et al. Pituitary abscess: clinical manifestations, diagnosis and treatment of 66 cases from a large pituitary center over 23 years[J]. Pituitary, 2017, 20（2）:189-194.

（廖 宇 王 宇 陈增爱 胡耀敏）

案例20　垂体腺瘤术后远期蝶窦感染

【病史摘要】

女，23岁，因"垂体瘤手术7年，反复头痛伴发热1年"入院。

患者16岁因月经未来潮、第二性征发育异常就诊于当地医院，完善检查提示鞍区占位，同时伴泌乳素升高，妇科超声检查提示幼儿子宫+双附件，行经蝶内镜下鞍区占位切除术，术后病理诊断："垂体腺瘤"。进一步行伽马刀治疗，并予溴隐亭2.5mg qd，定期复查PRL恢复正常，垂体MRI提示鞍区未见占位，后溴隐亭逐渐减量至1.25mg qd。术后3年患者因月经仍未来潮，当地医院妇科予药物建立人工周期，可有月经来潮，停用药物后月经即停。此次入院前1年无明显诱因出现反复头痛伴发热，最高体温 40℃，同时伴怕冷、恶心及四肢僵直等，在当地医院给予抗感染、激素等治疗后症状明显好转，而头颅MRI检查提示垂体腺瘤术后改变，未见明显复发表现，激素水平检测提示垂体前叶功能减退，考虑"垂体危象"。但上述症状反复发作，严重时甚至意识不清，予氢化可的松静滴、抗感染等治疗后症状会好转。本次再次出现发热伴头痛，为进一步明确诊断，收入仁济医院南院神经外科病房。

既往史、家族史无特殊。

【体格检查】

T 38.5℃，P 96次/分，R 19次/分，BP 138/99mmHg。身高 168 cm，体重 56 kg，BMI 19.84 kg/m²。神志清楚，急性病容，表情痛苦，对答切题，口齿清晰，无视力模糊，无视野缺损，无乳房泌乳，全身皮肤白皙，阴毛及腋毛稀疏，浅表淋巴结未及肿大。两肺呼吸音清，未及啰音。心率96次/分，律齐，未闻及杂音。腹软，无压痛及反跳痛，肝脾肋下未及。颈项无强直，四肢肌力、肌张力正常，生理反射存在，病理征未引出。

【实验室及辅助检查】

1. 常规生化检查

血常规检查：WBC 12.49×10^9/L↑[（3.69~9.16）× 10^9/L]，N 9.25×10^9/L↑[（2~7× 10^9/L）]。肝肾功能、电解质、出凝血等均未见明显异常。HIV、梅毒、乙肝两对半等指标均未见明显异常。

2. 内分泌功能

（1）垂体泌乳素28.43μg/L↑（3.34~26.7 μg/L），生长激素 188.1pg/ml。

（2）甲状腺轴：促甲状腺激素 0.06mIU/L↓（0.25~5 mIU/L），游离三碘甲状腺原氨酸 3.46pmol/

L，三碘甲状腺原氨酸 0.65nmol/L↓（1.01~2.48nmol/L），游离甲状腺素 10.75pmol/L，甲状腺素 72.36nmol/L。

（3）肾上腺轴：皮质醇 0.32μg/dl↓（6.7~22.6μg/dl），ACTH 8a.m. <10pg/ml（0~46pg/ml）。

（4）性腺轴：雌二醇 299pmol/L，促黄体生成素 0.03 IU/L↓（2.0~12.0IU/L），卵泡生成素 0.3IU/L↓（3.9~8.8IU/L），睾酮 <0.35nmol/L↓（0.34~2.6nmol/L）。

3. 脑脊液常规、生化及细菌检查（见表20-1）

表20-1　脑脊液检查结果

项目	结果
颜色	无色
透明度	透明
凝块	无
潘氏试验	弱阳性
白细胞	40×10^6/L
红细胞	10×10^6/L
多核	80%
单核	20%
葡萄糖	1.92mmol/L↓（2.5~4.4mmol/L）
氯	123mmol/L
微量总蛋白	1 000mg/L↑（≤500mg/L）
细菌涂片	未找到
细菌培养	未见生长

4.辅助检查

（1）DR摄片检查：心肺未见明显异常。

（2）CT检查：双侧上颌窦、蝶窦炎。

（3）心电图检查：正常。

【影像学检查】

垂体MRI增强检查：垂体术后改变，垂体结构显示不清，蝶窦及筛窦内黏膜增厚见斑片状混杂信号影，增强后不均匀强化（见图20-1）。

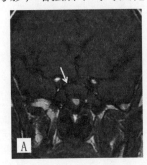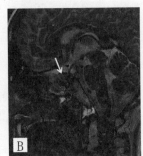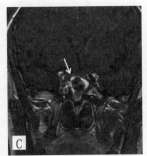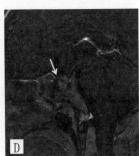

图20-1　蝶窦感染术前MRI增强

A.冠状位T1WI；　　　B.矢状位T2WI；　　　C.增强后冠状位T1WI；　　　D.增强后矢状位T1WI

垂体术后改变，垂体结构显示不清，蝶窦黏膜增厚，可见不均匀强化。

【诊断】

临床诊断：蝶窦感染，垂体腺瘤术后，垂体前叶功能减退症（甲状腺功能减退症，肾上腺皮质功能减退症，性腺功能减退症）。

【治疗】

患者入院后积极完善检查，予以万古霉素0.5g q8h ivgtt抗感染治疗，同时予以甲泼尼龙（甲强龙）80mg qd、左甲状腺素（优甲乐）50μg qd替代治疗及补液支持治疗等，待体温正常后行经鼻蝶内镜下蝶窦感染灶清除术（见图20-2）。术中所见：磨钻磨开蝶窦前壁骨质，即可见坏死化脓组织，术中冰冻切片检查提示切除组织部分呈纤维组织伴炎症，予以清除异常组织。患者术后头痛明显好转，根据病理结果（详见图20-3），诊断蝶窦感染，继续抗感染治疗。

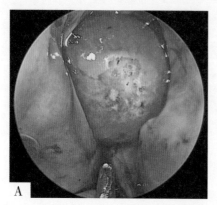 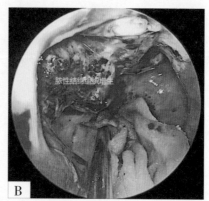

图20-2　术中图像

A.蝶窦内脓性组织充填；　B.吸除脓液后见鞍底脓性结缔组织增生

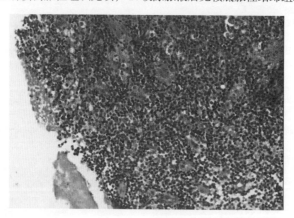

图20-3　病理图片

HE×200，镜下示较多淋巴浆细胞及中性粒细胞浸润

【随访】

术后1个月至仁济医院南院神经内分泌MDT工作室随访：无头痛、发热等不适，24小时出入量平衡，月经目前未来潮。治疗方案：氢化可的松 早20mg，晚10mg，左甲状腺素（优甲乐）50μg qd，辅以护胃、补钙等。予评估炎症指标、垂体各轴功能等，具体结果如下。

1. 常规检查

血、尿、粪常规、CRP、PCT、ESR、肝肾功能、糖代谢、血脂、电解质未见明显异常。

2. 内分泌功能检查

（1）生长激素261.6pg/ml，垂体泌乳素28.28μg/L↑（3.34~26.7 μg/L）。

（2）甲状腺轴：促甲状腺激素0.16mIU/L↓（0.25~5 mIU/L），游离三碘甲状腺原氨酸3.95pmol/L，三碘甲状腺原氨酸1.42nmol/L，游离甲状腺素10.19pmol/L，甲状腺素109.82nmol/L。

（3）肾上腺轴（见表20-2）：24小时尿游离皮质醇910.87μg↑（30~350μg/24h）。

表20-2　皮质醇、ACTH节律

时间	ACTH /（pg/ml） （0~46）	皮质醇 /（μg/dl） （a.m. 6.7~22.6；p.m.<10）
8a.m.	<10	2.63
4p.m.	<10	<0.4
12p.m.	<10	<0.4

（4）性腺轴：雌二醇88pmol/L↓（99.1~447.9pmol/L），促黄体生成素1.98IU/L↓（2.0~12.0IU/L），卵泡生成素3.57IU/L↓（3.9~8.8IU/L），孕酮0.35nmol/L↓（0.64~3.82nmol/L），睾酮0.00nmol/L↓（0.34~2.6nmol/L）。

3. 妇科超声检查

子宫中位，厚度24mm，长度34mm，宽度31mm。子宫形态尚规则内膜厚度1.0mm（单层），宫腔分离1.5mm，内膜回声欠均匀，子宫肌层回声欠均匀，左卵巢大小15mm×13mm×16mm，右卵巢大小17mm×14mm×14mm，子宫直肠窝未见无回声区。

4. 辅助检查

乳房超声检查提示小叶增生；甲状腺、肾上腺超声未见明显异常。

5. 垂体增强MRI检查（见图20-4）

垂体术后改变，垂体窝内可见脑脊液影填充，增强后未见明显强化。鞍背抬高，鞍底塌陷，双侧海绵窦结构未见明显异常强化影。左侧上颌窦、双侧蝶窦黏膜增厚。检查结论：垂体术后改变，请结合临床、随访。左侧上颌窦、双侧蝶窦炎。

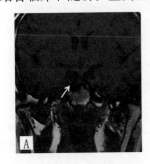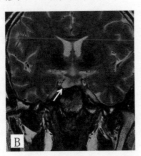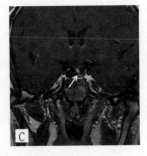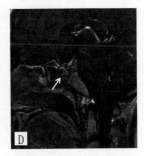

图20-4　蝶窦感染术后MRI增强片

A.冠状位T1WI；　B.冠状位T2WI；　C.增强后冠状位T1WI；　D.增强后矢状位T1WI

垂体术后改变，垂体前叶显示不清，鞍窝内见脑脊液影，蝶窦黏膜增厚强化

根据检查结果调整方案：氢化可的松 20mg qd，左甲状腺素（优甲乐）50μg qd，辅以护胃、补钙等。妇科会诊评估生育功能并予芬吗通治疗建立人工周期（雌二醇1mg qd×14d，地屈孕酮10mg qd×14d），保持3个月内2次月经来潮，并定期复查乳房、子宫及双附件超声等检查。反复对患者及家属宣教，建议避免感染，长期规律随访。

【讨论】

近年来，随着神经内镜技术、手术技巧的进步及手术器械的改进，使得内镜下经鼻蝶手术优势越来越明显。但因为鼻腔、蝶窦本身为污染环境，可定植多种细菌，导致该手术入路也易出现术后颅内感染，轻者影响患者生活质量，重者甚至危及生命。

蝶窦位于颅底深部，开口于蝶筛隐窝，下壁是后鼻孔及鼻咽底部。经鼻蝶入路垂体腺瘤切除术需开放蝶窦并在此区域完成局部颅底重建，故蝶窦成为手术入路和术中操作的关键解剖结构。由于蝶窦位置深，术中操作只能在一个封闭、狭小的空间内进行，且继发性蝶窦感染多发生于术后中远期，极易被忽视。有报道垂体腺瘤术后蝶窦炎症发生率约为2%，但在实际临床工作中的发生率是被低估的。经鼻蝶入路垂体腺瘤切除术后并发蝶窦炎的原因可能包括：①围手术期忽视鼻腔、鼻窦的功能，忽视鼻腔局部处理及药物治疗；②术中未充分打开蝶窦前壁，导致术后窦口易堵塞，引流不畅；③术中鼻腔黏膜，尤其是蝶窦黏膜损伤过多，导致黏膜黏液-纤毛系统功能障碍，蝶窦引流不畅；④术中修补鞍底时填塞材料铺放不够平整或者填塞物过多；⑤术后没有定时复查，术腔的痂皮和分泌物、增生的囊泡和肉芽等未及时清除而堵塞窦口。因此，术者的经验及术后复查极为关键。

继发性蝶窦炎以头痛为主要症状，常发生于术后1~2个月，严重影响患者生活质量，且随着术后年限的延长，极少受到医生及患者的重视而增加颅内感染的风险。本例患者术后6年出现反复头痛伴发热等不适，外院曾多次予抗感染治疗后可好转。本次入院后结合患者症状，血常规、脑脊液检查结果及影像学见双侧蝶窦炎症，再根据术中所见及术后病理结果，蝶窦炎诊断明确。纵观该患者病史，除上述常见原因外，远期蝶窦感染的原因可能为：①术后垂体功能减退，数年未规律予以激素替代治疗，导致患者自身长期免疫力低下，削弱机体抵抗力；②患者症状反复长达1年却始终诊断不明，未及时给予规范治疗导致感染迁延不愈，最终发展为慢性病程，且常伴急性发作。垂体瘤术后继发蝶窦炎的诊断其实并不困难，对于有内镜颅底手术史且出现不明原因头痛的患者，即应想到该病可能。

对于垂体腺瘤术后继发蝶窦炎，应积极干预。一般采取经鼻内镜下手术治疗，需选择对侧鼻腔为手术入路，尽可能磨除增生的前壁骨质，扩大开放蝶窦，彻底清理窦腔内分泌物、异物、肉芽组织等，保持窦口引流通畅。手术后给予足疗程抗感染治疗，同时定期鼻内镜下复查，必要时定期鼻腔换药及用药，常规鼻腔冲洗（脑脊液鼻漏除外），有效消除鼻腔黏膜充血水肿，清除鼻腔鼻窦分泌物，促进术腔黏膜愈合及上皮化，预防鼻腔粘连。

此外，对于合并永久性垂体功能低下者，感染痊愈后长期规律激素替代治疗以维持功能正常，密切随访。

【专家点评】

垂体腺瘤经蝶入路后蝶窦感染不少见，但易被忽视，尤其是远期感染者。因严重者会导致颅内感染，危及生命，所以必须引起高度重视。

患者自身抵抗力及手术状况是此类疾病的两个最重要因素。对于患者要提高免疫力及规律激素替代治疗；对于手术者，保持蝶窦的引流通畅和防止术后脑脊液鼻漏的发生至关重要。一旦发生垂体腺瘤术后蝶窦感染，应及时手术清理感染灶，定期鼻内镜检查，门诊密切随访。

【参考文献】

1. Berker M, Hazer DB, Yücel T, et al. Complications of endoscopic surgery of the pituitary adenomas: analysis of 570 patients and review of the literature[J]. Pituitary, 2012, 15（3）:288-300.

2. 程友, 薛飞, 王天友,等. 经鼻蝶入路垂体瘤切除术后鼻腔并发症的分析及处置[J]. 中国耳鼻咽喉头颈外科. 2017, 24（9）:475-478.

3. 倪健, 吉莉, 钱晓英,等. 经鼻蝶窦入路垂体瘤切除术后并发颅内感染相关因素分析[J]. 中华医院感染学杂志, 2018, 28（12）:1849-1851.

4. 董怿, 周兵, 黄谦,等. 经鼻内镜颅底手术后蝶窦炎的诊断与治疗[J]. 中国现代神经疾病杂志, 2019, 19（4）:257-263.

（廖　宇　陈　昕　缪亦锋　胡耀敏）

案例21 蝶骨骨纤维异常增殖症

【病史摘要】

女，31岁，因"流涕带血，发现右侧翼窝占位1月余"入院。

患者1月前无诱因出现流涕，伴有少量血丝，右侧鼻窦压痛。无头痛、头晕。至附近医院就诊，予以抗感染治疗后流涕等上述症状消失，但是鼻窦压痛未见好转。至外院五官科就诊，行鼻咽镜及CT检查提示：右侧蝶骨翼及右侧蝶窦内占位，鼻咽部未见明显异常。为进一步诊治，至仁济医院南院神经外科就诊，拟"右侧翼窝占位"收入院。自起病以来，精神可，胃纳可，大、小便如常，睡眠尚可，饮食未见异常，体重未见明显下降。

既往曾行舌下囊肿切除术。否认高血压、糖尿病、哮喘等慢性病史。否认家族相关遗传病史。无痛经，经期规则，经量中等。

【体格检查】

T 37℃，P 90次/分，R 20次/分，BP 121/70mmHg。神志清楚，意识清晰，表情自然，定向力正常，GCS 15分，双瞳直径3mm，瞳孔等大等圆，对光反射灵敏，神经系统检查阴性。肢体活动正常，双侧上、下肢肌力Ⅴ级，肌张力正常。病理征阴性。

【实验室检查】

1. 常规检查

血常规、肝肾功能、出凝血系列、电解质未见明显异常。

2. 内分泌相关检查

（1）垂体泌乳素 11.93μg/L，生长激素 <30pg/ml。

（2）甲状腺轴：促甲状腺激素 1.19mIU/L，游离三碘甲状腺原氨酸 4.92pmol/L，三碘甲状腺原氨酸 1.63nmol/L，游离甲状腺素 11.78pmol/L，甲状腺素 117.38nmol/L。

（3）肾上腺轴：促肾上腺皮质激素 33.20pg/ml，皮质醇 17.74μg/dl。

（4）性腺轴：促黄体生成素 20.39IU/L，卵泡生成素 6.51IU/L，雌二醇 558pmol/L，睾酮 2.18nmol/L。

【影像学检查】

（1）副鼻窦CT平扫：右侧蝶骨翼骨质破坏伴软组织肿块形成，病变范围约4cm×2cm，可见边缘硬化，考虑骨纤维结构不良可能大，建议完善MRI增强检查（见图21-1）。

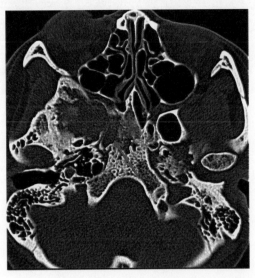

图21-1 术前副鼻窦CT平扫（骨窗）

右侧蝶骨膨胀改变以及骨质破坏，局部见软组织密度影并边缘硬化。

（2）脑血管DSA检查：局麻下行全脑血管造影术，造影显示右侧颈内动脉虹吸段曲度变直，余无异常，排除脑血管瘤可能（见图21-2）。

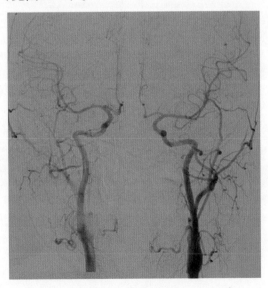

图21-2 脑血管DSA片

右侧颈内动脉虹吸段曲度变直，未见明显瘤样扩张及狭窄。

（3）头颅MRI增强检查：右侧蝶骨翼及蝶窦内占位灶，考虑骨纤维结构不良或骨化性纤维瘤可能大（见图21-3）。

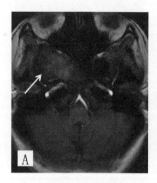
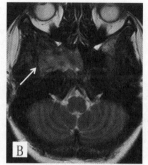
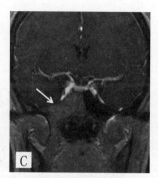
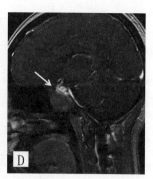

图21-3　术前头颅MRI增强

A. 横断位T1WI；　　　　　　　　B. 横断位T2WI；

C. 增强后冠状位T1WI；　　　　　　D. 增强后矢状位T1WI

右侧蝶骨翼骨质破坏，伴局部软组织肿块形成，最大范围约45mm×25mm×20mmm，形态不规则，T1WI呈等略低信号，T2WI呈等略高混杂信号，增强后轻度强化

【诊断】

（1）术前诊断：右侧翼窝占位。

（2）病理诊断：纤维化骨化组织（见图21-4）。

（3）术后诊断：蝶骨骨纤维异常增殖症。

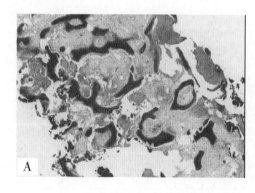
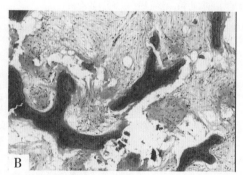

图21-4　病理图片

A. HE×40，镜下可见纤维成分和不规则的骨小梁，周围未见骨母细胞，核分裂象难见；B. HE×100

【治疗】

全麻下行经鼻内镜下鞍旁占位切除术（见图21-5）。

手术经过：全麻平稳后，患者仰卧位。头部过伸，转向对侧10°，架置神经内镜，镜下切开右侧鼻腔黏膜，暴露鼻中隔并推开对侧鼻腔黏膜。探及蝶窦开口。磨钻磨开蝶窦前壁骨质，即可见占位组织，为骨性纤维组织，质地硬，高速磨钻磨除增生组织。双极电凝止血，生理盐水反复冲洗，无活性出血。

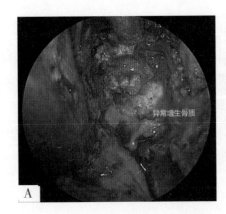
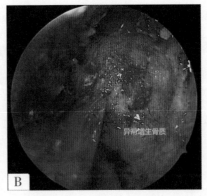

图21-5　术中图像

A.蝶窦内可见异常增生骨质填充；　B.磨除异常增生骨质，见鞍底骨质异常疏松，新生小血管生长

【讨论】

骨纤维异常增殖症（fibrous dysplasia，FD），是一种良性的骨组织病变，好发于儿童及青少年，女性多于男性。一般认为该病是先天性、非遗传性疾病，以单骨受累最常见，也可发生于多处骨骼。颅骨病变多见于上颌骨，而发生于鼻窦者亦不少见。鼻窦FD由于其所处解剖结构复杂、毗邻重要结构，因此以占位效应引起的功能障碍为主要症状。

鼻窦部位的FD位置隐匿，早期多无临床表现。骨性肿块持续性生长可引起功能障碍，侵犯眼眶可引起眼球突起、视力减退及复视等，侵犯颅底可引起头痛、恶心、呕吐等颅内压增高表现。不同窦腔内的FD有其特异性表现：巨大的上颌窦病变可出现面部畸形，易侵犯眼眶；筛窦病变多以头痛、面部疼痛为首发症状，较大病变可破坏周围骨壁，导致面部隆起、嗅觉减退及鼻出血等；位于蝶窦者，因周围组织骨壁较薄，容易导致鞍区破坏，严重者可出现垂体功能减退症状；额窦较少见，有类似鼻窦炎的症状。而本例患者就是累及蝶窦的蝶骨骨纤维异常增殖症。

副鼻窦CT是鼻窦骨纤维异常增殖症最常用的检查方法，磨砂玻璃样改变是其特征性CT征象，也可呈边缘多有硬化的囊性改变，硬化型改变表现为骨密度均匀一致性增高，皮髓质分界消失。CT扫描能够清晰显示病变累及的颅底骨性解剖结构，对手术方式及手术范围的选择具有重要意义。而MRI对于明确病变是否累及颈内动脉、视神经管、脑膜等较CT更有优势，同时有助于鉴别骨肉瘤等恶性病变。本病在MRI上表现为T1WI中到低信号，T2WI中到高信号。

本病的手术时机需要注意，因为大部分发展缓慢，且青春期后有停止发展趋势，对于无明显临床症状及面部畸形的患者可密切随访观察，一般不急于手术。另外，儿童期骨骼生长较快，术后病变极易复发，故不主张手术，最好保守观察。而一旦导致功能障碍，引起临床症状和并发症，应尽早手术。目前，比较常用的手术方式有：经鼻内镜鼻窦手术、鼻侧切开手术、冠状切口颅骨切开术、Caldwell-Luc径路手术、鼻内镜联合 Caldwell-Luc径路，必要时可行视神经管减压术。目前，经鼻内镜鼻窦手术因其视野清楚、创伤小、术后愈合快等优势已成为临床最常用的手术方式，它主要适用于单纯鼻窦病变、部分累及眶内侧壁及前颅底者。

FD一般预后良好，但仍有0.5%的恶变率，其中男性患者多发，伴有颅骨面部病变者更易发生。恶性FD的临床特征是疼痛、受累区域的快速肿胀和碱性磷酸酶显著增加。

本例患者以面部疼痛伴鼻出血为发病表现，完善了鼻咽镜和脑血管造影，排除鼻咽部肿瘤和脑血管瘤。副鼻窦CT检查提示病变位于蝶窦，并已经累及右侧蝶骨翼，但尚未导致垂体功能障碍。通过MRI检查进一步明确周围组织结构累及范围。

由于本病手术创面较大、易导致颅骨缺损，因此需要结合术前影像资料及镜下解剖标志寻找安全边界，同时术中仔细操作，以避免颅底损伤和常见的脑脊液鼻漏。

【专家点评】

鼻窦骨纤维异常增殖症虽是一种良性病变，但由于所处解剖结构复杂，因此可影响颅面骨，导致畸形和周围组织压迫，引起视力障碍、垂体功能障碍等严重并发症。为了获得骨纤维异常增殖症的明确诊断和合理的治疗方案，必须进行全面的影像学评估。术中应仔细操作，避免颅底结构损伤。

【参考文献】

1. Sun Y, Zhang Q, Song X, et al. Application experience of endoscopic treating sinus bone fibrous dysplasia ender navigation guidance[J]. J Clin Otorhinolaryngol Head Neck Surg, 2013, 27（2）57-60.

2. Li L, Hou X, Li Q, et al. Enbloc resection and bone graft: does it alter the natural history of monostotic expansile fibrous dysplasia in children? [J]. World J Surg Oncol, 2014, 12: 349.

3. Couturier A, Aumaitre O, Gilain L, et al. Craniofacial firous dyplasia:A 10-case series[J]. Eur Ann Otorhinolaryngol Head Neck Dis, 2017, 134（4）: 229-235.

4. 刘晓静, 王愿, 张立庆,等. 鼻窦骨纤维异常增殖症36例临床分析[J]. 山东大学耳鼻喉眼学报, 2018, 32（2）:73-78.

（杨韧豪　陆　楠　邱永明）

案例22 高龄患者鞍区Rathke囊肿的手术治疗

【病史摘要】

男，75岁，因"头痛伴行走不稳10余天"入院。

患者十余天前出现头痛，伴行走不稳，体位改变时加重，自测血压正常，心率偏慢（50~60次/分），伴双下肢轻度水肿，无眩晕、恶心呕吐，无视觉障碍，无感觉运动障碍，无胸闷胸痛，夜间可平卧，无多饮多尿，无怕冷、乏力、嗜睡，无体重增加、紫纹。至当地医院就诊，颈动脉超声检查：右侧颈动脉血流峰值流速减低，右侧颈动脉内中膜增厚。冠脉CTA检查示冠状动脉粥样硬化，左前降支-肺动脉瘘，回旋支充盈缺损，升主动脉增宽。1周前收住仁济医院南院心内科，给予对症及支持治疗后症状改善，查垂体MRI提示鞍区占位，Rathke囊肿可能性大。为进一步诊治转入神经外科。

既往史：高血压病史10年，盐酸贝那普利（洛汀新）、美托洛尔降压，控制良好；糖尿病10余年，胰岛素降糖；否认脑梗史。

【体格检查】

T 37℃，P 70次/分，R 20次/分，BP 150/87mmHg。神志清醒，意识清晰，表情自然，定向力正常，GCS 15分，双瞳直径3mm，瞳孔等大等圆，对光反射灵敏，视力视野正常，神经系统检查阴性。病理征阴性，肢体活动正常，双侧上、下肢肌力5级，肌张力正常。

【实验室及辅助检查】

1. 常规检验

血常规、肝肾功能、出凝血系列、电解质未见明显异常。

2. 内分泌相关检验

（1）甲状腺轴：TSH 1.74mIU/L，FT3 3.68pmol/L，TT3 0.71nmol/L↓，FT4 10.21pmol/L，TT4 86.27nmol/L。

（2）肾上腺轴：皮质醇 18.31μg/dl，ACTH 16.2pg/ml。

（3）性腺轴：促黄体生成素 9.21IU/L↑（1.24~8.62IU/L），垂体泌乳素 9.86μg/L，卵泡生成素 21.75IU/L（1.27~19.26IU/L）↑，睾酮 7.47nmol/L。

3. 影像学检查

垂体MRI增强检查：垂体前后叶间见类圆形异常信号影，T1WI呈稍高信号，T2WI呈不均匀稍高信号，增强后未见明显强化，考虑Rathke囊肿可能性大（见图22-1）。

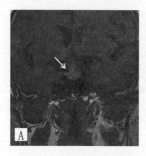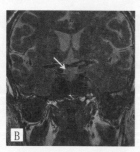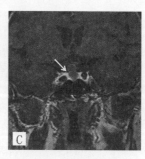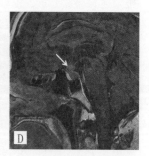

图22-1 垂体MRI增强

A. 冠状位T1WI；　　　　　　　　B. 冠状位T2WI；

C. 增强后冠状位T1WI；　　　　　D. 增强后矢状位T1WI

垂体前后叶间见一大小约1.5cm×1.1cm异常信号影，T1WI呈稍高信号（见图22-1A），T2WI呈不均匀稍高信号（见图22-1B），增强后未见强化（见图22-1C、D）；垂体受压向前移位；鞍底塌陷，垂体柄显示不清，视交叉受压上移。

【诊断】

术前诊断：鞍区占位（Rathke囊肿可能）。

病理诊断：鞍区Rathke囊肿。

【治疗】

（1）入院后完善各项相关检查，包括心功能试验。排除患者症状与心血管疾病的直接关系后，考虑到患者的头痛症状与鞍隔压迫刺激相关，而且随着时间推移，占位已突破鞍隔进一步向颅内发展，导致后续治疗困难。因此，与患者深入沟通后决定实施经蝶鞍区Rathke囊肿摘除术。手术前呋麻滴鼻液、左氧氟沙星滴液滴鼻tid。同时控制血压、血糖，对症治疗。

（2）择日全麻下行经鼻蝶内镜下鞍区占位切除术（见图22-2）。

手术经过：全麻平稳后，患者仰卧位。头部过伸，转向对侧10°。反复消毒鼻腔及鼻部周围皮肤，将肾上腺素棉片收缩双侧鼻腔黏膜。置神经内镜，镜下分离右侧鼻腔黏膜，暴露鼻中隔并推开对侧鼻腔黏膜。探及蝶窦开口。磨钻磨开蝶窦前壁骨质及鞍底，即见肿瘤组织，呈囊性。切开包膜所见囊液为乳白色黏冻样，刮匙切除视野内可及肿瘤，用筋膜脂肪修补鞍底，人工脑膜修补。术后安返病房。

（3）术后病理学检查提示："鞍区"少量变性无结构物（见图22-3）。

（4）术后3日复查内分泌指标：①甲状腺轴：TSH 1.83mIU/L，FT3 3.71pmol/L，TT3 0.69nmol/L↓，FT4 8.95pmol/L，TT4 87.20nmol/L。②肾上腺轴：皮质醇 19.21μg/dl，ACTH 16.2pg/ml。③性腺轴：生长激素 240.2pg/ml，促黄体生成素 13.39IU/L↑，垂体泌乳素 10.24μg/L，卵泡生成素 17.05IU/L，睾酮

8.97nmol/L。

（5）术后患者头痛症状消失，无脑脊液漏及垂体功能减退症。出院后随访至今，Rathke囊肿无复发。

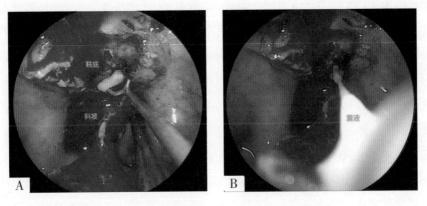

图22-2 术中图像

A.打开鞍底，即可见乳白色囊液涌出；B.囊液黏稠，成拉丝状

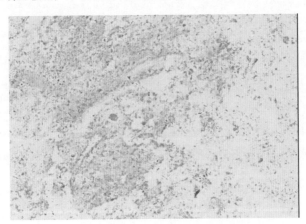

图22-3 病理图片

HE×100，镜下示伊红色无定形物质，符合囊内容物。

【讨论】

鞍区Rathke囊肿（Rathke cleft cyst，RCC）是一种先天性良性垂体病变，一般认为其起源于胚胎发育时未完全退化的 Rathke 囊，起始部位为垂体中间叶，曾经认为这是一种少见病，但随着高分辨率MRI的应用，该疾病的报道越来越多，其鞍区病变中的发生率仅次于垂体瘤。但RCC的临床表现缺乏特异性，而MRI表现又呈多样化，与鞍区其他的囊性占位鉴别存在一定难度，而其治疗原则、手术方式及预后与垂体腺瘤、颅咽管瘤等需鉴别的鞍区囊性肿瘤不同，因此需尽可能做到术前诊断准确。

大多数Rathke囊肿无症状，随着囊肿体积增大，压迫邻近结构，会出现头痛、内分泌异常和视觉障碍等症状，少数还会导致尿崩症。头痛是最常见的症状，发生率为44%~81%，年轻女性更容易出现头痛。目前，Rathke囊肿临床症状的出现除与周围结构受压有关外，其内容物泄露致垂体炎症理论也受到关注，尤其是在以内分泌功能障碍症状急性起病的患者中。另有文献报道Rathke囊肿合并尿崩症的发生率明显高于垂体腺瘤。儿童Rathke囊肿的症状与成人大致相同，有研究发现29%的儿童患者生长迟缓，并认为这是儿童Rathke囊肿患者具有的较特异性的表现。

Rathke囊肿在MRI上表现为鞍区占位，边界光滑，与正常垂体组织分界清，一般不引起垂体柄的偏移。部分病变较大，突破鞍膈向上延伸，呈"束腰征"。Rathke囊肿MRI信号多变，原因在于囊内容物主要成分多变。当囊内容物为浆液或黏液，其中含有较多胆固醇、蛋白质和黏多糖时，T1WI呈高信号或混杂信号，T2WI信号多样，可为低信号、等信号或高信号。当囊肿含有较少量蛋白质、胆固醇时，其内容物类似于脑脊液，T1WI呈低或等信号，T2WI为高信号，信号强度均匀，增强扫描无明显强化。囊液内长期的化学刺激可引起囊壁周围肉芽组织增生，囊壁上皮的非特异性钙盐沉积、炎性浸润和机械性刺激，以及慢性退行性改变可导致囊壁的钙化，MRI可表现为囊壁的线样强化。需要指出的是，囊内结节是RCC比较特异的MRI特征。Rathke囊肿壁结节即胆固醇的沉积，表现为T1WI高信号、T2WI低信号，增强扫描无强化；高蛋白、黏多糖使得囊液在T1WI上呈高信号，因此T2WI比T1WI更容易发现囊内低信号结节。当囊内发现与囊液信号不同的结节，可特异性地诊断Rathke囊肿。鉴别诊断上，Rathke囊肿与鞍区蛛网膜囊肿相比较，后者在MRI各序列均呈现与脑脊液相同的信号强度，而Rathke囊肿在T1WI信号较脑脊液稍高。与颅咽管囊肿鉴别在于，Rathke囊肿主体均位于鞍内并向鞍上生长，与鞍底关系紧密；而颅咽管瘤病变是自鞍上向鞍内生长，病灶中心位于鞍上，并且囊内常存在钙化，增强可见囊内不均匀强化。

对于大多数无临床症状的Rathke囊肿，以随访观察为主。外科手术是治疗症状性RCC的最佳手段。手术方式的选择应根据RCC位置而定：囊肿主体位于鞍上的RCC采用传统的骨瓣开颅手术或眶上锁孔入路开颅术；主体位于鞍内者，经鼻蝶入路手术是主要的治疗方式。神经内镜下经蝶窦入路切除Rathke囊肿是近年来应用较成熟的手术方式，因其近距离光源照明和鱼眼效应及多角度处理的特点，较传统的显微镜更适合处理Rathke囊肿。Rathke囊肿术后有较高的复发率（12.5%~39.6%），尤其是在术后5年内，术后应规律随访，及时发现囊肿复发并调整治疗方案。

本例患者以头痛症状就诊，垂体MRI片即提示Rathke囊肿可能。术中可见囊肿内为乳白色黏冻样液体，提示囊内容物含有较多胆固醇、蛋白质，符合MRI中T1WI高信号、T2WI低信号的表现。该例患者Rathke囊肿较大，影像存在"束腰征"，突破鞍膈向上生长，但肿瘤主体部分位于鞍内，这是选择该病例手术治疗的重要原因，手术方式选择神经内镜下经蝶窦入路切除。

【专家点评】

Rathke囊肿临床表现同其他鞍区占位相比无特异性特征，MRI表现上信号多变，准确的术前诊断存在一定难度。典型的Rathke囊肿与垂体分界清楚，增强无强化，囊内结节是其特征性表现。但不典型的Rathke囊肿还需与垂体瘤、颅咽管瘤、蛛网膜囊肿等鉴别。本例患者影像学表现较典型，术前即诊断Rathke囊肿，由于本病例Rathke囊肿向鞍上发展，因此尽管患者高龄，还是采用经鼻蝶内镜彻底切除囊肿。因该病容易复发，术后应加强对患者的随访。

【参考文献】

1. 刘圣华, 周文珍, 王力伟,等. 鞍区 Rathke 囊肿的 MRI 诊断及误诊分析[J]. 中国 CT 和 MRI 杂志, 2013, 11（01）:14-16.

2. Fan J, Peng Y, Qi S, et al. Individualized surgical strategies for Rathke cleft cyst based on cyst location[J]. J Neurosurg, 2013, 119（6）:1437-1446.

3. Han SJ, Rolston JD, Jahangiri A, et al. Rathke's cleft cysts: review of natural history and surgical outcomes[J]. J Neurooncol, 2014, 117（2）: 197-203.

4. Larkin S, Karavitaki N, Ansorge O, et al. Rathke's cleft cyst[J]. Handb Clin Neurol, 2014, 124:255-269.

5. Mendelson ZS, Husain Q, Elmoursi S, et al. Rathke's cleft cyst recurrence after transsphenoidal surgery: a meta-analysis of 1151 cases[J]. J Clin Neurosci, 2014, 21（3）: 378-385.

6. Chotai S, Liu Y, Pan J, et al. Characteristics of Rathke's cleft cyst based on cyst location with a primary focus on recurrence after resection[J]. J Neurosurg, 2015, 122（6）: 1380-1389.

（周至宜　陆　楠　缪亦锋　邱永明）

案例23 鞍区蛛网膜囊肿的内镜治疗

【病史摘要】

女，36岁，因"视力障碍20个月，停经18个月"入院。

患者入院前20个月妊娠期时出现视力障碍，以双侧视野缺损及视物模糊、复视为主。分娩后患者视力障碍有所好转，但此后出现停经，无怕冷、乏力、嗜睡、多尿，无头痛、体重增加、紫纹、面容改变等。至当地医院妇产科及中医科就诊，停经症状无明显好转，头颅MRI检查示鞍区及鞍上占位性病变，伴有囊变。为进一步诊治收入仁济医院南院神经外科。

患者自起病以来，精神可，胃纳可，大、小便如常，睡眠尚可，饮食未见异常，体重未见明显下降。既往有过敏性鼻炎。否认高血压、糖尿病等慢性病史。否认家族相关遗传疾病史。

【体格检查】

T 36.8℃，P 70次/分，R 20次/分，BP 120/68mmHg。神志清楚，表情自然，定向力正常，GCS 15分，双瞳直径3mm，瞳孔等大等圆，对光反射灵敏，双侧颞侧视野缺损，双侧视力下降，余神经系统检查阴性。肢体活动正常，双侧上、下肢肌力5级，肌张力正常。病理征阴性。

【实验室及辅助检查】

1. 内分泌检查

（1）垂体泌乳素 2.45μg/L，生长激素 415.7pg/ml。

（2）甲状腺轴：TSH 3.01mIU/L，FT3 5.54pmol/L，TT3 1.47nmol/L，FT4 9.95pmol/L，TT4 94.79nmol/L。

（3）肾上腺轴：皮质醇 7.97μg/dl，促肾上腺皮质激素 26.10pg/ml。

（4）性腺轴：雌二醇160pmol/L，促黄体生成素 10.34IU/L，卵泡生成素 8.92IU/L。

2. 影像学检查

（1）头颅MRI检查（外院）：提示鞍区及鞍上占位性病变伴有囊变。

（2）副鼻窦CT平扫：鞍区及鞍上区结节样低密度影（见图23-1）。

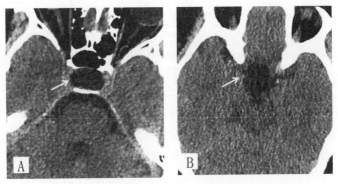

图23-1　副鼻窦CT平扫片

鞍区及鞍上区见结节样水样低密度影，直径约23mm，蝶鞍扩大，鞍底骨质变薄

【诊断】

术前诊断：鞍区囊性占位性病变。

病理诊断：鞍区蛛网膜囊肿。

【治疗】

1. 在全麻下行经鼻蝶内镜下鞍区占位切除术（见图23-2）

手术经过：全麻平稳后，患者仰卧位。头部过伸，转向对侧10°，并以头圈固定。反复消毒鼻腔及鼻部周围皮肤，架置神经内镜，镜下分离右侧鼻腔黏膜，暴露鼻中隔并推开对侧鼻腔黏膜。探及蝶窦开口。磨钻磨开蝶窦前壁骨质及鞍底骨质，切开硬脑膜可见清亮囊液流出。双极电凝止血，生理盐水反复冲洗直到无活性出血。人工硬膜修补，将黏膜复位。

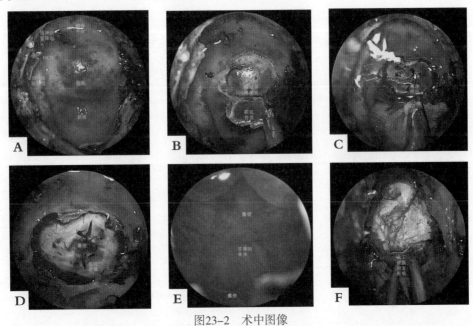

图23-2　术中图像

A. 鞍底结构明显，鞍底稍膨隆；B. 鞍底骨质菲薄；C. 囊液压力高；D. 打开硬膜可见蛛网膜囊肿壁；

E. 长期压迫导致垂体菲薄；F. 鞍底应用人工硬膜修补

2. 术后病理学检查示鞍区蛛网膜囊肿（见图23-3）

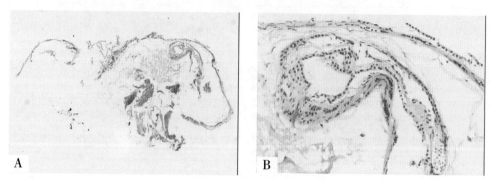

图23-3　病理图片

A. HE×40，镜下示少量囊壁样组织碎片；B. HE×400，镜下见囊壁内单层立方上皮

3. 术后第一天复查内分泌指标

垂体泌乳素 2.16μg/L，生长激素 366.7pg/ml。

甲状腺轴：TSH 1.60mIU/L，FT3 2.95pmol/L↓，TT3 0.56nmol/L↓，FT4 10.16pmol/L，TT4 77.45nmol/L。

肾上腺轴：皮质醇 16.66μg/dl，ACTH 28.7pg/ml。

性腺轴：雌二醇 97pmol/L，促黄体生成素 1.33IU/L，卵泡生成素 4.56IU/L。

4. 患者术后出现脑脊液鼻漏，行腰大池持续引流

术后10天在全麻下行经鼻蝶内镜下脑脊液漏修补术。其CSF生化、常规趋势如下（见图23-4、图23-5）。术后给予改善脑循环、止血、护胃、抗炎等对症支持治疗，并给予甲强龙80mg 静滴 qd。术后患者恢复良好，予以出院。

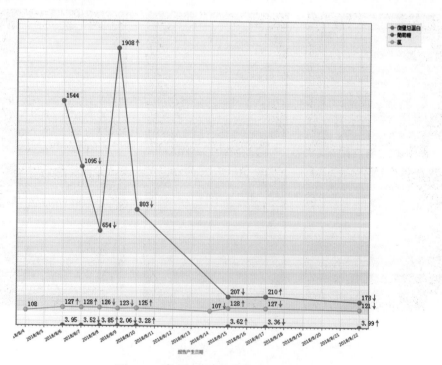

图23-4　腰大池引流脑脊液生化趋势图

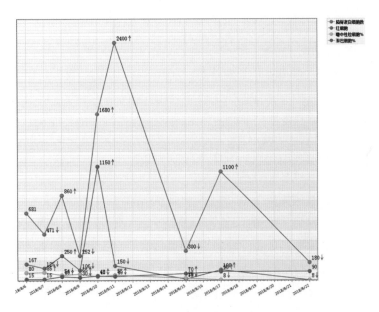

图23-5　腰大池引流脑脊液常规趋势图

【讨论】

　　颅内蛛网膜囊肿（arachnoid cyst，AC）是蛛网膜的良性病变，一般多发生于大脑侧裂，其次位于小脑脑桥角区、四叠体池、小脑蚓部。与鞍区的其他囊性病变（如颅咽管瘤和Rathke囊肿）相比，位于鞍区的蛛网膜囊肿（intrasellar arachnoid cysts，IAC）罕见，约占所有颅内蛛网膜囊肿的3%，英文文献报道的IAC病例尚不足100例。

　　就蛛网膜囊肿而言，其发生是因脑脊液进行性汇聚并被包裹在蛛网膜下腔而形成。分为原发性和继发性两种类型，原发性蛛网膜囊肿是由先天性胚胎发育畸形、活组织异位所致，囊肿与蛛网膜下腔完全隔开，亦称先天性蛛网膜囊肿，多见于儿童。继发性蛛网膜囊肿是由于颅脑损伤、炎症、手术等引起，囊肿与蛛网膜下腔之间有狭窄的通道相连，实际上是蛛网膜周围与软膜粘连形成的蛛网膜下隙的局部扩大，又称蛛网膜下囊肿。蛛网膜囊肿可扩展并压迫周围神经结构引起临床症状。而IAC发生的病理生理学解释仍然存在争议。部分学者认为IAC由于鞍膈缺陷导致基底蛛网膜疝，在发生脑膜炎、出血或炎症时，蛛网膜疝闭合形成非连通性的蛛网膜囊肿。结合该患者发病特点，其否认既往有颅脑外伤、出血或炎症病史，发病时处于妊娠期，临床表现在妊娠后加重。笔者推测患者妊娠期垂体呈生理性肥大，有可能把鞍膈孔及垂体窝撑大，于分娩后哺乳期垂体逐渐回缩，使鞍膈孔及垂体窝留下较大的空间，有利于蛛网膜下腔疝入鞍内。

　　IAC在临床表现类似于非功能性垂体腺瘤，头痛和视觉障碍是与IAC相关的最常见的症状。硬脑膜扩张可能导致头痛，而视交叉受压会导致视觉症状。观察到内分泌症状较少见，主要涉及性腺轴。该病例没有出现头痛，但发生了视觉障碍，同时有停经的临床表现，不伴随甲状腺和肾上腺轴受损的症状和体征。

　　目前，因为IAC在症状、体征和影像学上与鞍区其他囊性病变有一些类似之处，加之发病率低，临床经验缺乏积累，术前诊断存在一定困难。临床上，IAC需与Rathke囊肿、囊性颅咽管瘤相鉴别。颅咽管瘤和Rathke囊肿患者较IAC患者更易出现垂体激素水平的变化。影像学方面，IAC的MRI主要表现为T1像呈均匀低或等信号，T2像呈高信号，与CSF信号相同；囊肿边界清楚，增强无强化，周围无水肿影，部分可以看到脑组织受压移位；无钙化是其重要特征（颅咽管瘤、Rathke囊肿的钙化发生率分别为87%和14%）。

囊肿-腹腔分流术（cystoperitoneal shunt, CPS）、显微镜开颅囊肿切除术+脑池沟通术，神经内镜下囊肿切除术+脑池沟通术是治疗蛛网膜囊肿的3种手术方式。分流管堵塞、颅内及腹部的感染是囊肿腹腔分流术主要的远期并发症。显微镜下开颅手术存在手术创伤面大、愈合时间长等缺点。神经内镜经鼻蝶入路手术在治疗IAC方面较其他两种手术方式具有微创的优越性，不仅能清晰显露囊肿内的形态和结构，还能明确囊肿病变的位置及其大小，从而避免盲目操作可能带来的副损伤，是治疗颅内蛛网膜囊肿理想的微创手术方式。大多数IAC患者经手术治疗后症状可缓解，其主要并发症为脑脊液漏和尿崩症。据文献报道，行经鼻蝶入路，IAC的脑脊液漏的发生率较其他鞍区肿瘤偏高。本例患者术后发生了脑脊液鼻漏，经腰大池持续引流、脑脊液漏修补术和其他对症支持治疗后消失。可见减少IAC神经内镜经鼻蝶入路手术后脑脊液漏的发生率，是今后探索和改进的方向。

【专家点评】

鞍区蛛网膜囊肿（IAC）是鞍区囊性病变的少见原因，与其他囊性病变在术前进行鉴别诊断，存在一定困难。需与垂体Rathke囊肿、鞍内上皮样囊肿以及囊性颅咽管瘤相鉴别。IAC的MRI表现为囊内均匀一致的信号，呈长T1长T2，与脑脊液信号一致。有三种手术方式可以用来治疗有严重神经系统症状的IAC，分别是囊肿-腹腔分流术、显微镜开颅囊肿切除术+脑池沟通术和神经内镜下囊肿切除术+脑池沟通术。这些手术方式各有优缺点。其中神经内镜经鼻蝶入路手术在治疗IAC方面较其他两种手术方式具有微创的优越性，但容易发生脑脊液漏。如何减少此并发症的发生率是今后的探索和努力方向，同时如何降低远期复发率也是重要的关注点。

【参考文献】

1. 赵澎, 宗绪毅, 王新生. 侧脑室内囊肿的神经内镜下辅助治疗[J]. 中华神经外科疾病研究杂志, 2010, 9（3）:215-217.

2. Novegno F, Umana G, Di Muro L，et al. Spinalintramedullary arachnoid cyst: case report and literature review[J]. Spine J, 2014, 14（6）: e9- e15.

3. Couvreur T, Hallaert G, Van Der Heggen T, et al. Endoscopic treatment of temporal arachnoid cysts in 34 patients[J]. World Neurosurg, 2015, 84（3）: 734-740.

4. Wang Y, Wang F, Yu M, et al. Clinical and radiological outcomes of surgical treatment for symptomatic arachnoid cysts in adults[J]. J Clin Neurosci, 2015, 22（9）: 1456-1461.

5. Güdük M, HamitAytar M, Sav A, et al. Intrasellar arachnoid cyst：A case report and review of the literature[J]. Int J Surg Case Rep, 2016, 23:105-108.

6. 余念祖, 李美华, 李义云. 神经内镜经鼻蝶入路手术治疗鞍区蛛网膜囊肿一例[J]. 中华神经外科杂志, 2018, 34（3）:309-310.

（杨韧豪　陆　楠　缪亦锋　邱永明）

第五章　甲状腺及甲状旁腺疾病

案例24　原发性甲状腺功能减退症继发垂体增生

【病史摘要】

女，19岁，因"泌乳6个月"入院。

6月前患者沐浴时发现挤压双侧乳头分泌出白色液体，同时伴乏力、胃纳差，偶有眼睑水肿，无头痛、视力改变、活动量改变、体重变化等，当时未予重视，上述症状持续。3个月后当地医院就诊，查PRL 922mIU/L↑（参考范围不详），钼靶示"双乳腺体改变，BI-RADS 2级"，进一步行垂体MRI检查示"垂体1.3cm×1.5cm占位，鞍底下陷"，诊断"垂体瘤"，后患者于我院神经外科就诊，查PRL 28.13ng/ml↑（2.64~13.13ng/ml），TSH >150mIU/L↑（0.25~5 mIU/L），B超检查示甲状腺弥漫性改变，甲状腺双叶囊实性结节TI-RADS 3级，垂体增强MRI检查示"鞍区占位，考虑垂体大腺瘤"。因追问有甲状腺功能减退症病史，经神经内分泌MDT评估，建议内分泌科先行治疗。

追问病史：10年前家属发现患者生长发育较同龄人迟缓，伴记忆力差，怕冷，胃纳差，当地医院诊断"甲状腺功能减退症"，当时未行头颅影像学检查，予左甲状腺素（优甲乐）治疗，但患者依从性差，服药不规律，未定期随访。

既往史：无特殊。个人史：出生、生长于原籍。母孕期、围产期、幼儿期情况不详，3岁被现养母收养，小学时起身材较同龄人矮小，至今年仍有长高，半年来身高增高2cm，读书成绩中等，目前大专就读中，平素性格内向，安静。

月经史：17岁初潮，经期规律，量中等。婚育史：未婚未育。

家族史：3岁被现养母收养，家族成员情况不详。

【体格检查】

T 36.5℃，P 68次/分，R 16次/分，BP 85/56mmHg。身高150cm，体重43.5kg，BMI 19.3kg/m^2。神清气平，对答切题，口齿清晰，面容稚气。体毛、腋毛、阴毛稀疏，皮肤干燥。全身皮肤巩膜无黄染，浅表淋巴结未及肿大。视力视野正常，双侧乳头挤压溢乳。两肺呼吸音清，无干湿啰音。心律齐，无杂音。腹部无紫纹，腹软，无压痛反跳痛，肝脾肋下未及。双下肢无黏液性水肿。全颅神经（-），四肢肌力、肌张力正常，病理征（-）。

【实验室及辅助检查】

1. 常规生化检查

血、尿、粪常规、肝肾功能正常。心脏相关指标、肿瘤指标、风湿免疫指标均正常。甘油三脂2.16mmol/L↑（≤1.7mmol/L），总胆固醇6.40mmol/L↑（3.0~5.7mmol/L），高密度脂蛋白1.50mmol/L，低密度脂蛋白4.42mmol/L。

2. 内分泌功能

（1）甲状腺及甲状旁腺功能：甲状旁腺激素47.92pg/ml，降钙素2.34pg/ml。

表24-1　甲状腺功能

FT3（pmol/L） （3.28~6.47）	FT4（pmol/L） （7.64~16.03）	TSH（mIU/L） （0.49~4.91）
2.95↓	4.89↓	>100↑
TPO-Ab（IU/ml） （0~35）	TG-Ab（IU/ml） （0~115）	TR-Ab（IU/L） （0~1.75）
17.38	13.83	0.695

（2）ACTH、血皮质醇节律

表24-2　ACTH、血皮质醇节律

时间	ACTH（pg/ml） （0~46）	F（μg/dl） （a.m.：6.7~22.6，p.m.<10）
8a.m.	11	10.45
4p.m.	<10	9.12
0a.m.	<10	4.09

（3）性腺激素水平：促黄体生成素7.56IU/L，卵泡生成素7.84IU/L，孕酮1.23nmol/L，雌二醇231pmol/L，睾酮0.53nmol/L。

（4）生长激素942.8pg/ml；垂体泌乳素67.22μg/L↑（3.34~26.7μg/L）。

3. 辅助检查

（1）甲状腺超声检查：右叶前后径15mm，左右径16mm，左叶前后径17mm，左右径17mm，峡部厚度2mm，腺体形态大小正常，回声增粗，分布不均匀，回声强度减低，血流信号增多。甲状腺双叶混合回声结节，最大约6mm×5mm，边界清，内部回声不均匀，彩色血流少量，TI-RADS 3级。

（2）乳房超声检查：双乳小叶增生，右乳可见导管扩张。双侧腋下目前未见明显肿大淋巴结。

（3）腹部超声检查：肝脏、胆囊、胰腺、脾脏、肾脏目前未见明显异常。

（4）心脏彩超检查：少量心包积液。

（5）胸部CT检查：双侧胸腔少许积液。

（6）^{131}碘摄取率：3h摄碘率29%，24h摄碘率21%；低于正常范围。

（7）眼科会诊：双眼神经病变（压迫性）。

（8）基因诊断：患者TG基因有2个杂合突变，分别是36号外显子c.3526delT移码突变和39号外显子c.6876+5G>C剪接突变，是与原发性甲状腺功能减退症相关的致病性突变（见图24-1）。

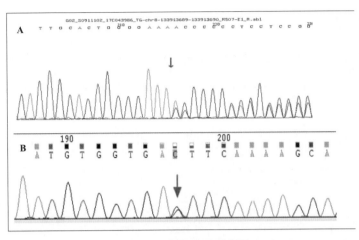

图 24-1　患者基因测序图

A. c.3526delT；B. c.6876+5G>C

【影像学检查】

（1）垂体增强MRI检查：垂体体积增大，信号均匀，垂体柄居中，增强后垂体均匀强化，结合病史考虑垂体增生（见图24-2）。

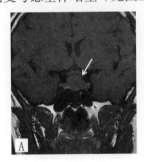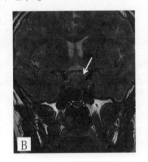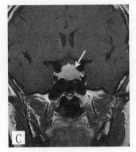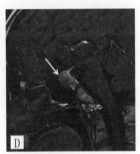

图24-2　治疗前垂体MRI增强

A. 冠状位T1WI；　　　　　　　　　　B. 冠状位T2WI；

C. 增强后冠状位T1WI；　　　　　　　D. 增强后矢状位T1WI

垂体体积明显增大，信号均匀（见图24-2A，B），鞍隔膨隆，鞍底塌陷，垂体柄居中，增强后垂体均匀强化（见图24-2C、D）

（2）双手正位片：双侧腕关节尺桡骨及掌指骨骨骺尚未闭合，提示骨骺闭合延迟（见图24-3）。

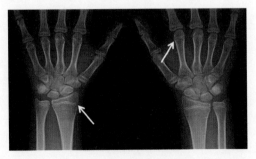

图24-3　双腕关节正位片

双侧腕关节尺桡骨及掌指骨骨骺尚未闭合。

【诊断及鉴别诊断】

1. 诊断

原发性甲状腺功能减退症继发垂体增生，甲状腺结节，多浆膜腔积液（心包、双侧胸腔），高泌乳素血症。

2. 鉴别诊断

（1）原发性甲状腺功能减退症继发垂体增生：常见于儿童期即有甲状腺功能低下者，临床上可表现为生长发育迟缓、身材矮小、智力低下等。实验室检查甲状腺激素水平低下，垂体分泌的促甲状腺激素明显增高，垂体前叶分泌的其他激素也可增高，导致内分泌紊乱，而临床上许多患者常以升高的其他激素水平为首发症状。垂体增生是垂体前叶细胞数量的增加。因此，MRI呈T1WI、T2WI等信号，增强扫描显示均匀强化。

（2）垂体腺瘤：多见于中年人，无性别差异，发生于垂体前叶，大腺瘤常因供血情况不佳极易出现坏死、出血及囊变，MRI片呈混杂的稍长T1WI、T2WI信号，强化后多不均匀，同时多伴有垂体柄的偏移以及邻近组织的侵犯。微腺瘤在增强扫描时因强化迟于正常的垂体组织而表现为低信号。

（3）淋巴细胞性垂体炎：常见于妊娠晚期和产后早期的妇女，炎症仅局限于腺垂体叫做淋巴细胞性腺垂体炎，累及垂体后叶和漏斗叫作淋巴细胞性漏斗-神经垂体炎，累及整个垂体前叶、后叶和漏斗叫作淋巴细胞性全垂体炎。临床表现主要与垂体增大和垂体激素异常有关，还有许多患者因累及垂体后叶而以尿崩症为首发症状。MRI片呈弥漫性、对称性增大，垂体柄居中增粗，增强扫描后表现为均一强化。累及神经垂体会出现垂体后叶高信号消失。特征性的三角征、舌形强化和环形强化能大大提高了诊断率。

【治疗和随访】

经仁济医院南院神经内分泌MDT综合分析讨论，考虑诊断原发性甲状腺功能减退症继发垂体增生，并予以诊断性治疗，反复叮嘱患者及家属规律服用左甲状腺素片，从每日25μg起始逐步增量至每日50μg。出院1个月后当地医院随访甲状腺功能：FT3 5.44pmol/L（3.50~6.50 pmol/L），FT4 17.42pmol/L（11.50~22.70 pmol/L），TSH 31.10μIU/ml↑（0.55~4.78μIU/ml），血脂指标恢复正常，电话随访予左甲状腺素片逐步增量至每日87.5μg，并嘱本院神经内分泌MDT工作室规律随访，具体指标详见表24-3和表24-4，复查影像学结果详见图24-4。如图示，经过治疗后，垂体体积较前明显缩小。此外，患者自觉记忆力较前提高，家属代诉患者性格较前开朗。治疗9个月随访后，嘱患者减量至每日左甲状腺素片75μg，1个月后当地医院复查甲状腺功能，并保持电话随访。

表24-3　左甲状腺素治疗前后甲状腺功能随访

项目	治疗前	治疗3个月	治疗6个月	治疗9个月	参考范围
T3	/	2.17	1.94	1.83	1.01~2.48nmol/L
T4	/	105.75	112.35	156.66↑	69.97~152.52nmol/L
FT3	2.95↓	6.15	5.48	6.80↑	3.28~6.47pmol/L
FT4	4.89↓	15.61	11.88	19.25↑	7.64~16.03pmol/L
TSH	>100.00↑	0.69	0.25↓	0.056↓	0.49~4.91mIU/L
PRL	67.22μg/L↑	14.9	16.46	18.26	3.34~26.7μg/L

表24-4　治疗前及治疗后多次垂体MRI动态随访

项目	治疗前	治疗6个月	治疗9个月
身高	150cm	152cm	153cm
体重	43.5kg	42kg	40kg
溢乳	有	无	无
甲状腺前后径	右叶15mm 左叶15mm	右叶14mm 左叶14mm	右叶10mm 左叶12mm
甲状腺左右径	右叶16mm 左叶17mm	右叶15mm 左叶15mm	右叶11mm 左叶13mm
甲状腺峡部	2mm	2mm	1mm
心彩超	少量心包积液（0.5cm）	极少量心包积液（0.4cm）	未见明显异常
妇科超声	右侧卵巢多个小囊样无回声	未见异常	未查
CT检查	双侧胸腔少许积液	未见明显异常	未查
腕关节DR	骨骺未闭合	骨骺未闭合	未查
眼科会诊	视神经压迫	未见异常	未查

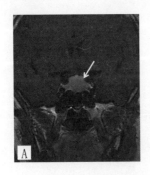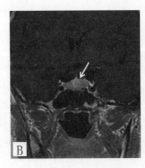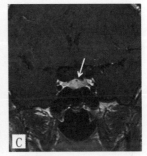

图24-4　经过治疗后，垂体体积较前明显缩小

A. 治疗前增强后冠状位T1WI；　　B. 治疗6个月增强后冠状位T1WI；

C. 治疗9个月增强后冠状位T1WI

【讨论】

　　高泌乳素血症是一种临床病理生理状态而非疾病，可由多种生理、药理、病理情况引起。生理性因素包括妊娠、哺乳、应激等；药理性因素包括服用抗抑郁药物、抗精神病药物、避孕药物等；而病理性因素常见原因包括下丘脑或邻近部位疾病、垂体疾病、原发性甲状腺功能减退症、慢性肾功能不全等。

重度原发性甲状腺功能减退症并发垂体增生常见于儿童和青少年，偶见于中年人，由于其临床表现不具有特异性，起病隐匿，因此极易被忽视。原发性甲减患者由于甲状腺激素分泌不足，反馈刺激分泌促甲状腺激素的垂体前叶嗜碱粒细胞，使其发生代偿性增生，导致垂体增生肥大；同时，促甲状腺激素释放激素增多造成泌乳素细胞增生，致催乳素过度分泌，因此，临床上极易被误诊为垂体泌乳素瘤而行手术或药物治疗。根据临床经验，一般催乳素瘤患者催乳素>200μg/L，而原发性甲减患者催乳素≤100μg/L。

本例患者因双侧乳房溢乳就诊，查泌乳素水平升高，垂体增强MRI片提示鞍区占位性病变，外院诊断垂体腺瘤并建议上级医院行手术治疗，证明在临床中该病确实易被误诊。继发性垂体增生与垂体腺瘤影像学上确有诸多相似之处：在冠状位平扫信号极易产生混淆，轻度上抬的视交叉，海绵窦的部分包绕及未发现明显侵袭现象，均是导致两者在临床上较难区分的关键所在，加之有着极其相似的临床表现，使得其临床鉴别诊断难度增加。但两者治疗完全不同，如果对继发垂体增生患者贸然行垂体切除手术，术后极可能出现永久性的垂体功能低下，给患者带来终身痛苦，因此明确诊断十分重要。垂体大腺瘤常因供血情况不佳极易出现坏死、出血及囊变而呈不均匀信号，而继发性垂体增生由于是垂体前叶细胞数量的增加，呈T1WI、T2WI等信号，且均一强化。目前，临床上也常将这些特征作为两种疾病的主要鉴别特点。此外，全面的病史采集也是疾病鉴别的重要依据。患者入院后，经详细询问病史，明确患者小学时因生长发育较同龄人迟缓等表现诊断为原发性甲状腺功能减退症，但未规律服药。体格检查提示面容稚气，身材矮小，且自诉近半年仍有长高，双侧乳头挤压有溢乳。辅助检查提示重度甲减，伴有多浆膜腔积液、PRL水平升高但低于100μg/L，双手摄片显示骨骺仍未闭合，垂体MRI片提示垂体体积增大，信号均匀。同时行基因检测排除了TSH不敏感综合征。因此，经神经内分泌MDT团队综合分析后考虑为原发性甲状腺功能减退症继发垂体增生并予以诊断性治疗。

研究显示，原发性甲状腺功能减退症引起垂体增生多发生于20多岁女性，对于甲状腺素替代治疗非常敏感，增生的垂体平均2个月后能自行缩小，且继发的高泌乳素水平也会下降至正常范围。本例患者经左甲状腺素片规律治疗后于我院神经内分泌工作室规律随访，各项指标均提示治疗效果显著：甲状腺功能及催乳素恢复至正常水平，多浆膜腔积液完全吸收，甲状腺缩小，增生的垂体较前明显缩小。这也进一步证实了我们的诊断。此外，由于患者儿童时期发病，有生长迟缓、骨龄落后及骨骺未闭，因此患者目前经正规治疗后身高仍在继续增长。

【内分泌科专家点评】

原发性甲状腺功能减退症虽是内分泌科常见的疾病，但临床上由于早期症状不典型而易被漏诊，因此许多患者常以继发垂体增生为首发症状就诊。而甲减所致垂体增生与垂体腺瘤在影像学上常常难以鉴别，导致部分青年患者因误诊而行垂体腺瘤手术从而造成终身垂体功能低下，后果严重。

本例患者初诊时被误诊为垂体腺瘤，后得益于内分泌科医生详细的病史采集及评估、神经外科医生有效的建议、放射科医生仔细的阅片，最后诊断为原发性甲状腺功能减退症继发垂体增生，并予以左甲状腺素片诊断性治疗。经神经内分泌MDT工作室规律随访，治疗效果显著。

【放射科专家点评】

原发性甲状腺功能减退症所致的垂体增生与垂体瘤在MRI均可表现为垂体高度增加、肿块样改变，影像上极易将垂体增生误诊为垂体大腺瘤。本例患者外院MRI同样诊断为垂体瘤。由于两者治疗方案完全不同，原发性甲减致垂体增生只需采用内科治疗。因此，影像检查尤其是应用MRI对两者进行鉴别诊断显得尤为重要。垂体增生MRI表现为垂体高度增加，垂体前叶上缘对称性的丘状隆起是其典型特点。其信号和强化特征类似正常的垂体组织，平扫信号均匀，T1WI呈等信号，T2WI呈等信号，增强后呈均匀一致的强化，无异常强化或延迟强化区域。垂体柄居中。而垂体腺瘤由于囊变坏死MRI信号及强化多不均匀，强化程度低于正常垂体组织，同时多伴有垂体柄的偏移以及邻近组织的侵犯。本例患者MRI垂体高度明显增加，垂体上缘隆起但强化均匀，未见明显异常强化灶，因此经神经内分泌工作室会诊考虑为垂体增生。经甲状腺素替代治疗后，患者身高增加，多次MRI随访显示增大的垂体逐渐恢复正常，进一步证实了垂体增生的MRI诊断，避免了不必要的手术。

【参考文献】

1. Koller KJ, Wolff RS, Warden MK, et al. Thyroid hormones regulate levels of thyrotropin–releasing-hormone mRNA in the paraventricular nucleus[J]. Proc Natl Acad Sci USA, 1987, 84（20）:7329-7333.

2. Yen PM. Physiological and molecular basis of thyroid hormone action[J]. Physiol Rev, 2001, 81（3）:1097-1142.

3. Siddiqi AI, Grieve J, Miszkiel K, et al. Tables or scalpel: Pituitary hyperplasia due to primary hypothyroidism[J]. Radiol Case Rep, 2015, 10（2）:1099.

4. Neves CP, Massolt ET, Peeters RP, et al. Pituitary hyperplasia: an uncommon presentation of a common disease[J]. Endocrinol Diabetes Metab Case Rep. 2015. doi: 10.1530/EDM-15-0056.

5. Ansari MS, Almalki MH. Primary hypothyroidism with markedly high prolactin[J]. Front Endocrinol, 2016, 7:35.

（廖　宇　俎金燕　陈增爱　王　宇　胡耀敏）

案例25　甲状腺激素抵抗综合征合并桥本氏甲状腺炎

【病史摘要】

女，62岁，因"发现甲状腺肿大8年余"入院。

患者8年前出现颈部增粗，伴有嗜睡、乏力、记忆力减退，反应较前稍迟钝，无畏寒、吞咽困难、呼吸不畅等不适。至当地医院就诊，B超检查提示甲状腺肿大，查甲状腺功能数次均示TSH、FT4升高，FT3正常，未予药物治疗。之后检查示ESR升高，垂体MRI增强检查示垂体向上略膨隆，予以激素抑制免疫，但未见明显好转。后长期于内分泌科随访，考虑为甲状腺功能减退症，予左甲状腺素（优甲乐）25μg qd，期间嗜睡、乏力、健忘症状反复，近4年患者体重增加约5kg。为进一步诊疗，收入我科。

有高血压病史8年，目前予厄贝沙坦降压，血压控制可。否认甲亢、甲减、免疫性疾病相关家族史，无放射性碘治疗史。

【体格检查】

T 36.6℃，P 72次/分，R 16次/分，BP 143/75mmHg。神志清，精神可，营养中等，自主体位，查体合作。全身皮肤黏膜无黄染，双眼球无突出，视力正常，无视野缺损，睑裂无增宽，Stellwag 征（－）、von Graefe 征（－）、Joffroy征（－）、Mobius征（－）。甲状腺Ⅱ°肿大，质软，未触及结节，未闻及血管杂音。双肺呼吸音清，未闻及干湿啰音。心律 72次/分，律齐，未闻及病理性杂音。腹平软，肝脾未及，无压痛。双下肢无水肿，四肢肌力、肌张力正常，双手无静止性震颤，生理反射存在，病理反射未引出。

【实验室及辅助检查】

1. 血、尿、粪常规和肝肾功能

未见明显异常。

2. 甲状腺功能

FT3 4.79pmol/L，FT4 54.2 pmol/L，TSH 15.7mIU/L，TPO-Ab >600.0IU/ml，TG-Ab 68.20IU/mL，TR-Ab <0.300IU/mL。

3. 进一步完善相关动态试验（见表25-1、表25-2）

表25-1　大剂量地塞米松（DX）抑制试验

时间	FT3（pmol/L）	FT4（pmol/L）	TSH（mIU/L）	皮质醇（nmol/L）	ACTH（pg/ml）	GH（ng/ml）	PRL（ng/ml）
DX前	4.79	54.2	15.7	208.43	29.5	0.028	6.93
DX后	3.05	55.15	1.59	8.78	20.6	0.245	2.65

表25-2　生长抑素抑制试验

时间	FT3 / pmol/L	FT4 / pmol/L	TSH / mIU/L（抑制率%）
8:00	4.5	41.6	16.73（0）
10:00	4.6	41.41	14.53（13%）
12:00	4.74	42.33	10.88（35%）
14:00	4.63	43.94	9.7（42%）
16:00	4.22	38.99	9.62（42%）
次日8:00	3.73	41.51	6.18（63%）

4. 基因检测报告

基因测序结果显示甲状腺激素β受体和脱碘酶Ⅱ基因无突变。

5. 其他内分泌检查

皮质醇昼夜节律存在、OGTT+胰岛素释放实验正常，胰岛相关抗体阴性。

6. 辅助检查

（1）垂体MRI增强检查：垂体形态略饱满（见图25-1）。

（2）甲状腺摄碘率检查：正常范围。

（3）甲状腺超声：甲状腺外形肿大伴弥漫性改变，甲状腺双叶及峡部多发团块（TI-RADS 3级）。

（4）甲状腺SPECT-CT显像：甲状腺外形增大伴左叶摄锝功能增强。

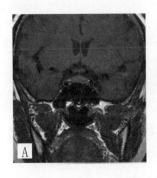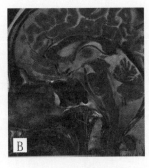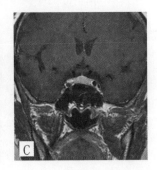

图25-1　垂体MRI增强

A. 冠状位T1WI；B. 矢状位T2WI；C. 增强后冠状位T1WI

垂体形态略饱满，信号均匀（见图25-1A，B），增强扫描未见明显异常强化（见图25-1C）。

【诊断】

全身型甲状腺激素抵抗综合征，桥本氏甲状腺炎。

【诊断依据】

（1）患者升高的TSH可被大剂量地塞米松抑制，生长抑素抑制试验24h后抑制率63%；垂体MRI增强检查未见明显异常，排除TSH瘤可能，甲状腺激素抵抗综合征诊断明确。

（2）鉴于患者为老年人，T3试验存在潜在风险，同时目前国内也缺乏T3试剂，因此未进一步行T3试验进行分型。但结合患者以甲减症状为主要表现，无明显甲亢症状，考虑为全身型甲状腺激素抵抗综合征。

（3）TPO-Ab >600.0IU/ml，桥本甲状腺炎诊断明确。

【治疗】

予以溴隐亭（2.5mg/片）1# qn，甲状腺素片（40mg/片）1# qd。

【随访】

1. 患者出院后内分泌科门诊规律随访（见表25-3）

出院18个月后复查甲状腺功能示甲状腺功能减退加重，FT4 8.03pmol/L↓，TSH 100.00mIU/L↑，加用左甲状腺素（50μg/片）0.5# qd，并再次收入院进一步诊治。

表25-3 门诊随访甲状腺功能结果

出院后随访时间	TSH /（mIU/L）	FT4 /（pmol/L）
出院后3个月	12.01	46.88
出院后6个月	19.17	50.27
出院后9个月	11.67	38.63
出院后12个月	15.84	55.35
出院后15个月	8.11	65.6
出院后18个月	100↑	8.03↓

2. 第2次入院随访

（1）血、尿、粪常规和肝肾功能未见明显异常。

（2）甲状腺相关指标：TPO-Ab >600.0IU/ml↑，TG-Ab 88.35IU/mL，TR-Ab <0.300IU/mL，TG 0.322ng/mL↓，TSH 78.99mIU/L↑，FT3 5.08pmol/L，FT4 7.22pmol/L↓。

（3）其他激素水平：皮质醇 15.86μg/dl，促肾上腺皮质激素 44.50pg/ml，生长激素 1 320pg/ml，雌二醇 <73pmol/L，促黄体生成素 24.23IU/L，垂体泌乳素 1.77μg/L，卵泡生成素 75.71IU/L，孕酮 0.62nmol/L，睾酮 <0.35nmol/L，雄烯二酮 0.60ng/mL，硫酸脱氢表雄酮 15.77μg/dl，性激素结合球蛋白 38.63nmol/L。

（4）辅助检查。

垂体MRI增强检查：未见明显异常。

甲状腺超声检查：甲状腺弥漫性结节样肿大。

甲状腺摄^{131}I率：3小时摄碘率23.90%，24小时摄碘率41.50%。

甲状腺摄^{131}I略低于正常值。

甲状腺SPECT显像：甲状腺肿大；甲状腺左叶"热结节"可能。

（5）诊断及治疗。

诊断：甲状腺激素抵抗综合征合并桥本氏甲状腺炎，甲状腺功能减退症。

治疗：予以溴隐亭（2.5mg/片）2# qn + 左甲状腺素（50μg/片）0.5# qd+ 甲状腺素片（40mg/片）1# qd 治疗，门诊继续随访。

3. 第二次出院后1个月随访

（1）甲状腺超声：甲状腺肿大较前明显缩小。

（2）甲状腺功能：TSH 0.526 mIU/L，FT3 8.69 pmol/L↑，FT4 20.20 pmol/L，TG-Ab 56.80 IU/mL，TPO-Ab>600 IU/mL↑，TR-Ab <0.300IU/mL，提示甲状腺功能减退明显好转。

（3）调整用药方案为溴隐亭（2.5mg/片）2# qn + 左甲状腺素（50μg/片）0.5# qd + 甲状腺素片（40mg/片）1#/0.5# qod 交替。

【讨论】

甲状腺激素抵抗综合征（syndrome of resistance to thyroid hormone，RTH）是由于甲状腺激素靶器官对甲状腺激素敏感性降低所致，因抵抗部位不同而具有不同的临床表现，进而增加了诊断难度，常被延误诊断或误诊。RTH一般分为全身抵抗综合征、垂体抵抗综合征及周围抵抗综合征三种类型。全身性甲状腺激素抵抗患者TSH正常或升高，可以从无症状到出现严重甲减症状，但不出现甲亢症状，可伴有智力、听力障碍。垂体性甲状腺激素抵抗由于是选择性的发生垂体对TH不敏感，TH对垂体释放的TSH负反馈作用减弱或消失，从而使TSH显著升高，导致甲状腺增生肿大，TH合成增加，但外周组织对TH敏感性正常，因此有轻至中度甲状腺功能亢进。选择性的周围组织甲状腺抵抗极少见，多有家族史，血TH升高，但临床表现为甲减，TSH多正常。此型最特征性表现是即使应用大剂量甲状腺激素，T3、T4明显升高，临床仍无甲亢表现。RTH体征上以甲状腺肿最为常见，占66%~96%，由于过量的TSH刺激所致，一般为弥漫性甲状腺肿，也可表现为结节性甲状腺肿。

致病机制方面，约85%的RTH由TRβ基因突变所致，突变的TRβ与T3的亲和力降低。但仍有15%RTH未检测到TRβ基因突变，以散发为主。目前机制尚不清楚，推测可能与受体后缺陷有关。RTH最主要需与TSH瘤进行鉴别诊断。对于不能通过基因检测确诊的患者，需联合多种试验明确诊断（见表25-4）。

表25-4　RTH与垂体TSH瘤鉴别诊断

鉴别手段	RTH	垂体TSH瘤
影像学检查	多无异常表现，部分患者可有微腺瘤	蝶鞍扩大 微腺瘤
TRH兴奋试验	TSH正常或增高	TSH无反应
生长抑素抑制试验	部分抑制	明显抑制
大剂量地塞米松抑制试验	可被抑制	不被抑制

（1）TRH兴奋试验：RTH患者垂体对TRH的反应呈正常，或因长期存在抵抗，缺乏T3的抑制作用而出现过度反应，峰值提前且增高，而TSH瘤患者处于自主分泌，TSH不被TRH兴奋。但由于目前国内TRH不易获得，限制了该试验的应用。

（2）生长抑素抑制试验：几乎所有的TSH瘤都存在生长抑素受体，生长抑素可抑制其TSH分泌；而RTH对生长抑素反应性低。有研究对45例患者进行生长抑素抑制试验，提示TSH瘤较基础下降77.02%，而RTH组TSH水平下降52.33%。

（3）T3试验：用以反映垂体和外周组织对甲状腺激素敏感性的试验，RTH患者对于T3的反应降低，但随着T3剂量的增加，患者对T3的反应逐渐恢复，TSH瘤患者反应正常。但该试验在老年患者及有心脑血管疾病患者中应用存在风险，且过程复杂，并无确定的标准可循。

（4）大剂量地塞米松试验：RTH患者TSH可被大剂量地塞米松抑制，而TSH瘤患者其TSH水平无明显变化。

应根据患者不同的类型和严重程度给予对应治疗。全身型：一部分患者可以通过自身调节，代偿周围组织所产生的甲状腺激素抵抗，一般不需要治疗，有甲减症状者可补充甲状腺激素制剂。垂体型：予以三碘甲状腺醋酸，降低TSH的同时并不增加甲状腺毒症；有甲亢症状患者可予以β受体阻滞剂对症，但不建议使用抗甲状腺药物。外周型：适当补充甲状腺激素制剂。生长抑素和多巴胺受体激动剂可短期用于RTH患者治疗。

本病例特点分析及诊治体会：

（1）本例患者因甲状腺激素和TSH水平同步升高并伴有甲状腺功能减退症状入院。完善垂体磁共振增强和其他内分泌轴的检查，未发现垂体占位临床、实验室和影像表现。初步考虑RTH，但行基因检测未发现已被报道的TRβ和Ⅱ脱碘酶基因突变，尚需诊断试验予以鉴别。行生长抑素抑制试验和大剂量地塞米松抑制试验，排除TSH瘤，明确诊断为甲状腺激素抵抗综合征。因该例为老年患者，考虑潜在风险，同时目前国内也缺乏T3试剂，因此未进一步行T3试验进行分型，但结合患者以甲减症状为主要表现，无明显甲亢症状，考虑为全身型甲状腺激素抵抗综合征。

（2）该病例的一个特点是患者随访近一年后开始出现明显的甲状腺激素水平下降，同时TSH进一步显著升高（FT4 8.03pmol/L↓，TSH 100.00mIU/L↑）。考虑患者为甲状腺激素抵抗综合征合并桥本氏甲状腺炎，进行相关文献复习发现有研究提示RTH患者体内由于长期存在TSH刺激，会引起甲状腺内慢性淋巴细胞浸润，导致甲状腺损伤和自身免疫性甲状腺疾病（AITD）发病率高于正常人。具体到本病例，该患者在初次诊断RTH时检查提示存在正常的摄碘率，表明甲状腺尚可通过自身调节TH合成能力代偿周围组织对甲状腺激素的抵抗。但随病程进展，长期桥本甲状腺炎症导致甲状腺损伤加重，再次入院的摄碘率提示碘摄取能力下降，此时已出现明显甲状腺功能减退。本身存在全身甲状腺激素抵抗的情况下再加以显著下降的FT4，使TSH明显升高。

（3）该患者的治疗：针对于RTH的患者，治疗目标应注意通过将TSH控制在正常范围以避免长期刺激甲状腺内的慢性淋巴细胞浸润。对于全身型RTH患者，若同时合并有甲状腺功能减退症状，最佳治疗方式是予以L–T3以抑制TSH并改善甲减症状。其他药物如溴隐亭亦可以通过抑制TSH改善甲状腺肿大。由于国内难以获得L–T3，因此该患者在首次入院时，予以溴隐亭及甲状腺片，兼顾T3、T4的补充和抑制TSH。但后期患者出现了显著的FT4水平下降，在原有方案基础上调整剂量并加用L–T4，患者症状及实验室检查结果得到明显改善。

【专家点评】

甲状腺激素抵抗综合征是一种致病机制复杂、临床表现多样的罕见疾病，在日常工作中对该疾病的认识不足，常常导致漏诊、误诊，甚至是错误治疗。对于出现以下情况者要考虑到RTH的存在：甲状腺肿大，无甲状腺功能异常的临床表现但实验室检查提示T3、T4升高者；甲状腺肿大，存在甲减症状但T3、T4升高者；甲状腺肿大且有甲亢症状，T3、T4、TSH均升高者；甲亢患者采用多种治疗手段易复发者；甲减患者服用大剂量甲状腺激素但仍无明显改善者；家族中有患有本疾病者。此例患者随访后期出现明显的甲状腺激素水平下降，考虑长期TSH刺激使患者容易发生甲状腺淋巴细胞浸润，并发桥本氏甲状腺炎，导致甲状腺腺体破坏，甲状腺激素合成功能下降并最终导致甲状腺功能减退。这提示我们RTH疾病常处于动态演化中，定期的随访和合理的治疗调整很有必要。

【参考文献】

1. 姜晓华, 方微园, 叶蕾, 等. 甲状腺激素抵抗综合征的临诊应对[J].中华内分泌代谢杂志, 2013, 29（2）:165–169.

2. Lai S, Zhang S, Wang L, et al. A rare mutation in patients with resistance to thyroid hormone and review of therapeutic strategies[J]. Am J Med Sci, 2015, 350（3）:167–174.

3. 孔艳华. 甲状腺激素抵抗综合征诊疗进展[J]. 临床与病理杂志, 2016, 36（8）:1229–1233.

4. Maruo Y, Mori A, Morioka Y, et al. Successful every–other–day liothyronine therapy for severe resistance to thyroid hormone beta with a novel THRB mutation; case report[J]. BMC Endocr Disord, 2016, 16:1.

5. 汪宁, 陈欢, 赵真真, 等. 甲状腺激素不敏感综合征合并自身免疫性甲状腺疾病5例报道并文献复习[J]. 疑难病杂志, 2016, 15（2）:191–194.

6. Pappa T, Anselmo J, Mamanasiri S, et al. Prenatal diagnosis of resistance to thyroid hormone and its clinical implications[J]. J Clin Endocrinol Metab, 2017, 102（10）: 3775–3782.

（陆　楠　韩亭亭　胡耀敏）

案例26 ^{99m}Tc-MIBI阴性原发性甲状旁腺功能亢进症

【病史摘要】

女，51岁，因"发现血钙升高2周"入院。

患者2周前喝咖啡后自觉心悸不适，于当地医院就诊，查血钙2.9mmol/L↑，未予以特殊处理，心悸自行好转。1周前来仁济医院南院内分泌科门诊复查血钙2.61mmol/L，磷0.76mmol/L，甲状旁腺素129.6pg/ml↑，考虑甲状旁腺功能亢进症可能收入院。病程中，患者无骨痛、骨折，无多尿、口干、多饮，无乏力、易疲劳，无纳差、便秘，无恶心、呕吐、腹痛等不适。自起病以来，患者精神、食欲、睡眠可，二便如常，近期无明显体重改变。

既往史、个人史、家族史均无殊。

【体格检查】

T 36.5℃，P 75次/分，R 18次/分，BP 124/75mmHg。心律齐，未闻及杂音，肺、腹部查体未见明显异常，胸廓、脊柱无压痛。无肌肉萎缩，四肢肌力Ⅴ级，肌张力正常，病理征阴性。双下肢无水肿。

【实验室及辅助检查】

1. 常规检验

血常规、尿常规、粪便常规未见异常。生化：谷丙转氨酶 42IU/L，白蛋白 40.5g/L，谷草转氨酶 39IU/L↑，总胆红素 15.8μmol/L，肌酐64μmol/L，尿酸345μmol/L，肌酸激酶 71IU/L，血镁 0.8mmol/L。血气分析：离子钙 1.40mmol/L↑（1.15~1.27mmol/L），余均正常。

2. 内分泌相关检验

（1）血、尿钙磷水平（见表26-1）。

表26-1 血、尿钙磷水平

血钙 （mmol/L） （2.2~2.65）	血磷 mmol/L （0.81~1.45）	尿钙 （mmol/24h） （2.5~7.5）	尿磷 （mmol/24h） （35~55）	尿量 ml （1 000~2 500）
2.48	0.82	8.76↑	18.6	2 400
2.54	0.8	5.9	14.23	2 500

（1）碱性磷酸酶 133IU/L↑。

（2）钙代谢：PTH 127.7pg/ml↑（12~72pg/ml），25（OH）D 18.43ng/ml，降钙素 <0.50pg/ml

（3）糖代谢：HbA1c 5.4%，GA 13.52%。

（4）甲状腺轴：TSH 3.04mIU/L，FT3 4.05pmol/L，FT4 10.17pmol/L，ATPO 137.6IU/ml↑，ATG 16.29IU/ml，TRAb 0.354IU/L。

（5）性腺轴：LH 18.97IU/L，FSH 19.42IU/L，P 1.83nmol/L，E2 385pmol/L，T 0.77nmol/L。

（6）PRL 26.73μg/L，GH 725.5pg/ml。

（7）皮质醇节律及ACTH水平（见表26-2）。

表26-2　皮质醇节律及ACTH水平

时间	8a.m.	4p.m.	12p.m.
ACTH（pg/ml）	11.90	13.60	14.00
F（μg/dl）	7.11	6.31	3.21

（8）其他：糖类抗原CA72~4 7.32UIU/ml↑，余肿瘤标志物均正常。胃泌素（空腹）63.63pg/ml。

3. 辅助检查

（1）心电图检查示窦性心律；T波改变（Ⅱ、Ⅲ、aVF低平或倒置）。超声检查示胆囊内可见强回声斑块，大小约15mm，胆囊结石；甲状腺左叶等回声结节（TI-RADS 3级）；泌尿系统、甲状旁腺未见明显异常。肺HRCT检查未见明显异常。腹部CT增强检查见脾脏血管瘤；左肾囊肿。

（2）不同部位骨骼X线检查（见图26-1）：双手正位片及头颅正侧位未见明显骨质异常；胸椎、腰椎、骨盆骨质增生。

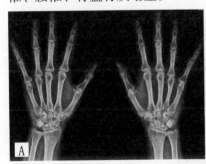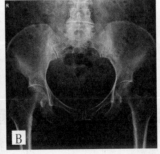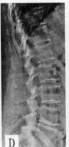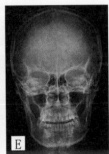

图26-1　不同部位骨骼X线检查

A. 双手正位片；　　B. 骨盆正位；　　C. 胸椎侧位片；

D. 腰椎侧位片；　　E. 头颅正位片

双手平片未见明显异常（见图26-1A），骨盆骨质增生（见图26-1B），胸椎及腰椎骨质增生（见图26-1C、D），头颅平片未见明显异常（见图26-1E）

（3）垂体增强MRI检查：未见明显异常（见图26-2）。

（4）全身骨显像检查：双侧膝关节及双侧第一、二跖趾关节浓聚灶，考虑炎症或退变（见图26-3）。

（5）^{99m}Tc-MIBI核素显像（甲状旁腺显像）：未见明显异常（见图26-4）。骨密度：骨量减少（见表26-3）。

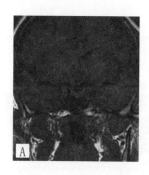 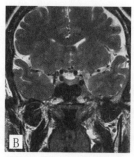 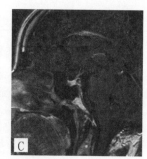 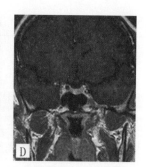

图26-2　垂体增强MRI

A. 冠状位T1WI；　　　　　　　B. 冠状位T2WI；

C. 增强后冠状位T1WI；　　　　D. 增强后矢状位T1WI

垂体信号形态未见异常，增强后垂体强化均匀。

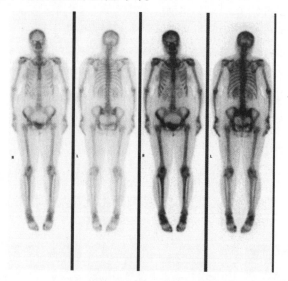

图26-3　骨扫描

骨扫描示：双侧膝关节及双侧第一、二跖趾关节浓聚灶，考虑炎症或退变。

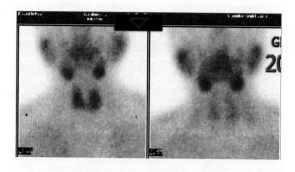

图26-4　^{99m}Tc-MIBI核素显像

核素显像未见明显异常。

表26-3　骨密度

	左股骨颈部	左股骨Troch	左股骨总计	右股骨颈部	右股骨Troch	右股骨总计	L1~L4
骨密度	0.836	0.693	0.848	0.893	0.707	0.862	1.051
T值	−0.8	−0.6	−1.0	−0.3	−0.5	−0.9	−0.5

【治疗】

患者甲状旁腺功能亢进症定位诊断不明确，嘱患者多饮水，监测血钙、PTH等指标，门诊随访。

【随访】

出院后2个月：谷丙转氨酶35IU/L，谷草转氨酶37 IU/L↑，总胆红素18.6μmol/L；PTH 208pg/ml↑，血钙2.57mmol/L，血磷0.91mmol/L，24h尿钙8.14mmol，24h尿磷19.6mmol。甲状旁腺超声检查：甲状腺右叶下极后方见低回声结节，大小约8mm×5mm，边界清，形态规则，CDFI彩色血流不明显。结论：甲状腺右叶下极后方实性低回声结节（考虑甲状旁腺来源可能）。再次复查^{99m}Tc-MIBI核素显像：未见明显异常（见图26-5）。

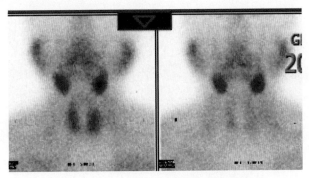

图26-5　第二次99mTc-MIBI核素显像

【诊断】

（1）主要诊断：原发性甲状旁腺功能亢进症，甲状旁腺腺瘤。

诊断依据：患者中年女性，检查提示血钙升高、24小时尿钙排泄增加，同时伴PTH升高，甲状旁腺超声检查发现可疑占位，术后病理符合甲状旁腺腺瘤，术后血钙、24小时尿钙、PTH恢复正常。

（2）次要诊断：慢性淋巴细胞性甲状腺炎、甲状腺结节、胆结石、肾囊肿和脾脏血管瘤。

【诊治经过】

择期患者于耳鼻喉科全麻下行"右侧下极甲状旁腺肿块切除+其余甲状旁腺探查+左甲状腺次全切+右甲状腺部分切除+双侧喉返神经探查+Ⅵ区淋巴结清扫术"。术后患者无声嘶，无呼吸、吞咽困难，无手足麻木等不适。复查PTH 19.56 pg/ml，血钙2.10mmol/L，磷0.85mmol/L。术后予左甲状腺素（优甲乐）50μg qd，骨化三醇（罗盖全）0.25μg qd，碳酸钙片0.3g qd治疗。

【组织病理学检查】

术后病理（见图26-6）："右甲状旁腺"甲状旁腺腺瘤，并见少量胸腺组织，"左甲状腺"慢性淋巴细胞性甲状腺炎伴结节性增生。"左上甲状旁腺""左下甲状旁腺"淋巴结示淋巴组织增生，"右上甲状旁腺"少量脂肪组织。"右甲状腺"慢性淋巴细胞性甲状腺炎。"Ⅵ区淋巴结"（0/4）阴性。

图26-6 病理图片

HE×100，镜下示甲状旁腺组织增生，主细胞增生为主，无明显包膜。

【术后随访】

术后1月患者自行停用上述药物，术后随访数据（见表26-4）。术后6月复查生化：白蛋白 41.5g/L，谷丙转氨酶 31IU/L，谷草转氨酶 30IU/L，肌酐 72μmol/L。血气（静脉）：pH值 7.36，离子钙 1.10mmol/L↓，标准碳酸氢根 24.9mmol/L。ATPO 373.2IU/ml↑，ATG 30.97IU/ml，甲状腺球蛋白 0.447ng/mL↓。超声检查：双侧甲状旁腺区目前未见异常肿块图像。骨密度如表26-5所示。予左甲状腺素（优甲乐）25μg qd治疗。

表26-4 术后随访数据

时间	血钙（mmol/L）	血磷（mmol/L）	24h尿钙（mmol）	24小时尿磷（mmol）
术后1个月	2.17	1.26	/	/
术后6个月	2.35	0.92	3.68	14.07↓
时间	PTH（pg/ml）	FT3（pmol/L）	FT4（pmol/L）	TSH（mIU/L）
术后1个月	60.01	4.43	13.80	0.03↓
术后3个月	70.24	4.59	11.68	2.50
术后6个月	65.45	5.12	10.65	5.81↑

表26-5 骨密度

	左股骨颈部	左股骨Troch	左股骨总计	右股骨颈部	右股骨Troch	右股骨总计	L1~L4
骨密度	0.990	0.727	0.954	0.961	0.663	0.962	1.034
T值	0.5	−0.3	−0.2	0.3	0.4	−0.1	−0.7

【讨论】

原发性甲状旁腺功能亢进症（primary hyperparathyroidism，PHPT）是甲状旁腺组织原发病变致PTH分泌过多，导致的一组临床综合征：高钙血症、肾钙重吸收和尿磷排泄增加、肾结石、肾钙质沉着症和以皮质骨为主骨吸收增加等。病理以单个甲状旁腺腺瘤最常见，少数为甲状旁腺增生或甲状旁腺癌。

1. 病因方面

大多数PHPT为散发性，少数为家族性或某些遗传性综合征的表现之一，即有家族史或作为某种遗传性肿瘤综合征的一部分。与 PHPT 相关的遗传综合征及其致病基因如表26-6所示。

表26-6　家族性PHPT的致病基因

综合征（OMIM）	染色体定位	致病基因	编码蛋白	突变类型
MEN-1[1]（131100）	11q13	MEN1	Menin	失活
MEN-2A[2]（171400）	10q11.1	RET	RET	激活
MEN-4[3]（610755）	12p13	CDKN1B	p27^{Kip1}	失活
FHH1/NSHPT/NHPT[4]（145980/239200）	3q13.3-q21	CaSR	CaSR	失活
ADMH[5]（601199）	3q13.3-q21	CaSR	CaSR	不典型失活
FHH[2]（145981）	19p13.3	GNA11	Gα11	失活
FHH[3]（600740）	19q13.32	AP2S1	AP2σ2	失活
HPT-JT[6]（145001）	1q25-q31	HRPT2	Parafibromin	失活
FIHPT[7]（145000）	11q13、1q25-31、3q13.3-q21/2p13.3-14、未知位置	CaSR、HRPT2、MEN1	—	失活

MEN-1：多发性内分泌腺瘤病1型（multiple endocrine neoplasia type 1）；MEN-2A：多发性内分泌腺瘤病2A型（multiple endocrine neoplasia type 2A）；MEN-4：多发性内分泌腺瘤病4型（multiple endocrine neoplasia type4）；FHH：家族性低尿钙性高钙血症（familial hypocalci-urichypercalcemia）；NSHPT：新生儿重症甲状旁腺功能亢进症（neonatal severe hyperparathyroidism）；NHPT：新生儿甲状旁腺功能亢进症（neonatal hyperparathyroidism）；ADMH：常染色体显性温和型甲状旁腺功能亢进症（autosomal dominant moderate hyperparathyroidism）；HPT-JT：甲状旁腺功能亢进症_颌骨肿瘤综合征（Hyperparathyroidism-jaw tumors syndrome）；FIHPT：家族性孤立性原发性甲状旁腺功能亢进症（familial isolated primary hyperparathyroidism）；OMIM：online mendelian inheritance in men

2. 临床表现

PHPT病情程度不同，临床表现轻重不一。

（1）非特异性症状：乏力、易疲劳、体重减轻和食欲减退等。

（2）骨骼：全身弥漫性、逐渐加重的骨骼关节疼痛，骨骼畸形，身高变矮，轻微外力引发病理性骨折，或出现自发骨折，纤维囊性骨炎，活动能力明显降低，甚至活动受限，牙齿松动或脱落。

（3）泌尿系统：烦渴、多饮、多尿，泌尿系结石，易反复罹患泌尿系感染，肾功能不全。

（4）消化系统：食欲缺乏、恶心、呕吐、消化不良及便秘等，部分可出现反复消化道溃疡，部分可伴发急、慢性胰腺炎。

（5）心血管系统：高血压、心动过速或过缓、 ST段缩短或消失， QT间期缩短，严重者可出现明显心律失常。

（6）神经肌肉系统：淡漠、消沉、烦躁、反应迟钝、记忆力减退等；四肢疲劳、肌无力（四肢近端为主）、肌肉疼痛、肌肉萎缩、腱反射减弱。

（7）精神心理异常：倦怠、嗜睡、情绪抑郁、神经质、社会交往能力下降，甚至有认知障碍等心理异常的表现。

（8）血液系统：部分可以合并贫血（病程较长或甲状旁腺癌患者）。

（9）其他代谢异常：部分可以伴有糖代谢异常，糖耐量异常、糖尿病或高胰岛素血症。

3. 实验室检查

PHPT特征性实验室检查是高钙血症、低磷血症、高钙尿症、高磷尿症和高 PTH 血症。血钙水平可呈现持续性增高或波动性增高，少数患者血钙值持续正常（正常血钙 PHPT），必要时需反复测定。判断血钙水平时应注意使用血清白蛋白水平校正：经血清白蛋白校正血钙（mg/dl）=实测血钙（mg/dl）+ 0.8 ×[4.0–实测血清白蛋白（g/dl）]。正常人游离钙水平（1.18±0.05）mmol/L，其测定结果较血总钙测定对诊断高钙血症更为敏感，且不受白蛋白水平的影响。低磷血症是 PHPT 的生化特征之一。血碱性磷酸酶增高往往提示存在骨骼病损，骨碱性磷酸酶升高更为特异。多数 PHPT 尿钙排泄增加（家族性低尿钙性高钙血症除外），24 h 尿钙女性＞ 250 mg，男性＞ 300 mg，或 24 h 尿钙排出＞ 4 mg /kg。骨骼 X 线检查（40%以上有骨骼异常）：骨质疏松、骨质软化、骨质硬化、骨膜下吸收及骨骼囊性变等。骨显像：中轴骨、长骨、关节周围示踪剂摄取增高，可有"黑颅征"、"领带征"，肋软骨连接处放射性增高，呈"串珠状"，肾影变淡或消失。泌尿系统影像学评估：15%~40%的PHPT患者可发生泌尿系结石。定位检查：包括甲状旁腺超声、^{99m}Tc–MIBI核素显像、CT和MRI、超声引导甲状旁腺病灶穿刺液 PTH 测定、选择性甲状腺静脉取血测PTH等。

本例患者两次^{99m}Tc–MIBI核素显像均阴性，类似的情况文献中也有报道。北京协和医院曾报道1例超声显示双侧可疑甲状旁腺病变而^{99m}Tc–MIBI核素显像阴性的PHPT，通过^{11}C–胆碱PET/ CT 、术前超声引导下结节穿刺液PTH测定明确术前定位，其血钙及PTH水平与我们的患者类似，血钙在正常偏高范围（2.39~2.51 mmol/L），PTH 95.2~111.0 pg/mL。此外也有^{99m}Tc~MIBI核素显像阴性的散发性甲状旁腺癌的报道。

4. 诊断和鉴别诊断

根据病史、骨骼病变、泌尿系统结石和高血钙的临床表现，以及高钙血症和高PTH血症并存可做出定性诊断（血钙正常的原发性甲旁亢例外）。定性诊断明确后，可通过超声、放射性核素扫描等检查明确定位诊断。PHPT诊疗流程图如图26-7所示。

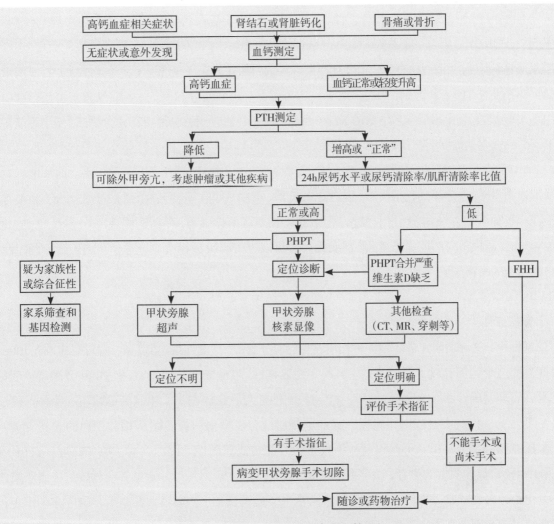

图26-7　诊疗流程图（引自参考文献[2]）

　　PHPT的鉴别诊断：继发性甲旁亢、三发性甲旁亢、异位甲状旁腺功能亢进症。若高钙血症伴PTH降低主要鉴别恶性肿瘤、结节病、甲状腺功能亢进症、维生素D中毒等。

　　5. 治疗

　　PHPT的治疗包括手术治疗和药物治疗。

　　手术为PHPT首选的治疗方法。

　　手术指征：（1）有症状的PHPT的患者。

　　（2）无手术禁忌证，病变定位明确者。

　　（3）无症状的PHPT患者合并以下任一情况。①高钙血症，血钙高于正常上限0.25mmol/L（1mg/dl）；②肾脏损害，肌酐清除率低于60 ml/min；③任何部位骨密度值低于峰值骨量2.5个标准差（T值＜-2.5）和（或）出现脆性骨折；④年龄小于50岁；⑤患者不能接受常规随访。

　　本例患者⁹⁹ᵐTc-MIBI核素显像阴性，且为无症状PHPT患者，

　　对于是否行手术治疗曾有争议，但患者年龄接近50岁，血钙曾高达2.9mmol/L（高于正常上限0.25mmol/L），超声明确提示甲状旁腺占位，结合患者有手术意愿，予手术治疗。

不能手术或不接受手术的PHPT患者,应适当多饮水,避免高钙饮食,尽量避免使用锂剂、噻嗪类利尿剂。药物治疗适用于不能手术治疗、无症状的PHPT患者,包括双膦酸盐、雌激素替代治疗、选择性雌激素受体调节剂及拟钙化合物。建议有骨量减少或骨质疏松但不能手术治疗的PHPT患者使用双膦酸盐。常用药物有阿仑膦酸钠,70mg 1次/周。亦可考虑双膦酸盐静脉制剂。短期雌激素替代治疗主要适用于无雌激素禁忌证的绝经后PHPT患者。西那卡塞是目前应用的一种拟钙化合物,适用于不能接受手术而高钙血症的症状明显或血钙明显升高者。

对出现症状和体征的中度高钙血症患者,需积极治疗。当血钙>3.5 mmol/L 时,需立即采取有效措施降低血钙水平。治疗原则包括扩容、促进尿钙排泄、抑制骨吸收等。静脉双膦酸盐是迄今为止最有效的治疗高钙血症的方法。降钙素起效快,但效果不如双膦酸盐显著,存在逸脱现象（多在72~96 h内发生），故多适用于高钙危象患者。低钙或无钙透析液进行腹膜透析或血液透析可用于治疗顽固性或肾功能不全的高钙危象。

【专家点评】

原发性甲状旁腺功能亢进症是一种相对常见的内分泌疾病（国外报道其患病率高达1/500~1/1000），我们报道的这个病例有以下两个特点。其一，患者两次^{99m}Tc-MIBI均阴性，随访甲状旁腺超声明确定位，术后病理明确诊断。文献提及^{99m}Tc-MIBI假阴性常与肿瘤体积小、甲状旁腺增生、瘤体活性、是否存在囊性变、伴有甲亢或甲状腺炎、肿瘤的细胞成分、糖蛋白或多耐药相关蛋白的表达有关。此外，未探测到胸部异位甲状旁腺以及减影技术也可能造成假阴性。因此，对于临床高度怀疑PHPT而^{99m}Tc-MIBI核素显像阴性的患者，并不能轻易排除PHPT的诊断。其二，该患者病程较短，属于疾病早期，生化指标轻微异常（血钙在正常范围偏高水平、血磷正常、PTH轻微升高），临床亦未出现相应的典型的甲旁亢靶器官损害表现（患者无消化道症状、无泌尿系结石、无骨质疏松及骨折等）。我们推测本例患者^{99m}Tc-MIBI假阴性可能与瘤体活性相关。此外，针对该例患者，我们常规进行了家族性PHPT 筛查，患者垂体MRI、垂体前叶功能、胃泌素、降钙素均未见明显异常，临床亦无高儿茶酚胺相关表现，目前无明确多发性内分泌腺瘤（MEN）的证据。当然，随访过程中仍需注意筛查。

【参考文献】

1. 宁志伟, 王鸥, 徐竞英,等. 原发性甲状旁腺功能亢进症患者术前病变甲状旁腺定位方法的评估[J]中国医学科学院学报, 2003, 25（3）:280-284.

2. 中华医学会骨质疏松和骨矿盐疾病分会, 中华医学会内分泌分会代谢性骨病学组. 原发性甲状旁腺功能亢进症诊疗指南[J].中华骨质疏松和骨矿盐疾病杂志, 2014, 7（3）:187-198.

3. 张曼娜, 孙航, 祝洁,等. 一例甲状旁腺核素扫描阴性的散发性甲状旁腺癌的临床特点及术后随访观察[J]. 中华内分泌代谢杂志, 2016, 32（5）:418-421.

4. 段晓晔, 马婉璐, 朱庆莉,等. 骨痛、高甲状旁腺素血症、^{99m}Tc-MIBI甲状旁腺显像阴性[J].中华骨质疏松和骨矿盐疾病杂志, 2019, 12（2）:172-176.

（冯 娟 吴蓓瑞 胡耀敏）

第六章　肾上腺疾病

案例27　隐匿型巨大嗜铬细胞瘤

【病史摘要】

男，48岁，因"体检发现肾上腺占位5天"入院。

患者5天前常规体检腹部B超发现左上腹占位病变（9.8cm×8.4cm的等回声团块），进一步行腹部增强CT检查示左侧肾上腺区占位（范围约9.1cm×7.7cm），考虑嗜铬细胞瘤可能性大。追问病史，患者近5年来，有间断性头痛发作，发作时头痛呈渐进性加重，每次都在过量饮酒的情况下发生，伴恶心，睡眠后可缓解，当时未监测血压，否认心悸、出汗、胸闷、面色苍白、胸腹疼痛等。病程中无头晕、颈项板紧、视物模糊、肢体麻木等。为进一步诊治，收入仁济医院南院内分泌科。患者自起病以来，精神可，胃纳可，夜眠可，饮食未见异常，二便正常，体重未见明显下降。

既往史：否认高血压、糖尿病等慢性病史。家族史：父亲有高血压病史。

【体格检查】

T 36.6℃，P 74次/分，R 18次/分，BP 120/70mmHg。身高168cm，体重65kg，BMI 23.03kg/m²，腰围86cm，臀围95cm。左上腹深触诊可扪及大小约10cm肿块，表面光滑，质软，活动可。四肢肌力正常，病理征阴性。

【实验室及辅助检查】

1. 常规检验

血常规、肝肾功能、血气、出凝血未见异常。

2. 内分泌相关检验

（1）糖代谢：空腹葡萄糖 5.02mmol/L，胰岛素3.8μU/ml，C肽 1.29ng/ml；HbA1c 5.6%；GA% 14.42%；IAA、GAD、ICA均阴性。

（2）钙代谢：PTH 48.17pg/ml，降钙素 2.12pg/ml，25-（OH）D 25.39ng/ml。

（3）PRL 25.52μg/L↑，GH 42.60pg/ml。

（4）甲状腺轴：TSH 2.06mIU/L，FT3 5.48pmol/L，FT4 11.19pmol/L，ATPO、ATG、TRAb均阴性。

（5）性腺轴：LH 5.84IU/L，FSH 4.94IU/L，孕酮3.40nmol/L↑，雌二醇 331pmol/L↑，睾酮 23.02nmol/L。

（6）肾上腺轴：24hUFC 51.10μg/24h，血ALD 216.44pg/ml，血浆PRA 1.93ng/（ml·h），AngⅡ 79.83pg，血NMN 3545.3pg/ml↑（19~121pg/ml），血MN 88.5pg/ml（14~90pg/ml），24h尿游离

肾上腺素 0.83 μg（<22 μg/24h），24h尿游离去甲肾上腺素5.09 μg（7~65 μg/24h），24h尿游离多巴胺10.72 μg/24h（75~440 μg/24h）。ACTH、皮质醇节律如表27-1所示。

表27-1 ACTH、皮质醇节律

时间	8a.m.	4p.m.	12p.m.
ACTH /（pg/ml）	49.5	31.4	21.9
F /（μg/dl）	16.59	8.19	3.3

1mg地塞米松抑制实验抑制后皮质醇0.87 μg/dl。

3. 24h动态血压监测

24h血压平均值108/69mmHg，白昼血压平均值113/72mmHg，夜间血压平均值99/65mmHg，最高收缩压143mmHg，最高舒张压86mmHg，最低收缩压84mmHg，最低舒张压52mmHg。

4. 肾上腺MRI增强检查

左侧肾上腺见大小约9.6cm×7.9cm占位性病变，T1WI呈稍低信号，内混杂结节状高信号，T2WI呈不均匀高信号，见"液-液"平面，DWI部分呈高信号，增强后病灶持续强化，内可见囊变坏死区，考虑嗜铬细胞瘤伴出血可能，皮质腺癌待排（见图27-1）。

5. 垂体MRI增强检查

垂体前后叶间异常信号影，增强后无明显强化，考虑Rathke囊肿可能大（见图27-2）。

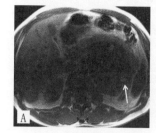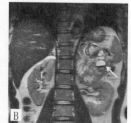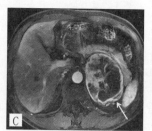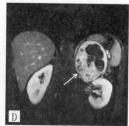

图27-1 肾上腺MRI

A. 横断位T1WI； B. 冠状位T2WI； C. 增强后横断位T1WI； D. 增强后冠状位T1WI

左侧肾上腺区见类圆形巨大占位，T1WI呈稍低信号，内混杂结节状高信号（见图27-1A），T2WI呈不均匀高信号，见"液-液"平面（见图27-1B），增强后实质成分明显强化，内可见囊变坏死区（见图27-1C、D）。

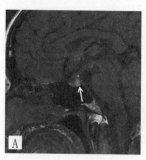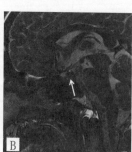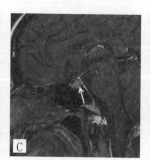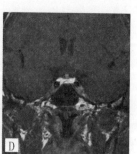

图27-2 垂体MRI增强

A. 矢状位T1WI； B. 矢状位T2WI； C. 增强后矢状位T1WI； D. 增强后冠状位T1WI

垂体前后叶之间见类圆形异常信号影，T1WI呈高信号（见图27-2A），T2WI呈稍低信号（见图27-2B），增强后病灶未见明显强化（见图27-2C、D）。

【诊断】

术前诊断：左侧肾上腺占位，嗜铬细胞瘤可能。

术后诊断：左侧肾上腺嗜铬细胞瘤。

【治疗】

（1）术前给予α受体阻断剂多沙唑嗪缓释片 4mg qn共4周。服用α受体阻断剂后的动态血压监测结果：24h血压平均值123/74mmHg，白昼血压平均值127/77mmHg，夜间血压平均值112/66mmHg，最高收缩压159mmHg，最高舒张压109mmHg，最低收缩压89mmHg，最低舒张压45mmHg。

（2）达芬奇机器人辅助腹腔镜肾上腺肿瘤切除术，术中一度发生高血压危象，最终巨大肿瘤完整切除。术后病灶如图27-3所示。

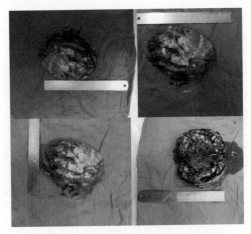

图27-3 腹腔镜切除的肾上腺肿物

（3）术后病理："左肾上腺"嗜铬细胞瘤（10cm×7×6cm）。免疫组织化学：肿瘤细胞：CgA（+），SYN（+），CD56（+），EMA（-），S100（+），Ki-67（2%+），抑制素（inhibin）（-），CK（-），Vim（-），NSE（+）（见图27-4）。

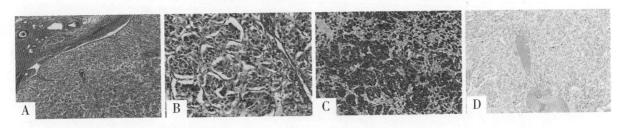

图27-4 病理图片

A. HE×40，镜下示肿瘤境界清楚，有包膜，巢状分布，胞浆嗜碱或嗜双色性，核仁明显；

B. HE×200； C. 免疫组织化学×100，CgA（+）； D. 免疫组织化学示Ki-67阳性率2%

（4）基因检测：对患者外周血和手术切除组织进行嗜铬细胞瘤相关基因检测，均未发现基因突变。

【讨论】

嗜铬细胞瘤可分为两大类：一类是典型嗜铬细胞瘤，即临床上有高血压表现的嗜铬细胞瘤；另一类为不典型嗜铬细胞瘤，即临床上无高血压病史，肿瘤多为偶发。不典型嗜铬细胞瘤又可分为隐匿型嗜铬细胞瘤（无高血压病史，手术探查肿瘤时出现血压迅速增高的表现）和无功能嗜铬细胞瘤（无论病史还是术中探查肿瘤时，血压均较正常及平稳，肿瘤不表现外在功能）。隐匿型嗜铬细胞瘤虽没有高血压病史，但仍具有很大的手术风险，时有术中发生高血压危象的病例报道，而静止型、无症状型或无功能型等称谓均不足以说明此类肿瘤特点。只有在任何时候肿瘤都不表现出功能者才称为无功能嗜铬细胞瘤。本例患者为肾上腺意外瘤，依据《2016年嗜铬细胞瘤和副神经节瘤诊断治疗的专家共识》（以下简称《2016专家共识》），伴有或不伴有高血压的肾上腺意外瘤患者，均应进行嗜铬细胞瘤的筛查。患者术前经定性诊断（血去甲变肾上腺素显著升高）及定位诊断（影像学表现），考虑嗜铬细胞瘤可能性大，术后病理则明确诊断为嗜铬细胞瘤；同时该患者临床症状不典型，既往无高血压病史，动态血压监测结果正常，却在手术过程中一度出现高血压危象，因此应诊断为隐匿型嗜铬细胞瘤。

嗜铬细胞瘤本身是一种少见的内分泌疾病，在普通高血压门诊中嗜铬细胞瘤和副神经节瘤的患病率为0.2%~0.6%，在肾上腺意外瘤中约占5%。不典型嗜铬细胞瘤则更为罕见，仅有散发病例报道。不典型嗜铬细胞瘤多见于直径<3 cm或存在坏死的大嗜铬细胞瘤，不产生临床症状的具体机制目前尚不清楚，可能原因如下：肿瘤分泌细胞可能存在自身缺陷，导致瘤体不具有分泌功能或分泌功能低下；肿瘤分泌较多的多巴胺，与肾上腺素竞争受体从而导致高血压症状不明显；肿瘤内部存在儿茶酚胺类物质的自身代谢机制，因此不会释放入血而导致高血压。

在嗜铬细胞瘤患者中，遗传性肿瘤占35%~40%，目前已知有17个致病基因。2016专家共识推荐对所有嗜铬细胞瘤患者均应进行基因检测，可根据患者的肿瘤定位和儿茶酚胺（CA）生化表型选择不同类型的基因检测，对所有恶性嗜铬细胞瘤患者均检测SDHB基因。我们对该患者外周血和肿瘤组织进行嗜铬细胞瘤相关基因检测，均未发现基因突变，因此该患者为散发性病例。

确诊嗜铬细胞瘤后应尽早手术切除肿瘤，但手术前必须进行充分的药物准备，以避免麻醉和术中、术后出现血压大幅度波动而危及患者生命。但本例患者血压正常，是否仍需要进行术前准备？《2016专家共识》中建议除头颈部副神经节瘤和分泌多巴胺的肿瘤外，其余患者均应服用α受体阻滞剂做术前准备至患者血压控制正常或基本正常。此外，患者应采用高钠饮食和增加液体入量，以增加血容量，预防肿瘤切除后发生严重低血压。术前药物准备时间存在个体差异，一般至少为2~4周。结合专家共识，我们在术前开展了多学科讨论：患者术前虽无症状，但在应激状态或手术挤压时可出现血压剧烈波动或心律失常，危及患者生命，因此最终达成一致意见，予以α受体阻断剂多沙唑嗪缓释片4mg qn四周后再进行手术。本例患者服用多沙唑嗪缓释片3天后的动态血压监测结果正常，提示此剂量不会引起患者血压明显下降，但却可维持较好的血药浓度。术中探查如因挤压导致肾上腺素物质入血量突然增多时，多沙唑嗪缓释片可起到平稳的阻滞效果，预防术中高血压危象或脑出血，从而使患者较平稳地渡过手术期。同时α受体阻滞剂阻断儿茶酚胺的外周血管收缩效应，配合液体补充治疗，可有效调整过量儿茶酚胺导致血容量减少的病理生理变化。在肿瘤切除后，使血压平稳维持，避免了术后难治性低血压性休克的发生。本例患者经过充分的术前准备，平稳地完成手术，预后良好。

【专家点评】

本例患者为肾上腺意外瘤，虽血压正常，但经定性和定位诊断，考虑隐匿型嗜铬细胞瘤，随后使用多沙唑嗪缓释片 4mg qn四周进行了充分的术前准备。患者肿瘤巨大（9.6cm×7.9cm），依照专家共识对直径>6 cm的嗜铬细胞瘤应进行开放式手术以确保肿瘤被完整切除，但考虑到腹腔镜手术对肿瘤的挤压现象较开放手术小，因此本例患者仍采取腹腔镜手术，完整切除了肿瘤，术后病理证实为嗜铬细胞瘤。同时使用机器人予以新术式手术，操作精准，创伤小，更加有利于患者术后恢复。

隐匿型嗜铬细胞瘤罕见，由于临床症状不典型，容易误诊漏诊，普遍欠缺治疗经验。我们认为，对于隐匿型嗜铬细胞瘤，充分的术前准备是保证术中、术后安全的关键因素，需要认识到患者在手术中随时可能发生血压急剧变化而导致一系列问题。因此，内分泌科、泌尿外科、麻醉科、影像科的紧密合作尤为重要。本病例在MDT模式下实现了成功诊治，为临床积累了宝贵的经验。

【参考文献】

1. Lenders JWM, Duh QY, Eisenhofer G, et al. Pheochromocytoma and paraganglioma: an endocrine society clinical practice guideline[J]. J Clin Endocrinol Metab, 2014, 99（6）: 1915-1942.

2. 中华医学会内分泌学会肾上腺学组. 嗜铬细胞瘤和副神经节瘤诊断治疗的专家共识[J].中华内分泌代谢杂志, 2016, 32（3）:181-187.

（韩亭亭　冯　娟　曹　明　胡耀敏）

案例28　血压正常的原发性醛固酮增多症

【病史摘要】

女，43岁，因"持续性乏力、手脚麻木伴发作性四肢软瘫4年"入院。

患者4年前无明显诱因下出现乏力、手脚麻木症状，偶有发作性四肢软瘫、心悸、出汗，伴恶心，无呼吸困难、吞咽困难，无头晕、黑矇，无晕厥等症。初次四肢软瘫发作时至医院查血钾2.7mmol/L，予静脉补钾后症状缓解，之后约每半年发作一次，口服或静脉补钾后症状可缓解。近年来不补钾情况下血钾维持在2.6~3.3mmol/L。入院前3天再发四肢软瘫，口服补钾未见明显缓解，为进一步诊治收入病房。病程中无怕热、心悸、多汗、易饥、多食；无皮肤变薄、色素沉着、面部毳毛增多、满月脸、水牛背、痤疮、紫纹等；无慢性腹泻。否认食用棉籽油史，否认利尿剂及其他特殊药物服用史。否认高血压病史，2002-2005年期间曾行妇科肿瘤治疗，期间监测血压波动于90~100mmHg/60~70mmHg，5年前自行测量血压，亦在此范围内波动，之后未再监测过血压。自起病以来，精神可，胃纳可，夜眠可，二便正常，体重无明显变化。

既往史：2002-2005年期间因"左卵巢未成熟畸胎瘤"行"子宫+双附件切除术"及多次化疗；2018年体检发现甲减、高脂血症，口服左甲状腺素（优甲乐）25μg qd po，阿托伐他汀钙（立普妥）10mg qd po；高尿酸血症病史5年，有痛风发作史，不规律口服苯溴马隆。否认高血压、糖尿病、心脑血管疾病等病史。

婚育史：已婚未育。家族史：父母均有高血压病史。

【体格检查】

T 36.8℃，P 84次/分，R 16次/分，BP 133/84 mmHg。身高 163cm，体重 85kg，BMI 32.0kg/m²。神清气平，对答切题，口齿清晰，全身皮肤巩膜无黄染，浅表淋巴结未及肿大。甲状腺质软，未及肿大、结节。两肺呼吸音清，无干湿性音。心律齐，无病理性杂音。腹软，无压痛及反跳痛，肝脾肋下未及。双下肢无水肿，四肢肌力正常，病理征（－）。

【实验室及辅助检查】

1. 常规检查

血常规、尿常规、粪常规、肝肾功能、B型钠尿肽均正常。尿酸474μmol/L↑。甘油三酯1.81mmol/L↑，总胆固醇 4.25mmol/L，高密度脂蛋白 1.14mmol/L，低密度脂蛋白 2.56mmol/L。空腹血糖 4.53mmol/L，糖化白蛋白13.07%，糖化血红蛋白 5.7%。血气分析（静脉）pH 值 7.32，标准碳酸氢根 27.5mmol/。尿pH 6.5。血、尿同步电解质如表28-1所示。

表28-1　血、尿电解质

	血钾 （mmol/L）	24h尿K （mmol）	血钠 （mmol/L）	24h尿Na （mmol）
第1天	3	40.33	145	126
第2天	2.71	29.45	145	141.6
	血钙 （mmol/L）	24h尿Ca （mmol）	血镁 （mmol/L）	24h尿Mg （mmol/L）
第1天	2.41	5.88	0.83	/
第2天	2.29	4.43	0.9	/

2. 内分泌相关检验

（1）甲状腺轴：TSH 8.34mIU/L↑，FT3 5.60pmol/L，FT4 11.73pmol/L，TPO Ab 24.53IU/ml，TG Ab 18.64IU/ml，TRAb <0.30IU/L，甲状腺球蛋白 14.08 ng/ml。

（2）性腺轴：雌二醇 62pmol/L，LH 23.86IU/L，PRL 10.56μg/L，FSH 70.67IU/L，孕酮 1.40nmol/L，睾酮 2.23nmol/L，雄烯二酮1.87ng/mL，硫酸脱氢表雄酮（DHEA-S）120.47μg/dl，性激素结合球蛋白 22.33nmol/L。

（3）肾上腺轴：肾素-血管紧张素-醛固酮系统测定、生理盐水输注试验、ACTH、皮质醇节律如表28-2~表28-4所示。尿皮质醇6.66μg/dl，24h尿游离皮质醇102.56μg/24h（21~111μg/24h）。24h尿游离肾上腺素7.81μg/24h（<22μg/24h），24h尿游离去甲肾上腺素36.87μg/24h（7~65μg/24h），24h尿游离多巴胺307.79μg/24h（75~440μg/24h）。

表28-2　肾素-血管紧张素-醛固酮系统

血醛固酮 （3.81~31.33） ng/dl	血浆肾素活性 （0.73~17.4） ng/（ml·h）	血管紧张素II （26~208） pg/ml	醛固酮与肾素 活性比值 （ARR）	尿醛固酮 （2.25~21.40） μg/24h
39.96	0.37	43.93	108	15.1

表28-3　生理盐水输注试验

	血钾 （mmol/L）	皮质醇 （μg/dl）	血醛固酮 （ng/dl）
盐水输注前	3.54	11.43	20.184
盐水输注后	3.45	5.83	15.339

表28-4　ACTH、皮质醇节律

	8a.m.	4p.m.	12p.m.
ACTH（pg/ml）	20.10	13.00	<10.00
F（μg/dl）	14.47	8.78	7.95

（4）其他内分泌激素：GH 122.8pg/ml。PTH 110.0pg/ml↑，降钙素 <0.500pg/ml，25-羟维生素D 9.91ng/ml↓。糖耐量试验+胰岛素、C肽释放试验结果正常。

3. 其他指标

CA242 44.10IU/ml↑。尿微量蛋白（－）。出凝血、D-二聚体、血沉、C反应蛋白、降钙素原、传染病、风湿指标均（－）。

4. 血钾异常相关的基因检测

阴性。基因检测包括家族性醛固酮增多症相关基因（如*CYP11B1*、*CYP11B2*、*KCNJ5*、*ATP1A1*、*CACNA1D*等）。具体检测基因如表28-5所示。

表28-5 血钾异常相关的基因检测

ABCB6	*AGT*	*AQP2*	*ATP1A1*	*ATP1A2*	*ATP1A3*	*ATP1B1*	*ATP1B2*
ATP1B4	*ATP6V0A4*	*ATP6V1B1*	*BSND*	*CA2*	*CACNA1D*	*CACNA1S*	*CASR*
CFTR	*CLCNKA*	*CLCNKB*	*CLDN16*	*CLDN19*	*CUL3*	*CYP11B1*	*CYP11B2*
CYP17A1	*EGF*	*FXYD1*	*FXYD2*	*HSD11B2*	*INVS*	*KCNJ1*	*KCNJ10*
KCNJ18	*KCNJ2*	*KCNJ5*	*KCNK7*	*KCNMA1*	*KCNMB1*	*KCNMB2*	*KCNMB3*
KCNMB4	*KCNT1*	*KCNT2*	*KCNU1*	*KLHL3*	*MAGED2*	*NR0B1*	*NR3C2*
PCBD1	*PIEZO1*	*PRKCA*	*REN*	*RYR1*	*SCN4A*	*SCNN1A*	*SCNN1B*
SCNN1G	*SLC12A1*	*SLC12A3*	*SLC26A3*	*SLC4A1*	*SLC4A4*	*THIK-1*	*THIK-2*
TRPM6	*WNK1*	*WNK4*	-	-	-	-	-

5. 辅助检查

（1）腹部CT检查："卵巢癌"术后，左肾上腺外支见小结节样低密度结节灶，考虑腺瘤可能（见图28-1）。

（2）肾上腺MRI平扫增强检查：左侧肾上腺小结节，大小约8mm×7mm×10mm，考虑腺瘤（见图28-2）。

（3）动态血压：全天平均血压129/81mmHg，白天平均血压132/83mmHg，夜间平均血压120/72mmHg，平均心率72次/分。全天：最小收缩压73mmHg，最大收缩压159mmHg，最小舒张压46mmHg，最大舒张压115mmHg。白天：最小收缩压73mmHg，最大收缩压159mmHg，最小舒张压47mmHg，最大舒张压115mmHg。夜间：最小收缩压92mmHg，最大收缩压145mmHg，最小舒张压46mmHg，最大舒张压87mmHg；最小心率53次/分，最大心率114次/分。

（4）心脏彩超检查：LVEF=72%。表现：①左房内径增大；②升主动脉近端内径增宽；③少量心包积液；④左室弛张功能减退。

（5）超声检查：肝脏囊肿，双乳小叶增生，双侧颈动脉内膜面毛糙，双侧颈动脉分叉处内膜中层稍增厚，双侧椎动脉内膜面毛糙，双侧下肢动脉内膜面毛糙，双侧下肢动脉内膜中层不规则增厚，伴散在钙化灶。胆囊、胰腺、脾脏、肾脏、输尿管、膀胱、双侧肾上腺区、甲状腺、甲状旁腺、颈部淋巴结等未见明显异常。

（6）心电图、头颅MRI检查：正常。

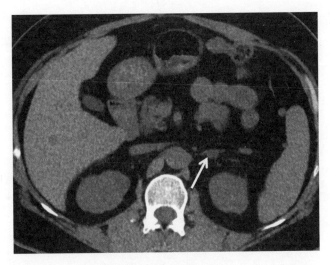

图28-1　上腹部CT平扫

左侧肾上腺外肢见稍低密度小结节灶，境界清楚。

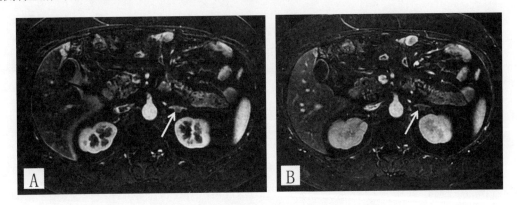

图28-2　肾上腺MRI增强（横断位）

左肾上腺外肢见小结节样异常信号影，境界清楚，增强扫描可见轻度强化。

【诊断】

原发性醛固酮增多症，左侧肾上腺醛固酮腺瘤。

诊断依据：

（1）患者中年女性，病程4年；临床表现为乏力、手脚麻木，伴发作性四肢软瘫。

（2）存在持续性低钾血症、肾性失钾，口服补钾治疗效果不佳；尽管多次床旁血压和动态血压监测结果均未达到高血压诊断标准，但追问病史发现，与基础血压值比较，本次入院血压明显升高。

（3）测定ARR108（显著高于原醛症筛查切点30），同时血醛固酮水平升高，进一步行生理盐水输注进行确诊试验，盐水输注后血醛固酮15.339 ng/dl（>10 ng/dl可明确诊断）。

综上，本例患者原发性醛固酮增多症诊断明确，分型诊断考虑左侧肾上腺醛固酮腺瘤。

【治疗】

该患者原发性醛固酮增多症诊断明确，结合影像学表现（左侧肾上腺结节，大小约 8mm×7mm×10mm，右侧肾上腺未见增生），与泌尿外科、影像科进行MDT讨论后，拟行腹腔镜下左侧肾上腺切除术。术前停用口服补钾，予以螺内酯（安体舒通）20mg bid po，3天后复查血钾3.8mmol/L，择期行手术治疗。

术后病理诊断：金黄结节，切面灰黄，质中，界清，考虑皮质腺瘤。免疫组织化学：肿瘤细胞CgA（−），SYN（斑驳状+），CD56（+），细胞周期蛋白（cyclin）D1（核+），联蛋白（β−catenin）（核旁及膜+），Melan A（+），SF−1（核+），抑制素（inhibin）（+），CYP11B1（−），CYP11B2（+），IGF−2（−），STAR（−），Ki−67（+<1%），网状纤维（+）。

【讨论】

1. 原发性醛固酮增多症的诊断和治疗

原发性醛固酮增多症（primary aldosteronism，简称原醛症），指肾上腺皮质分泌过量醛固酮，导致体内潴钠排钾，血容量增多，肾素−血管紧张素系统活性受抑。临床主要表现为高血压伴低血钾。原醛症主要分为5型，即醛固酮瘤（35%）、特发性醛固酮增多症（60%）、原发性肾上腺皮质增生（2%）、家族性醛固酮增多症（<1%）和分泌醛固酮的肾上腺皮质癌及异位醛固酮分泌瘤或癌。研究发现，醛固酮过多是导致心肌肥厚、心力衰竭和肾功能受损的重要危险因素，与原发性高血压患者相比，原醛症患者心脏、肾脏等高血压靶器官损害更为严重。因此，早期诊断、早期治疗至关重要。

指南推荐对以下人群进行原醛症的筛查：①持续性血压>160/100mmHg、难治性高血压（联合使用3种降压药物，其中包括利尿剂，血压>140/90mmHg；联合使用4种及以上降压药物，血压<140/90 mmHg）；②高血压合并自发性或利尿剂所致的低钾血症；③高血压合并肾上腺意外瘤；④早发性高血压家族史或早发（年龄<40岁）脑血管意外家族史的高血压患者；⑤原醛症患者中存在高血压的一级亲属；⑥高血压合并阻塞性呼吸睡眠暂停。目前，血浆醛固酮肾素与活性比（ARR）作为原醛症最常用的筛查指标，已广泛应用于临床，当醛固酮单位为ng/dl，ARR最常用切点是30。因ARR作为原醛症筛查试验有一定假阳性，必须选择一种或几种确诊试验来避免原醛症被过度诊断，目前主要有4种确诊试验，包括口服高钠饮食、氟氢可的松试验、生理盐水输注试验及卡托普利试验，可根据患者实际情况进行选择，目前常用的是生理盐水输注试验及卡托普利试验，其中生理盐水输注试验的敏感性和特异性都较高。

在原醛症的分型诊断上，应结合影像学（肾上腺CT或MRI，MRI在分型诊断上并不优于CT）和双侧肾上腺静脉采血（AVS）结果综合分析。由于区分原醛症有无优势分泌对治疗方案的选择至关重要，因此如患者愿意手术治疗且手术可行，肾上腺CT检查提示有单侧或双侧肾上腺形态异常（包括增生或腺瘤），需进一步行双侧AVS以明确有无优势分泌，以决定下一步治疗方案；如患者影像学提示仅有单侧肾上腺结节（直径>1cm），未见对侧肾上腺增生，同时患者年龄<40岁，可不行AVS，直接行手术治疗。年龄在20岁以下原醛症患者，或有原醛症或早发脑卒中家族史的患者，应做基因检测以确诊或排除

GRA, 对于发病年龄很轻的原醛症患者, 建议行*KCNJ5*基因检测排除FHIII。

原醛症的治疗有手术和药物两种方法。单侧肾上腺病变(醛固酮瘤及单侧肾上腺增生)首选腹腔镜下单侧肾上腺切除术, 如患者不愿手术或不能手术, 可予以醛固酮受体拮抗剂治疗。而双侧肾上腺病变(特醛症)首选醛固酮受体拮抗剂治疗, 在醛固酮拮抗剂的选择上, 螺内酯(安体舒通)作为一线用药, 依普利酮为二线药物, 其中依普利酮作为选择性醛固酮受体拮抗剂不拮抗雄激素和孕激素受体, 不导致严重的内分泌紊乱。此外, GRA 选用小剂量糖皮质激素作为首选治疗方案; 分泌醛固酮的肾上腺皮质癌发展迅速、转移较早, 应尽早切除原发肿瘤。

原醛症的具体诊断流程如图28-3所示。

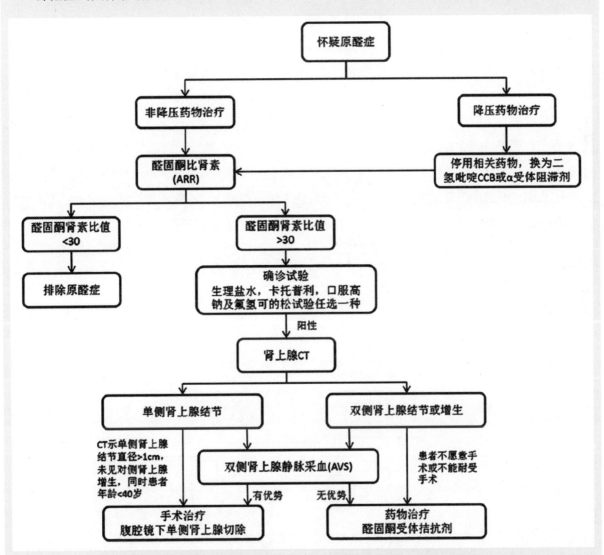

图28-3 原醛症诊断流程

2. 本病例的分析讨论

(1)本例患者以持续性低钾血症起病, 24 h尿钾的测定可以明确存在显著的肾性失钾, 多次床旁血压和动态血压监测结果显示血压正常。根据该患者临床特点, 参照低钾血症的病因诊断流程

（见图28-4），首先应考虑以下可能性：Gitelman综合征、Bartter综合征、肾小管酸中毒和药物性低钾血症：由于患者病程中没有利尿剂等特殊药物服用史，因此首先可以排除药物性低钾血症的可能性；其次，血气分析正常，尿pH弱酸性，故也不支持肾小管酸中毒的诊断；最后，该患者基础状态时血浆肾素活性呈抑制状态，基因检测也未发现相关基因突变，显然可以排除Gitelman综合征和Bartter综合征，同时也提示了原发性醛固酮增多症的可能性。经ARR筛查和生理盐水输注确诊试验，最终原醛症诊断明确。

（2）本例患者血压正常，并不属于原醛症的筛查人群，容易造成本病例的误诊或漏诊。血压正常的原发性醛固酮增多症最早在1972年由Brooks等首先报道，国内外文献中迄今共报道数十例，患者多为中青年起病，醛固酮瘤多见，以低血钾的症状（如乏力、感觉异常、手足搐搦和四肢软瘫）为首发表现。原醛症状患者血压正常的机制尚未明确，目前认为可能原因有：①基础血压较低；②疾病的早期；③舒血管因子例如前列腺素E和血管缓激肽分泌增多；④女性雌激素对肾素-血管紧张素系统有修饰作用，对外周血管有舒张功能；⑤血管壁上醛固酮受体对醛固酮不敏感；⑥血容量增加不明显或长期低钠饮食；⑦环境与遗传因素的影响。本例患者动态血压监测不仅显示全天血压均低于140/90 mmHg，还存在正常的昼夜节律（夜间平均血压较白天低12/11 mmHg）。根据患者发病前的自我血压监测结果推测，该患者实际上为基础血压较低，虽然分泌增多的醛固酮导致血压升高，但仍在正常血压范围之内，即所谓的"相对高血压"。除"相对高血压"之外，在血压正常的原发性醛固酮增多症中，也有血压正常范围但存在昼夜节律紊乱的病例报道。

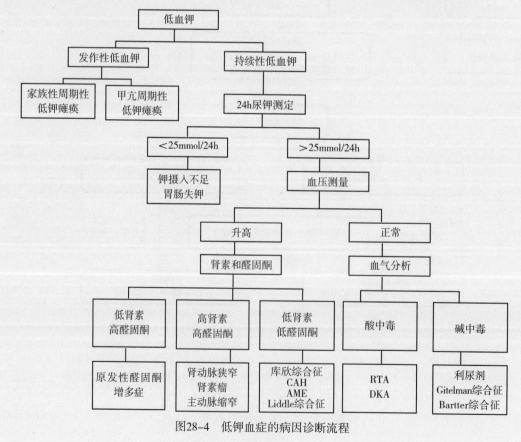

图28-4　低钾血症的病因诊断流程

【专家点评】

高血压伴低血钾曾被认为是原醛症最典型的临床表现，但相对于低血钾，原醛症与高血压的联系更为密切，目前指南也推荐在特定的高血压人群中进行原醛症的筛查，同时参照低钾血症的诊断流程，在持续性低钾血症、肾性失钾的患者中，若血压测量正常，一般也无须进行血浆肾素及醛固酮检测。本病例提示，对于存在持续性低血钾伴高尿钾的患者，如果既往无高血压病史，不仅需要评价当前血压值是否符合高血压诊断，也应当注意将当前血压值与基础血压值进行比较：若当前血压明显升高，即使未达到高血压诊断标准，也必须进行原醛症筛查.另外，如当前血压升高不明显，考虑到可能存在血管壁醛固酮受体对醛固酮不敏感等因素，仍需进一步筛查原醛症。

血压正常型原醛症罕见，其临床特点为中青年起病、醛固酮瘤多见，多以低血钾就诊，仍存在"相对高血压"和"血压昼夜节律紊乱"等异常改变。即使血压正常，其醛固酮过度分泌仍可加重肾脏损害并增加心血管疾病的风险和病死率，还可出现多种代谢异常，如胰岛素抵抗、糖代谢异常、骨量减少、骨质疏松等。因此,本病一旦诊断明确，应按照原发性醛固酮增多症治疗原则处理。

【参考文献】

1. Vantyghem MC, Ronci N, Provost F, et al. Aldosterone-producing adenoma without hypertension: a report of two cases[J]. Eur J Endocrinol, 1999, 141（3）: 279-285.

2. 中华医学会内分泌学分会肾上腺学组. 原发性醛固酮增多症诊断治疗的专家共识[J]. 中华内分泌代谢杂志, 2016, 32（3）:188-195.

3. 中华医学会, 中华医学杂志社, 中华医学会全科医学分会等. 高血压基层诊疗指南（2019年）[J]. 中华全科医师杂志, 2019, 18（4）:301-313.

（韩亭亭　胡耀敏）

第七章 其他疾病

案例29 原发性血色病、继发性糖尿病

【病史摘要】

男，53岁，因"发现血糖升高13年，肝功异常1年余"入院。

患者13年前加班3天后突发昏迷，外院查血糖39mmol/L，血酮体4+，诊断为"2型糖尿病，糖尿病酮症酸中毒"，予胰岛素（具体不详）治疗，自诉血糖控制可。1年前因"肝功异常、肝硬化"于我院就诊，测空腹血糖19mmol/L，餐后血糖32mmol/L，遂收入内分泌科住院，期间查血WBC 3.47×10^9/L↓，Hb 105g/L↓；ALT 88IU/L↑，AST 99IU/L↑；葡萄糖 6.55mmol/L↑，C肽（空腹）0.04ng/ml↓；IAA、GADA、ICA均阴性。皮质醇（8am）15.28μg/dl，ACTH（8a.m.）16.50pg/ml；甲状腺功能正常（左甲状腺素替代中）；雌二醇<73pmol/L↓，LH 0.58IU/L↓，FSH 0.92IU/L↓，睾酮 0.00nmol/L↓。肝炎指标未见明显异常。自身免疫指标均阴性。肿瘤指标：CA19-9 202.4IU/ml↑，CA50 62.72IU/ml↑。血清铁29.5μmol/L，总铁结合力 33.13μmol/L↓，转铁蛋白饱和度 89%，血清转铁蛋白 1.19g/L↓，铁蛋白（稀释）6 411.9ng/ml↑。骨穿活检：骨髓组织增生活跃，造血组织50%，脂肪组织50%。腹部CT增强检查示肝硬化，肝脏弥漫密度增高，考虑铁质沉积。入院后予诺和锐+来得时降糖治疗，辅以升白、护肝及左甲状腺素（优甲乐）替代治疗。血液科会诊考虑原发性血色病，建议患者恩瑞格治疗，患者因经济原因未使用，出院后一直间断放血治疗。患者近期监测餐后血糖3.8~6.9mmol/L，偶有头晕心慌，进食后缓解。现患者为进一步诊治收入院。病程中无手足麻木针刺感，无间歇性跛行，无足部溃破，无双下肢无力。患者自起病以来，精神可，胃纳可，二便如常，睡眠尚可，体重未见明显下降。有高血压病史10余年，近1周患者血压正常偏低停用降压药物。否认糖尿病家族史。

【体格检查】

T 36.8℃，P 102次/分，R 18次/分，BP 120/75mmHg。身高182cm，体重 73kg，BMI 22.03kg/m²，腰围 96cm，臀围 93cm。神清，气平，全身皮肤黏膜无黄染，肤色呈青灰色，胡须稀疏，全身浅表淋巴结未及肿大。两肺呼吸音清，未闻及啰音及哮鸣音，心率102次/分，律齐，未闻及杂音，腹平，无压痛及反跳痛，肝区无压痛，脾区无压痛，肝肋下7指，质地较硬，脾肋下3横指，双下肢无水肿，四肢肌力5级，病理征阴性。

【实验室及辅助检查】

1. 常规检验

血常规检查示WBC 4.15×10⁹/L，HGB 104g/L↓，PLT 111×10⁹/L。尿、大便常规(-)。生化示白蛋白 42.1g/L，ALT 21IU/L，AST 99IU/L↑，乳酸脱氢酶 169IU/L，碱性磷酸酶 143IU/L↑，直接胆红素 1.7μmol/L，总胆红素 9.0μmol/L，尿素 6.59mmol/L，肌酐 57μmol/L。TG 1.80mmol/L↑，TC 4.64mmol/L，HDL-C 1.01mmol/L，LDL-C 3.06mmol/L。BNP 59.0pg/ml，肌钙蛋白 0.022ng/ml。出凝血系列检测示APTT 30.3S，PT 11.6S，INR 0.98，纤维蛋白原 2.01g/L。尿24H蛋白定量 60.00mg/24h，尿24H微量白蛋白 7.50mg/24h。

2. 内分泌相关检验

血酮体阴性，C肽 0.03ng/ml↓，GA% 21.43%↑，HbA1c 6.7%↑。ACTH 22.50pg/ml，F 14.47μg/dl。GH 2434pg/ml。TSH 2.79mIU/L，FT3 5.10pmol/L，FT4 10.16pmol/L，ATPO 133.1IU/ml↑，ATG >4 000IU/ml↑，TRAb <0.300IU/L，甲状腺球蛋白 <0.040ng/mL↓。E2 46pmol/L↓，LH 0.70IU/L↓，PRL 4.06μg/L，FSH 0.86IU/L↓，睾酮0.00nmol/L↓。

3. 血液系统相关检查

铁蛋白（稀释）5 466.0ng/ml↑，血清铁 36.9μmol/L↑，总铁结合力 41.44μmol/L↓，TS%（转铁蛋白饱和度）：89%。

4. 其他

炎症指标：血沉、hsCRP（-）。肿瘤指标：CA50 60.38IU/ml↑，CA19-9 142.3IU/ml↑，余（-）。

5. 辅助检查

（1）腹部超声检查示肝肿大，肝回声增粗，胆囊壁毛糙，脾肿大。

（2）甲状腺超声检查：甲状腺腺体弥漫性偏小。

（3）血管超声检查：双侧下肢动脉内膜中层不规则增厚伴散在粥样斑点，双侧颈动脉分叉处内膜中层不规则增厚伴钙化灶形成。

（4）心电图检查正常。

（5）腹部CT增强检查提示肝硬化，肝脏弥散性密度增高，考虑铁质沉积（见图29-1）。肺CT检查示两肺多发肺气囊。

（6）垂体增强MRI检查示垂体前叶信号减低（见图29-2）。

（7）右膝关节MRI检查示骨质增生，关节面软骨磨损伴关节面下骨质改变（见图29-3）。

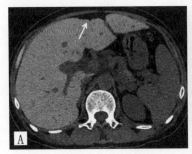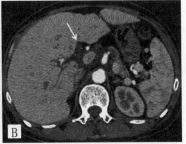

图29-1 上腹部CT增强

A. CT平扫；   B. CT增强

肝脏密度弥漫性增高，表面呈"小波浪"样改变，肝裂增宽，增强后门脉主干及肝内门脉分支周围见低密度环绕。

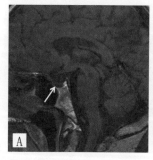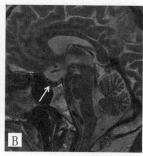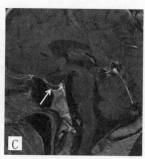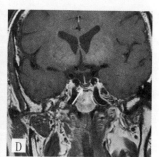

图29-2　垂体增强MRI

A. 矢状位T1WI；　　　　　　　　B. 矢状位T2WI；

C. 增强后矢状位T1WI；　　　　　D. 增强后冠状位T1WI

垂体信号异常，T1WI呈低信号（见图29-2A），T2WI呈低信号（见图29-2B），增强后垂体强化不明显（见图29-2C、D）。

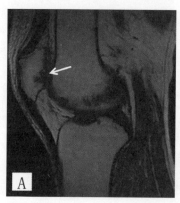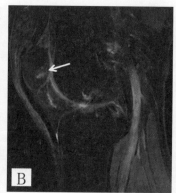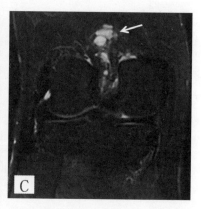

图29-3　右膝关节MRI

A. 矢状位T1WI；B. 抑脂矢状位T2WI；C. 抑脂冠状位T2WI

右髌骨、股骨髁软骨变薄，关节面下骨质信号异常，T1WI呈低信号（见图29-3A），T2WI抑脂序列呈高信号（见图29-3B），关节腔及髌上囊少量液性信号影，并见腘窝囊肿（见图29-3C）。

（8）眼科会诊：右眼黄斑玻璃膜疣。

（9）基因检测：*HFE2*基因4号外显子上有1个纯合突变（见图29-4），即c.945G>C（p.Q315H），符合遗传性血色病2A型；另外，患者的样本还分析到*HFE2*基因2-4号外显子疑似杂合缺失（见图29-4）。对患者家系成员进行*HFE2*基因4号外显子上该位点检测，患者女儿为c.945G>C杂合突变（见图29-5），患者妹妹为c.945G>C纯合突变（见图29-6），患者母亲该位点无突变（见图29-7）。采用QPCR方法检测外显子水平的缺失，患者和其母亲*HFE2*基因exon2-4疑似存在杂合缺失（见图29-8）。

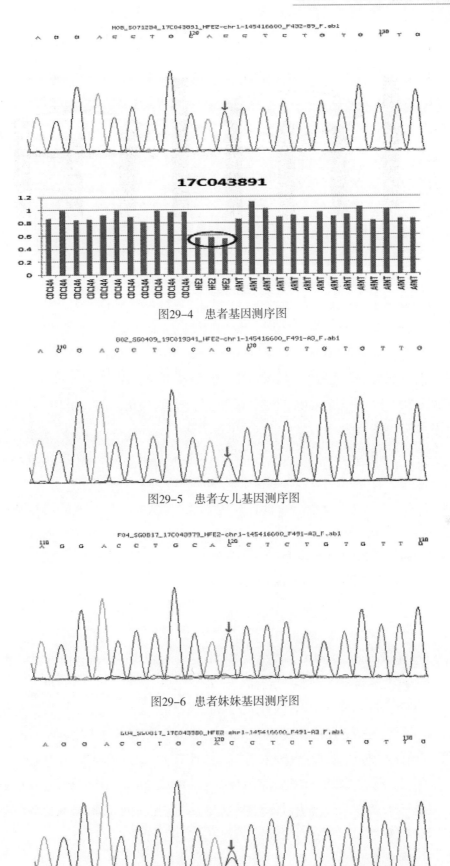

图29-4　患者基因测序图

图29-5　患者女儿基因测序图

图29-6　患者妹妹基因测序图

图29-7　患者母亲基因测序图

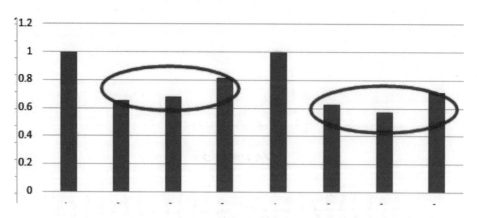

图29-8　患者和患者母亲外显子水平缺失0检测结果

【诊断和诊断依据】

（1）主要诊断：原发性血色病，继发性糖尿病，低促性腺激素性性腺功能减退症，男性乳房发育，肝硬化失代偿期，右膝骨关节炎。

诊断依据：中年男性，慢性病程。临床表现为糖尿病、性腺功能减退、肝硬化、关节炎、皮肤累及；辅助检查提示TS>45%、血清铁蛋白升高；影像学检查示肝硬化，肝脏弥漫密度增高，首先考虑铁质沉积。基因检测符合遗传性血色病2A型。

（2）次要诊断：甲状腺功能减退症，桥本氏甲状腺炎，高血压病，肝脏多发囊肿，右半结肠憩室。

【治疗】

本例患者采用放血治疗血色病，降糖方面予甘精胰岛素（来得时）+诺和锐控制血糖，替米沙坦降压，必需磷脂（易善复）、双环醇保肝，左甲状腺素（优甲乐）治疗甲减，美托洛尔（倍他乐克）控制心率，奥美拉唑护胃，利可君升白细胞等治疗。

【讨论】

血色病（hemochromatosis，HC）：因组织中铁过量沉积而造成器官损害，可造成包括肝硬化、糖尿病、皮肤黑色素沉着及肝脏功能异常、心脏停搏等严重并发症。铁过度沉积综合征又分为原发性、继发性和混合性三种：原发性铁过度沉积指先天性铁代谢异常造成的遗传性疾病，即遗传性血色病（HH）；继发性铁过度沉积指其他疾病或治疗措施所导致体内铁过度沉积，如肠外原因引起的铁过载（输注红细胞、长期血液透析等）、慢性肝病、某些贫血等。HH男性多于女性，亚洲人及黑种人中发病率低。北欧或者凯尔特种族，患病率1/220~1/250。AASLD（美国肝病研究学会）将HH按病程分为3期：1期为具有遗传易感性，尚未发生铁过度沉积。2期为具有铁过度沉积的证据，无组织或器官损害。3期为铁过度沉积，导致组织和器官损害。

1. 临床表现

有症状者多为40~60岁的男性。女性由于月经和分娩失血引起铁丢失而使发病延迟，且症状较轻。HH的症状和体征如图29-9、图29-10所示。本例患者临床表现典型，临床有糖尿病、肝硬化、关节炎及皮肤色素沉着；本例患者的另一个特征是出现了垂体受累，患者有男性乳房发育，化验提示低促性腺激素性性腺功能减退，垂体MRI片示垂体前叶信号异常。文献中也有报道*HFE2*突变引起的遗传性血色病2A型，即青少年型血色病，由于铁过载严重，可以引起全垂体功能减退。

无症状

常规生化筛查中发现血清铁异常
肝功能异常的评估
家族遗传缺陷筛查

非特异性，全身症状

虚弱
疲乏
嗜睡
淡漠
体重减轻

特异性，脏器相关症状

腹痛（肝肿大）
关节痛（关节炎）
糖尿病（胰腺）
闭经（肝硬化）
性欲下降、阳痿（垂体、肝硬化）
充血性心力衰竭（心脏）
心律失常（心脏）

图29-9 遗传性血色病的症状

（图片来自参考文献[3]）

无症状

无异常体征
肝肿大

有症状

肝脏
　肝肿大
　慢性肝病引起的皮肤红斑
　脾肿大
　肝衰竭：腹水、肝性脑病、其他表现

关节
　关节炎
　关节肿胀
　软骨钙质沉着症

心脏
　扩张型心肌病
　充血性心力衰竭

皮肤
　色素沉着
　迟发性皮肤卟啉症

内分泌（激素）
　睾丸萎缩
　性腺机能减退
　甲状腺功能减退

图29-10 遗传性血色病的体征

（图片来自参考文献[3]）

2. HH的实验室检查（见图29-11）

检测	正常个体	遗传性血色病患者	
		无症状	有症状
血液			
血清铁水平（μg/dL）	60~80	150~280	180~300
转铁蛋白饱和度（%）	20~50	45~100	80~100
血清铁蛋白水平（μg/dL）			
男性	20~200	150~1 000	500~6 000
女性	15~150	120~1 000	500~6 000
肝脏			
肝脏铁含量			
μg/g 干重	300~1 500	2 000~10 000	8 000~30 000
μmol/g 干重	5~27	36~179	140~550
肝铁指数*	>1.0	>1.9	>1.9
肝脏组织学			
普鲁士蓝染色			

*肝铁指数（hepatic iron index, HII）即肝脏铁含量（μmol/g 干重）与年龄（岁）的比值。

图29-11　HH的实验室检查

（图片来自参考文献[2]）

3. HH的诊断

寻找铁过量证据：检测血清间接铁沉积指标,包括空腹转铁蛋白饱和度、血清铁蛋白和血清铁。

基因检测：TS（转铁蛋白饱和度）>45%、血清铁蛋白升高者，需行C282Y及H63D基因型的检测；一级亲属中有确证HH的患者，不论TS或血清转铁蛋白水平高低，均应进行基因检测。

肝活检：检测内容包括HE及Masson三重染色进行组织学和肝纤维化分期。铁的定量检测：鲁士蓝染色，可反映肝铁沉积的程度及细胞内分布情况。肝铁浓度（hepaticiron concentration，HIC）检测，是评价肝铁沉积的首选指标。肝铁指数（hepaticiron index，HII=HIC/年龄），反映铁沉积的速度。

血色病的诊断流程如图29-12所示。

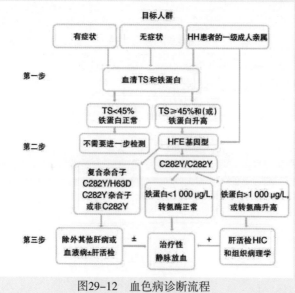

图29-12　血色病诊断流程

4. HH的治疗

放血疗法：主要适用人群为：C282Y纯合子，无症状但铁代谢指标异常；肝铁浓度升高，可能造成肝损伤的HH患者。放血疗法，每周或每2周500ml。放血前后查血细胞比容/血红蛋白，下降幅度小于20%。检查血清铁蛋白，维持50~100μg/L（每10~12次放血疗法）。避免补充维生素C。

肝移植：失代偿期肝病须考虑进行原位肝移植。HH患者的肝移植存活率低于其他原因肝病行肝移植的患者。

铁螯合剂治疗：对于不能耐受放血疗法的患者可以使用铁螯合剂地拉罗司分散片（Exjade，恩瑞格）治疗。在极少数情况下，例如青少年血色病或延迟诊断，可能需要使用铁螯合剂治疗来逆转心脏损伤。恩瑞格在C282Y纯合子的患者中使用的经验有限。

受累器官并发症的治疗如下。关节病变：非甾体抗炎药用以改善症状。性功能减退，雄激素通常有效（肝纤维化患者避免应用）。肝脏并发症：戒酒，尤其是肝纤维化患者；门脉高压症患者进行经典对症治疗；血色病患者极少进行肝移植，移植效果远差于其他类型移植适应证。糖尿病：饮食控制、口服药物，必要时应用胰岛素。心脏并发症：对症治疗，很少进行心脏移植。

【内分泌科专家点评】

本例患者以糖尿病酮症酸中毒起病，胰岛功能差，临床表现为胰岛素依赖型糖尿病，糖尿病相关自身抗体均阴性，临床同时合并性腺功能减退症、甲状腺功能减退症、肝硬化、关节炎及皮肤色素沉着等表现，血清铁蛋白明显升高，经基因检测明确原发性血色病诊断。原发性血色病合并的糖尿病也曾被称为"青铜色糖尿病"，这可以作为这种特殊类型糖尿病的一个比较容易识别的特征。本例患者存在甲状腺功能减退症，其可能为原发性甲减，即由于桥本甲状腺炎引起，或者是铁剂直接沉积到甲状腺引起；但也不能除外继发性甲减可能，即由于血色病累及垂体而导致中枢性甲减，但由于患者缺乏左甲状腺素（优甲乐）替代治疗前的甲状腺功能资料，故难以判断。这个病例既扩充了我们对于糖尿病分型的认知，同时又使我们进一步学习了原发性血色病这一罕见病，很有意义。

【放射科专家点评】

血色病是由于铁过量沉积所致，可引起多种组织、多个器官损害。本病例有肝脏累及，表现为"白肝征"，CT可见全肝密度增高，是血色病较为特征性的影像学征象，其CT值的高低大致可以反映肝内铁浓度的含量。MRI对血色病诊断灵敏性更高，当肝实质内铁含量>1mg/g时，MRI即可出现信号变化。由于铁具有顺磁性，铁蛋白和高价铁离子的顺磁磁化率导致邻近质子的T1和T2驰豫时间显著增加，T1WI以及T2WI信号降低。表现为肝脏信号强度明显减低，形成低信号的肝脏，称为"黑肝征"。同时本病例尚可见垂体铁沉积改变，MRI表现为T1WI以及T2WI信号的明显降低。而垂体铁沉积报道较少，有作者发现脑铁水平与信号强度降低呈线性相关。血色病在我国较少见，发病早期临床症状较隐匿，容易漏诊。而MRI和CT都具有特征性表现，特别在肝脏铁过度沉积早期时，MRI的T2WI具有特异性征象，梯度回波显示更佳，通常被认为是检测铁沉积最敏感的技术。因此，将MRI特征性表现与临床相结合，在协助早期诊断、判断预后等方面有重要意义。

【参考文献】

1. Bacon, BR, Adams PC, Kowdley KV, et al., Diagnosis and management of hemochromatosis: 2011 practice guideline by the American Association for the Study of Liver Diseases[J]. Hepatology, 2011, 54（1）:328-343.

2. 张福奎.美国肝病学会2011年血色病诊疗指南要点[J].肝脏, 2011, 16（4）:330-331.

3. 金晶兰,赵旭. 美国肝病学会血色病诊治指南要点[J]. 临床肝胆病杂志, 2013, 29（5）:后插3-后插5.

4. Fitzsimons EJ, Cullis JO, Thomas DW, et al. Diagnosis and therapy of genetic haemochromatosis（review and 2017 update）[J]. Br J Haematol, 2018, 181（3）:293-303.

（冯 娟 刘 宇 徐 华 胡耀敏）

案例30 IgG4相关性疾病、继发性糖尿病

【病史摘要】

男，65岁，因"血糖升高5年余，发现右颌下肿块并行切除术后2年余"入院。

患者5年前无明显诱因下出现消瘦，无口干、多饮、多尿等表现，于当地医院测空腹血糖8mmol/L，予以卡博平及格列齐特（达美康）控制血糖。2年前患者无明显诱因下自觉右颌下肿物，无疼痛、吞咽困难、发热等不适。仁济医院南院颈部B超检查示"右侧颈部多发淋巴结肿大，最大26cm×15cm"；甲状腺B超检查示"双叶甲状腺多发混合回声结节，右颈部多发淋巴结肿大"；甲状腺功能正常。予行双侧甲状腺次全切除+双侧喉返神经探查+颈淋巴结清扫（Ⅵ区）+右腮腺浅叶+肿块切除+面神经探查术，术后予左甲状腺素（优甲乐）50μg qd替代治疗。术后病理右腮腺：淋巴组织呈滤泡性增生；左、右甲状腺：结节性甲状腺肿伴腺瘤样增生；Ⅵ区淋巴结：阴性。患者起病以来精神、睡眠可，二便如常。体重5年内下降25kg。

既往史：胃出血史。家族史：否认糖尿病家族史。

【体格检查】

T 36.3℃，P 92次/分，R 18次/分，BP 134/83mmHg。身高 175cm，体重62.9kg，BMI 20.54kg/m^2。神清气平，对答切题，全身皮肤巩膜无黄染，浅表淋巴结未及肿大。颈部可见手术瘢痕，两肺呼吸音清，无干湿啰音。心律齐，无杂音。腹软，无压痛反跳痛，肝脾肋下未及。双侧足背动脉搏动正常，无足部溃疡。四肢肌力正常，病理征阴性。

【实验室及辅助检查】

1. 常规检验

血常规白细胞计数 $3.67×10^9$/L↓，中性粒细胞百分比 54.8%，血红蛋白 129g/L↓，血小板计数 $280×10^9$/L。尿常规尿蛋白 弱阳性。粪常规未见异常。尿蛋白24h蛋白定量 48.30mg/24h，尿24h微量白蛋白 6.90mg/24h。静脉血气示pH值 7.38，标准碳酸氢根 26.8mmol/L，全血剩余碱 4.0mmol/L↑。生化示白蛋白 40.5g/L，ALT 18IU/L，AST 15IU/L，直接胆红素 2.7μmol/L，总胆红素 10.5μmol/L，Cr 70μmol/L，TG 0.63mmol/L，TC 2.42mmol/L↓，LDL–C 1.60mmol/L，钠 140mmol/L，钾 3.86mmol/L。铁 12.4μmol/L↓，总铁结合力 57.45μmol/L，血清转铁蛋白 2.09g/L，维生素B$_{12}$ 422pg/ml，铁蛋白 38.2ng/ml。AMY 167IU/L↑，尿淀粉酶 822IU/L↑，脂肪酶 230IU/L↑。BNP 21.0pg/ml，TnI <0.012ng/ml，CK

28IU/L， CK-MB 14.1IU/L。

2. 内分泌相关检验

（1）糖代谢：葡萄糖 8.34mmol/L，GA% 20.86%↑，HbA1c 6.4%↑，血酮体（-）。100g馒头餐试验+胰岛素、C肽释放试验结果详见表30-1。IAA 0.88（-），GAD 0.59（-），ICA 0.56（-）。

表30-1　100g馒头餐试验+胰岛素、C肽释放试验

时间	0h	0.5h	1h	2h	3h
葡萄糖（mmol/L）	7.3↑	10.1	13.6	18.2↑	18.0
胰岛素（μIU/ml）	6.0	7.2	11.1	16.1	18.1
C肽（ng/ml）	0.84	0.86	1.13	2.00	3.09

（2）钙代谢：PTH 52.65pg/ml，降钙素 0.733pg/ml，25-羟维生素D 14.19ng/ml。

（3）甲状腺轴：TSH 10.69mIU/L↑，FT3 4.51pmol/L，FT4 9.15pmol/L，ATPO 9.04IU/ml，ATG 11.55IU/ml， TRAb <0.300IU/L，甲状腺球蛋白 13.09ng/mL。

（4）性腺轴及其他激素：LH 2.94IU/L，FSH 6.29IU/L，E2 155pmol/L，T 11.69nmol/L，PRL 6.66μg/L，GH 1221pg/ml。

（5）肾上腺轴：皮质醇 10.32μg/dl，ACTH 45.1pg/ml。

3. 其他检查

（1）炎症指标：ESR 47.00mm/H↑，CRP <2.50mg/L，PCT 0.03ng/ml。风湿指标：ANA1 1:40↑（胞质型），ENA（-），ANCA（-），补体C3 0.673g/L↓，补体C4 0.149g/L，RF 20.5IU/ml↑，IgG 22.5g/L↑，IgA 2.51g/L，IgM 0.904g/L，IgE 132IU/ml↑，IgG4 17.4g/L↑（0.03~2.01）。肿瘤指标：角蛋白19片段 4.84ng/ml↑，余肿瘤标志物均（-）。κ轻链 6.68g/L↑，λ轻链 2.22g/L↑，血清轻链κ/λ比值 3.01↑，免疫固定电泳阴性。感染指标：乙肝、梅毒均阴性。

（2）腹部超声检查：胰腺形态不规则，回声强度减低，分布不均匀，胆结石，胆囊炎，前列腺钙化灶。甲状腺超声检查：甲状腺术后甲状腺残余，腺体回声增粗。血管超声检查：双侧颈动脉内膜面毛糙，双侧颈动脉分叉处内膜中层稍增厚。心电图检查：正常心电图。胸部CT检查：两肺多发渗出，局部轻度支扩。主动脉及冠脉硬化。纵隔内多发淋巴结，部分较大。上腹部增强MRI检查：胰腺形态饱满，呈"腊肠样"改变，周围脂肪间隙清楚，增强后胰腺强化尚均匀，考虑IgG4相关胰腺炎改变（见图30-1）。骨密度：正常。眼科会诊：青光眼待排，高度近视，双眼白内障。PET-CT检查：①胰腺形态饱满伴FDG代谢弥漫性增高，符合IgG4相关性胰腺炎改变；②右侧腮腺术后残余腺体FDG代谢增高，炎症？IgG4相关性疾病累及可能；③前列腺内结节样FDG代谢增高，建议血清PSA及B超检查排除肿瘤性病变。前列腺增生伴钙化。甲状腺和腮腺切片IgG4染色（免疫组织化学）：IgG4平均5个阳性细胞/HPF，热点约50个阳性细胞/HPF。

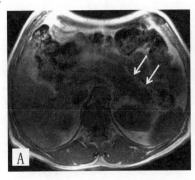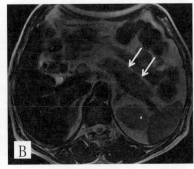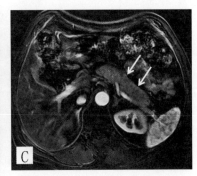

图30-1　上腹部增强MRI

A. 横断面T1WI；　B. 横断面T2WI；　C. 增强后横断面T1WI

胰腺形态饱满呈"腊肠样"改变，T1WI呈稍低信号（见图30-1A），T2WI呈稍高信号（见图30-1B），周围脂肪间隙清楚，增强扫描较均匀强化（见图30-1C）。考虑IgG4相关胰腺炎改变

【诊断和诊断依据】

（1）主要诊断：IgG4相关性疾病（累及胰腺、腮腺、甲状腺）。

诊断依据：患者中年男性，慢性病程，临床表现为先后出现多个腺体受累（胰腺、腮腺、甲状腺等），血清IgG4明显升高，甲状腺及腮腺的组织病理学检查见IgG4+细胞浸润，激素治疗有效，符合IgG4相关性疾病诊断。

（2）次要诊断：继发性糖尿病，亚临床甲状腺功能减退症，双侧甲状腺结节切除术后，右侧颌下肿块切除术后，胃出血，胆囊结石，胆囊炎，肾囊肿，前列腺钙化灶。

【治疗】

入院后予来得时10IU，10p.m.皮下注射、卡博平50mg tid po降糖，左甲状腺素（优甲乐）25μg qd po补充治疗。针对IgG4相关性疾病，予甲强龙40mg qd静滴3天，后改予甲泼尼龙（美卓乐）28mg qd po治疗，辅以奥美拉唑护胃及骨化三醇（罗盖全）补钙等治疗。

出院后定期内分泌及风湿科门诊随访。降糖药物调整为：来得时10IU 10p.m.皮下注射、卡博平50mg tid po、二甲双胍（格华止）0.5g 0-1-1 po，监测空腹血糖5~6mmol/L，餐后2h血糖8~10mmol/L。继续左甲状腺素（优甲乐）50μg qd po补充治疗。IgG4相关性疾病治疗具体用药情况如表30-2所示，定期监测IgG4、ESR、AMY（见表30-3）。

表30-2　患者IgG4相关性疾病药物治疗情况

日期	甲泼尼龙（4mg/片）	甲氨蝶呤（2.5mg/片）
2018.12.20—2019.01.04	28mg qd	—
2019.01.05—2019.01.30	24mg qd	—
2019.01.31—2019.03.05	20mg qd	10mg qw
2019.03.06—2019.04.02	16mg qd	10mg qw
2019.04.03—2019.04.30	12mg qd	10mg qw
2019.05.01—2019.07.02	10mg qd	15mg qw
2019.07.03—至今	8mg qd	15mg qw

表30-3 该患者IgG4、ESR、AMY水平变化

日期 （2018-2019）	11.30	12.04	1.03	1.28	3.01	3.29	4.28	6.28
IgG4（g/L）	17.4	16.6	12.7	6.31	3.89	3.43	3.52	2.38
ESR（mm/h）	47	–	5	7	16	3	2	5
AMY（IU/L）	167	129	48	45	–	–	–	–

【讨论】

IgG4相关性疾病（IgG4-RD）又称为lgG4阳性多器官淋巴细胞增生综合征，是一种与lgG4相关，累及多器官或组织的慢性、进行性、自身免疫性疾病。其特征如下：一个或多个器官弥漫性肿大；血清高lgG4血症；组织中淋巴细胞和lgG4+浆细胞浸润，伴随纤维化、硬化改变。

1. IgG4相关性疾病的临床表现及相关疾病谱

中老年易患，男性多见，较隐匿，可伴有发热、CRP升高。症状因受累器官不同而异，可致多种疾病，多伴有器官肿大。多系统均能受累：胆道系统、眼周组织、肾脏、肺、淋巴结、脑膜、主动脉、结肠、乳腺、前列腺、甲状腺、心包和皮肤等。泪腺、唾液腺、胰腺最常见。多个器官受累常常不是同时出现。IgG4相关性疾病疾病谱详见表30-4。

表30-4 IgG4相关性疾病疾病谱

已知疾病	影响器官组织	已知疾病	影响器官组织
Mikulicz综合征 （米库利次）	唾液腺和泪腺	AIP Ⅰ型	胰腺
kuttner's肿瘤 （库特纳氏）	下颌下腺	硬化性胆管炎	胆管
嗜酸性血管 中心性纤维化	眼眶、甲状腺、腹膜后、 纵隔及其他组织	非结石硬化性 胆囊炎	胆囊
炎性假瘤	眼眶、肺 肾及其他	肝内胆管硬化 肝炎、肝硬化等	肝脏
纵隔纤维化	纵隔	硬化性乳腺炎	乳房
腹膜后纤维化	腹膜后	前列腺炎	前列腺
主动脉周围炎	主动脉	硬化性脑膜炎 垂体炎	中枢神经系统
炎症性 腹主动脉瘤	腹主动脉	淋巴结肿大	淋巴结
特发性低补体 肾间质小管肾炎	肾间质	炎性假瘤 间质肺炎	肺脏

2. IgG4相关性疾病的诊断

IgG4相关性疾病诊断标准：

（1）一个或多个器官出现弥漫性/局限性肿胀或肿块的临床表现。

（2）血清IgG4升高浓度 > 135mg/dl。

（3）组织病理学检查：①显著的淋巴细胞、浆细胞浸润和纤维化；②IgG4+浆细胞浸润：IgG4+/IgG+ > 40%，且IgG4+浆细胞 > 10个/HPF。

符合上述（1）+（2）+（3）为确定诊断。符合上述（1）+（3）为很可能诊断。符合上述（1）+（2）为可能诊断。

《IgG4相关性疾病病理表现共识》（2012年国际病理学界）：诊断IgG4-RD主要依赖其组织病理学特征，其次标准是其组织内的IgG4+细胞计数及IgG4+/ IgG+细胞比例。IgG4组织病理学特征：①大量淋巴浆细胞浸润；②纤维化，特征性的形态为席纹状；③闭塞性静脉炎。IgG4+细胞计数的阳性界点：IgG4+/ IgG+大于40%是IgG4-RD诊断的必要条件，但不能作为充分条件。

3. IgG4相关性疾病治疗

《2015 国际共识指南：IgG4相关性疾病的管理和治疗》中对IgG4相关性疾病的治疗提出了以下声明（见表30-5）。

表30-5 IgG4相关性疾病的治疗声明

声明具体内容	比例
有症状、病情活动的IgG4-RD患者均需治疗，病情严重者需积极治疗。部分无症状的IgG4-RD患者也需要治疗。	87% 同意
在无禁忌证的情况下，对于所有活动性、未治疗IgG4-RD患者，糖皮质激素是诱导缓解的一线药物。	94% 同意
起始治疗时，部分患者需联合使用糖皮质激素和免疫抑制药物。这是由于糖皮质激素单药治疗不能最终控制疾病，且长期使用糖皮质激素也可能增加不良反应的风险。	46% 同意
经诱导缓解后，特定患者可从维持治疗获益。	94% 同意

（引自《2015国际共识指南：IgG4相关性疾病的管理和治疗》）

传统的免疫抑制剂包括：硫唑嘌呤（AZA）、吗替麦考酚酯（MMF）、6-巯基嘌呤（6-MP）、甲氨蝶呤（MTX）、他克莫司和环磷酰胺（CYC）。这些药物的有效性尚未在前瞻性临床试验中进行评价，因此亟需开展这方面的研究。

国外研究提示，用抗CD20单克隆抗体利妥昔单抗进行B细胞清除可有效治疗IgG4-RD，对于部分传统治疗失败的患者可以选择该药。

本例患者为老年男性，慢性病程。患者病程中逐渐出现多个脏器受累（胰腺、腮腺、甲状腺），起病之初并未明确诊断，仅以对症治疗为主。内分泌科住院期间发现IgG4明显升高，风湿科会诊明确IgG4相关性疾病诊断，予糖皮质激素联合甲氨蝶呤治疗后，IgG4明显降低，血淀粉酶及炎症指标恢复正常。

【专家点评】

本例患者临床以糖尿病起病，渐进出现腮腺、甲状腺受累，结合血清IgG4水平及组织病理学检查明确诊断IgG4相关性疾病。这个病例给我们一些启示，虽然糖尿病为临床常见病，但它可能仅仅是某一全身系统性疾病的表现之一，临床诊治中应积极排查继发性糖尿病因素，明确糖尿病分型，及时发现糖尿病背后的故事。

【参考文献】

1. Deshpande V, Zen Y, Chan JK, et al. Consensus statement on the pathology of IgG4-related disease[J]. Mod Pathol, 2012, 25（9）:1181-1192.

2. Khosroshahi A, Wallace ZS, Crowe JL, et al. International Consensus Guidance Statement on the management and treatment of IgG4-Related disease[J]. Arthritis Rheumatol, 2015, 67（7）:1688-1699.

3. 张盼盼, 赵继志, 王木, 等. IgG4相关性疾病346例临床特征分析[J]. 中华内科杂志, 2017, 56（9）:644-649.

4. 陈雨, 张文. 解读首个《IgG4相关性疾病管理和治疗的国际共识指南》[J]. 中华临床免疫和变态反应杂志, 2015, 9（3）:159-162.

（冯　娟　宋　洋　胡耀敏）

案例31 伴有耳聋的糖尿病——线粒体糖尿病

【病史摘要】

男，34岁，因"听力下降10年，口干、多饮、多尿3年"入院。

患者10年前无明显诱因出现听力下降，曾于五官科就诊考虑"神经性耳聋"，未予治疗。3年前患者出现口干、多饮、多尿，伴右下腹痛，于院外急诊行腹部CT检查考虑"急性阑尾炎"。遂于外院普外科住院手术治疗，查血糖28.9mmol/L↑，酮体+++；血气（动脉）pH值7.29↓，乳酸3.9mmol/L↑，标准碳酸氢根12.8mmol/L↓，全血剩余碱−15.6mmol/L↓。予胰岛素静滴及大量补液后酮体转阴。后转入内分泌专科继续治疗，查胰岛素（空腹）2.7μIU/ml，C肽0.87ng/ml，HbA1c 12.3%↑，GA% 43.17%↑，IAA、GADA、ICA均阴性；尿24h蛋白定量106.00mg/24h，尿24h微量白蛋白4.00mg/24h。予卡博平+诺和锐+甘精胰岛素（来得时）控制血糖。之后门诊随访血糖控制可，遂逐步停用胰岛素，加用二甲双胍治疗。近期自测空腹血糖10~15mmol/L，收入仁济医院南院内分泌科进一步治疗。患者病程中无视物模糊，无泡沫尿，无间歇性跛行，无便秘、腹泻交替，无足部溃破等不适。起病以来，患者精神、食欲、睡眠可，大便正常，体重近2月下降5kg。

既往史、个人史：无殊。

家族史：患者母亲40岁出现耳聋，有糖耐量异常。

【体格检查】

T 36.2℃，P 109次/分，R 18次/分，BP 95/60mmHg。颈围34cm，腰围70cm，臀围80 cm，股围40cm，BMI 17.33kg/m²。全身浅表淋巴结未及肿大，两肺呼吸音清，未闻及干湿啰音。心律齐，无杂音。腹软，无压痛、反跳痛，肝脾肋下未及，四肢肌力正常，病理征（−），双下肢无凹陷性水肿。

【实验室及辅助检查】

1. 常规检验

血常规、尿常规、粪便常规未见异常。血生化：白蛋白36.1 g/L，谷丙转氨酶25 IU/L，谷草转氨酶14 IU/L↓，碱性磷酸酶70 IU/L，乳酸脱氢酶282 IU/L，总胆红素14.9 μmol/L，尿素4.40 mmol/L，尿酸332 μmol/L，肌酐85 μmol/L，钾3.82 mmol/L，LDL–C 2.28 mmol/L，TG 1.49 mmol/L，HDL–C 0.66 mmol/L，TC 3.26 mmol/L。血气分析（静脉）：pH值7.28，标准碳酸氢根18.9 mmol/L，乳酸2.5 mmol/L。肌酸激酶35 IU/L↓。尿微量蛋白5项测定：尿液IgG 8.28 mg/L，尿液α1微球蛋白76.8 mg/L，尿液β2微球蛋白18.3 mg/L，尿液白蛋白22.4 mg/L，尿液转铁蛋白<2.13 mg/L。尿24h蛋白定量152.40

mg/24h ↑，尿24h微量白蛋白 39.60 mg/24h ↑，尿ACR 1.84 %。

2. 内分泌相关检验

（1）空腹葡萄糖 8.81 mmol/L，空腹C肽 0.26 ng/ml↓，空腹胰岛素 5.9 μIU/ml。HbA1c 12.6%↑。GA% 43.14%↑。GADA、IAA、ICA均阴性。

（2）TSH 2.67 mIU/L，FT4 12.74 pmol/L，FT3 4.36 pmol/L，TRAb <0.300IU/L，TGAb 16.26IU/ml，TPOAb 174.4IU/ml↑。

3. 其他检查

CA-211 4.55 ng/ml ↑，糖类抗原CA-724 10.57 IU/ml ↑。

4. 基因检测

患者存在线粒体基因（MT-TL1）突变：chrM-3243 A>G，参考碱基/变异碱基（突变频率）1730/888（33.92%）（基因测序图详见图31-1）。患者母亲也存在该位点的杂合变异（基因测序图详见图31-2）。

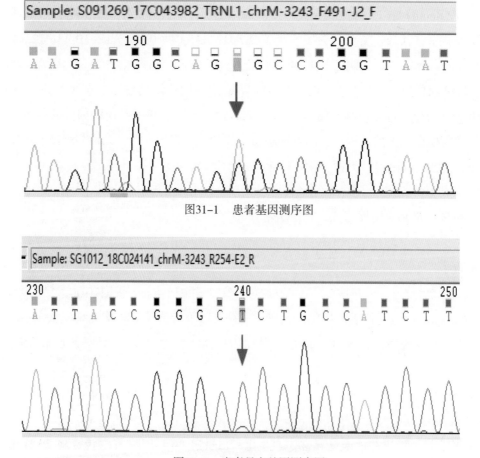

图31-1　患者基因测序图

图31-2　患者母亲基因测序图

5. 辅助检查

（1）多导联心电图：正常心电图。血管超声检查：双侧下肢动脉内膜面毛糙，双侧下肢静脉管腔通畅，目前未见明显血栓形成，双侧颈动脉内膜面毛糙，双侧椎动脉内膜面毛糙。头颅MRI检查：

双侧额叶及侧脑室旁多发腔梗或腔隙灶（见图31-3）。双侧上颌窦小囊肿可能。眼眶MRI平扫：未见明显异常。腹部CT平扫：阑尾术后改变可能，左侧肾盂稍饱满。副脾结节。盆腔小钙化灶。肺HRCT平扫：未见明显活动性改变。骨密度：正常。

（2）眼科会诊：双眼视网膜萎缩。

（3）五官科会诊：双侧神经性耳聋。

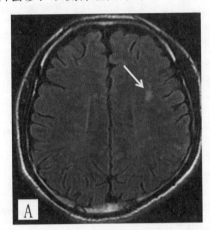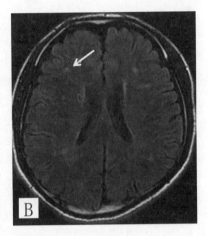

图31-3　头颅MRI平扫片

FLAIR示双侧半卵圆区及侧脑室旁多发小斑片状高信号影

【诊断和诊断依据】

（1）主要诊断：线粒体糖尿病。

主要诊断依据：患者中年男性，慢性病程。临床表现为听力下降10年，口干、多饮、多尿3年，伴体重下降，以酮症酸中毒起病。检查提示胰岛功能差，GADA、IAA、ICA均阴性，伴有双侧神经性耳聋。母亲有糖耐量异常伴耳聋。基因检测结果符合线粒体糖尿病。

（2）次要诊断：双眼视网膜萎缩，神经性耳聋、副脾结节、腔隙性脑梗死、阑尾切除术后。

【诊治经过】

最终明确患者的诊断为线粒体糖尿病，遂暂停二甲双胍，予胰岛素泵降血糖，撤泵后予诺和锐、甘精胰岛素和拜唐苹控制血糖，之后一直在我科门诊随访，血糖控制良好。

【讨论】

线粒体糖尿病正式名称应为母系遗传的糖尿病伴耳聋（maternally inherited diabetes and deafness, MIDD）。对全国总共2 707例糖尿病患者筛查显示本病患病率为0.6%。主要是由于线粒体DNA缺陷造成，所有的线粒体DNA缺陷中85%发生3243A>G突变。该突变所造成的临床表现呈高度异质性，从单纯的糖尿病或听力丧失，到MIDD，再到最严重的线粒体脑病伴乳酸中毒及卒中样发作（MELAS综合征）均有可能。本例患者亦为该位点突变，其临床症状典型，符合MIDD多个特征，具体如下。

1. 临床表现

（1）糖尿病：线粒体DNA 3243A>G 突变（m.3243A>G）携带者中糖尿病的发病率估计超过85%，糖尿病的表现一般类似2型糖尿病，但其中也有20%的患者急性起病，甚至约8%的患者以酮症酸中毒起病。本例患者也是以酮症起病，患者胰岛素抗体阴性，初次住院时并未明确分型。

（2）耳聋：感觉神经性听力丧失，在遗传性感觉神经性耳聋的患者中7.4%归因于m.3243A>G突变。MIDD中耳聋的发生常先于糖尿病，男性患者听力丧失的程度及进展常超过女性。因此，耳聋成为MIDD 一个突出表现。本例患者同样存在神经性耳聋，也是因为这一典型的症状，引起了我们的重视。后对患者进行了相关基因检测最终明确诊断。

（3）眼病：黄斑营养不良是MIDD一个特征性的表现，包括视网膜的色素损伤和脉络膜或视网膜色素上皮细胞的萎缩。本例患者同样存在双眼视网膜萎缩。

（4）脑病：m.3243A>G最早发现于 MELAS综合征。中枢神经系统的病变是MELAS的特征性改变，年轻的MIDD患者若出现卒中，要警惕合并MELAS的可能。45岁以下的卒中患者中m.3243A>G占比1%，枕叶脑梗则占比6%。半数以上的MIDD 患者头颅CT 或MRI 扫描呈异常表现。有研究对MIDD患者和1型糖尿病患者的脑功能和影像学进行评估比较，结果显示3名MIDD患者出现小脑性共济失调；MRI检查显示10名MIDD患者中7名出现小脑萎缩（8名1型糖尿病患者中仅3名出现轻度小脑萎缩）。本例患者为中年男性，未合并其他代谢性疾病，出现双侧额叶及侧脑室旁多发腔梗，不除外与线粒体基因突变相关。

（5）肌病：线粒体肌病表现为运动后痉挛或虚弱，有报道43%的MIDD患者伴有肌病。运动试验显示患者的最大摄氧率降低，而血乳酸峰值增加。

（6）心脏病：心肌肥厚，心脏自主神经病变，心力衰竭。MIDD患者在没有冠心病的情况下，却依然会发生心肌梗死。

（7）肾病：早期就可能出现蛋白尿，本例患者也合并蛋白尿。肾活检揭示最常见的病变为局部节段性肾小球硬化。还可表现为肾小管间质性肾病及肾脏囊肿。

（8）胃肠道病变：便秘及假性肠梗阻，并有餐后恶心呕吐。

（9）其他：MIDD另外一个特点为身材矮小，体重指数（BMI）常低于20.0 kg/m^2。本例患者BMI 17.33kg/m^2，也符合这一特点。

2. 基因检测

MIDD患者血中m.3243A>G突变的比例一般在1%~40%，而白细胞通常含有体内最低的杂胞质性，因此个别MIDD患者血细胞的基因检测是阴性的。MIDD患者白细胞中m.3243A>G的杂胞质性随年龄的增长而降低，平均每年下降约1.4%，因此要尽早让疑似患者做基因检测，这样才能保证最大的检出率。

由于精子内的线粒体在进入卵子时会被破坏，因此仅有母亲的线粒体DNA会传递给下一代，但因为每个后代杂胞质性的不同，并非所有后代的血样都能检测出m.3243A>G 突变。极偶然的情况下，新突变发生于卵细胞或胚胎发育的早期阶段，这样突变仅存于下一代的这位患者本人，母系的其他成员均无病变。若尽早进行基因检测，可通过优生优育指导，阻断此病在子代的延续。

3. 哪些患者需要考虑线粒体糖尿病可能/线粒体糖尿病的鉴别要点

（1）有母系遗传家族史的糖尿病患者。

（2）糖尿病的临床表现常介于1型和2型糖尿病之间，多呈不典型2型糖尿病。

（3）起病年龄偏早（年龄＜40岁）且为非肥胖型的2型糖尿病患者。

（4）血糖不高，但胰岛β细胞功能明显降低者。

（5）特别是伴先天性神经性耳聋的女性糖尿病患者，或者因用过氨基糖苷类抗生素而发生耳聋或者耳聋程度加重者。

（6）伴有线粒体病的其他全身系统表现者，如中枢神经系统表现、骨骼肌及心肌症状、视神经萎缩及视网膜变性、眼外肌麻痹及血乳酸水平升高者等。

4. 线粒体糖尿病的治疗

（1）由于二甲双胍可通过抑制线粒体复合物Ⅰ而诱导糖酵解进而增加葡萄糖的消耗。MIDD的病理生理机制在于胰岛β细胞功能的缺陷，而非胰岛素抵抗，用二甲双胍会进一步降低线粒体功能。故此类患者应避免使用二甲双胍治疗糖尿病。

（2）小檗碱（黄连素）在临床实践中也被用于降血糖，小檗碱也是通过抑制线粒体复合物Ⅰ的功能而改善糖代谢，因此小檗碱同样不应用于MIDD的治疗。

（3）患者在诊断为MIDD后，应尽早使用胰岛素及其他降糖药物治疗。

（4）辅酶Q10是线粒体呼吸链上的电子载体，服用辅酶Q10可改善MIDD患者的线粒体功能缺陷。但是其疗效尚不明确。

（5）其他：基因治疗、线粒体保护剂、线粒体功能改善剂、抗氧化等。

【专家点评】

本例患者有糖尿病伴耳聋，结合基因检测结果，线粒体糖尿病诊断明确。该患者临床症状典型，然而患者发病早期并没有及时明确线粒体糖尿病的诊断，后续治疗中曾使用二甲双胍，明确诊断后予停用。线粒体糖尿病早期很容易被误诊为2型糖尿病，及早识别并给予正确治疗对于延缓患者病情进展至关重要。另外，值得注意的是本例患者头颅MRI检查提示双侧额叶及侧脑室旁多发腔梗或腔隙灶，不除外与线粒体基因突变有关。虽然目前类似报道不多，但有研究显示线粒体糖尿病可合并脑病（小脑萎缩、白质异常、MELAS等），这也提醒临床医生对于存在线粒体基因突变的患者需要注意评估颅脑疾病情况。

【参考文献】

1. Fromont I, Nicoli F, Valéro R, et al. Brain anomalies in maternally inherited diabetes and deafness syndrome[J]. J Neurol, 2009, 256（10）:1696-1704.

2. 殷峻, 包玉倩. 线粒体糖尿病的临床特征与应对[J]. 中华糖尿病杂志, 2017, 9（6）: 342-345.

3. 曹莉娟, 刘国良. 线粒体基因突变糖尿病的认识、特征及临床处理[J]. 实用糖尿病杂志, 2018, 14（2）:5-7.

（冯　娟　苏昌伟　刘　宇　胡耀敏）

案例32　低血钾、低血镁、低尿钙——Gitelman综合征

【病史摘要】

女，38岁，因"乏力伴手足麻木2年余"入院。

患者2年前无明显诱因出现乏力，伴手足及口周麻木，无呼吸困难，外院查血钾2~3mmol/L↓，予补钾治疗可好转。此后患者长期补钾治疗，监测血钾维持在3mmol/L左右。6个月前外院查K^+ 3.14mmol/L↓，Na^+ 141mmol/L，Cl^- 95mmol/L↓，Ca^{2+} 2.42mmol/L，P^{3+} 1.27mmol/L，Mg^{2+} 0.54mmol/L↓，24h尿Na^+ 242.0mmol/L，24h尿K^+ 85.80mmol/L↑，24h尿Cl^- 250.8mmol/L↑，24h尿Ca^{2+} 1.58mmol/L↓，24h尿P^{3+} 21.76mmol/L，立位血醛固酮 154.75pg/ml（卧位29.4~161.5，立位38.1~313.3），血浆肾素活性 7.17 ng/ml/h（0.73~17.4），醛固酮与肾素活性比值（ARR）21.58。患者病程中否认纳差、腹泻，否认利尿剂及其他特殊药物服用史，否认毒物接触史，尿量无明显增加，夜尿0~1次/天。大便2次/天，体重无明显变化。

既往史：1年前发现甲状腺功能亢进症，目前口服丙硫氧嘧啶每天半粒治疗。月经及婚育史：无特殊。

家族史：妹妹1年前发现低钾、低镁、低尿钙、甲状腺功能亢进症（K^+ 3.01mmol/L↓，Mg^{2+} 0.71mmol/L↓，24h尿K^+ 69.80mmol/24h↑，24h尿Ca^{2+} 1.04mmol/24h↓）。

【体格检查】

T 37℃，P 90次/分，R 16次/分，BP 139/83mmHg。神清气平，对答切题，浅表淋巴结未及肿大。甲状腺Ⅱ°肿大，质软，无突眼，眼球活动度可。两肺呼吸音清，无干湿啰音。心律齐，无杂音。腹软，无压痛反跳痛，肝脾肋下未及。双下肢无凹陷性水肿。

【实验室及辅助检查】

1.常规检验

血常规、尿常规、肝肾功能、糖化血红蛋白均正常。甘油三酯 1.08mmol/L，总胆固醇 6.78mmol/L↑，高密度脂蛋白 1.61mmol/L，低密度脂蛋白 4.48mmol/L，非高密度脂蛋白 5.17mmol/L↑；血气分析（静脉）pH值 7.41，钾 2.8mmol/L↓，离子钙 1.06mmol/L↓，标准碳酸氢根 29.2mmol/L。血、尿电解质见表32-1。

表32-1　血、尿电解质

	血钾 （mmol/L）	24h尿钾 （mmol/L）	血钠 （mmol/L）	24h尿钠 （mmol/L）
第1天	2.95	75.74	138	290.7
第2天	3.28	100.3	138	292.6
	血钙 （mmol/L）	24h尿钙 （mmol/L）	血镁 （mmol/L）	24h尿镁 （mmol/L）
第1天	2.31	0.9	0.6	3.62
第2天	/	/	/	

2.内分泌相关检验

（1）PRL 13.01μg/L，GH 335.4pg/ml。

（2）甲状腺轴：TSH 2.18mIU/L，FT3 6.31pmol/L，FT4 9.37pmol/L，TPOAb 21.53IU/ml，TGAb 119.2IU/ml↑，TRAb 2.31IU/L↑，甲状腺球蛋白 29.12ng/ml。

（3）肾上腺轴：ACTH 22.10pg/ml，F 6.39μg/dl。

（4）性腺轴：LH 9.20IU/L，FSH 8.68IU/L，孕酮 3.74nmol/L，雌二醇 498pmol/L，睾酮 2.29nmol/L。

（5）PTH 43.85pg/ml，降钙素 0.831pg/ml，25-羟维生素D 16.48ng/ml。

（6）氢氯噻嗪试验如表32-2所示。计算本例患者服药后氯离子排泄分数差值0.264%，相对基线水平增加81.5%。对氢氯噻嗪无反应判断标准：服药后氯离子排泄分数差值≤2.86%，相对基线水平增加≤223%。

表32-2　氢氯噻嗪试验

时间	尿钾 （mmol/L）	尿钠 （mmol/L）	尿氯 （mmol/L）	尿肌酐 （μmol/L）	血钾 （mmol/L）	血钠 （mmol/L）	血氯 （mmol/L）	血肌酐 （μmol/L）
6：30	64.81	148	76	9 491	/	/	/	/
7：00	47.45	69	40	9 315	2.98	138	95	50
7：30	34.21	50	32	6 457	/	/	/	/
8：00	31.33	59	35	4 379	/	/	/	/
8：30	19.91	48	25	1 991	/	/	/	/
9：00	13.66	29	16	1 469	/	/	/	/
9：30	15.72	34	20	1 896	/	/	/	/
10：00	12.32	28	16	1 585	2.83	138	94	44

（来自参考文献[2]）

3.其他

CA199 22.91U/ml，CA724 8.49IU/ml↑，CA242 29.51IU/ml↑。血沉 30.00mm/H↑。C反应蛋白、风湿指标均（-）。

4.基因检测及家系图

患者SLC12A3基因有2个杂合突变：c.179C>T（p.T60M）和c.1456G>A（p.T60M）（见图32-1）。

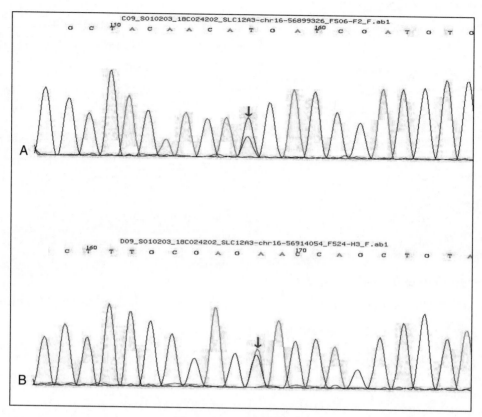

图32-1 患者基因测序图

A. c.179C>T ; B. c.1456G>A

对患者父母、患者儿子、患者妹妹及患者妹妹的两个儿子进行上述两个突变位点检测，家系图如图32-2所示。

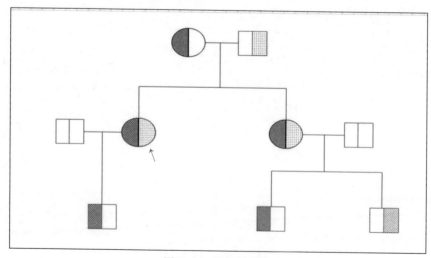

图32-2 患者家系图

箭头所指为本例患者；浅色图例：c.179C>T；深色图例：c.1456G>A

5. 辅助检查

血管超声检查示双侧颈动脉内膜面毛糙，双侧颈动脉分叉处内膜中层稍增厚。甲状腺超声检查示甲状腺腺体回声增粗。肾上腺MRI检查示左侧肾上腺结节样增生可能（见图32-3）。心彩超示EF75%，未见明显异常。多导联心电图检查示窦性心律，T波改变（Ⅱ、Ⅲ、aVF、V4～V6低平）。

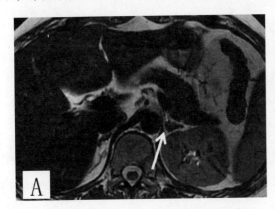
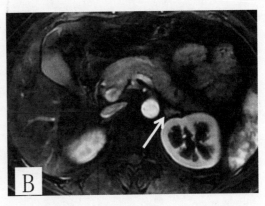

图32-3　肾上腺MRI增强

A. 横断位T2WI；　　　　　B. 增强后横断位T1WI

左侧肾上腺小结节样增粗，T2WI呈等信号（见图32-3A），增强扫描均匀强化（见图32-3B）。

【诊断】

（1）主要诊断：低钾血症 Gitelman综合征。

主要诊断依据：患者中年女性，病程2年余。否认腹泻、利尿剂服用史。临床表现为乏力伴手足麻木，持续性低钾血症，尿钾升高，伴低镁血症、低尿钙。患者妹妹亦存在类似化验表现。患者氢氯噻嗪试验对氯离子清除率影响不大，同时基因检测结果支持Gitelman综合征。

（2）次要诊断：甲状腺功能亢进症 Grave病。

【治疗】

予氯化钾 1.0g tid + 门冬氨酸钾镁（潘南金）1片 bid补钾、补镁，丙硫氧嘧啶 25mg bid治疗甲亢，阿托伐他汀钙（立普妥）20mg qn降脂治疗。

目前已经停用丙硫氧嘧啶和立普妥，继续服用氯化钾 1.0g tid + 潘南金1片 bid，之后门诊多次复查甲状腺功能和血脂均正常，血钾3.15~3.50mmol/L，血镁大于0.70mmol/L。备注：每片潘南金相当于含11.8mg镁离子、36.2mg钾离子。

【讨论】

Gitelman综合征（Gitelman Syndrome，GS）的确切发病率尚不清楚，国外报道欧洲人中约为1/40 000。GS是一种常染色体隐性遗传的失盐性肾小管疾病。GS病因是位于肾远曲小管的噻嗪类利尿剂敏感的钠氯共同转运体（NCCT）蛋白编码基因SLCl2A3发生突变，导致NCCT的结构和（或）功能异常，从而引起肾脏远曲小管对钠氯重吸收障碍导致低血容量、肾素–血管紧张素–醛固酮系统（RAAS）激活、低血钾和代谢性碱中毒等一系列病理生理和临床表现。

1. GS临床表现

多数于青少年或成年发病，约1/3的患者有明确的家族史。全身症状：肢体乏力、疲劳、运动耐量下降、口渴、多饮、嗜盐。

心血管系统：血压正常或偏低、心悸、QT间期延长、室性心律失常。消化系统：发作性腹痛、便秘、呕吐。泌尿系统：多尿、夜尿、遗尿、蛋白尿、低钾性肾病；神经、肌肉系统：头晕、眩晕、共济失调、假性脑瘤、肢体麻木、感觉异常、肌肉痉挛、抽搐、横纹肌溶解。骨关节系统：关节痛、软骨钙质沉着症。生长发育：发育停滞、生长迟缓、青春期延迟。

2. GS实验室检查

（1）"五低一高"（低血钾、低血镁、低血氯、低尿钙、偏低血压和RAAS活性增高）+代谢性碱中毒，具体如下：①低钾血症伴肾性失钾：尿钾/尿肌酐>2.0 mmol/mmol或血钾<3.5 mmol/L，24h尿钾>25 mmol/L；②代谢性碱中毒；③低镁血症及肾脏排泄镁增多：血镁<0.7 mmoL/L，镁排泄分数>4%；④低尿钙：成人随机尿中尿钙/尿肌酐<0.2 mmol/mmol；⑤RAAS系统激活；⑥氯离子排泄分数>0.5%；⑦肾脏超声检查正常（一般无钙质沉着或发育异常）。

上述血液和尿液标本需同步留取，建议留取2~3次。正在补钾补镁治疗且血电解质水平正常/接近正常，则可停用相关药物48 h后进行检测。

（2）氯离子清除试验（氢氯噻嗪试验）：GS患者氢氯噻嗪对氯离子排泄影响不大，呋塞米（速尿）可使氯离子排泄明显增加（不推荐该试验作为常规检查）。

（3）基因检测：目前400个SLCl2A3基因致病突变被报道，我国以T60M和D486N位点突变较为多见。所有患者均应行家系调查，并推荐在有条件的机构行基因检测以获得确诊。

3. GS诊断和鉴别诊断

（1）低钾血症的诊断流程如图32-4所示。

（2）典型GS患者可通过临床表现和实验室检查获得临床诊断，而最终确诊则有赖于基因检测（见图32-5）。

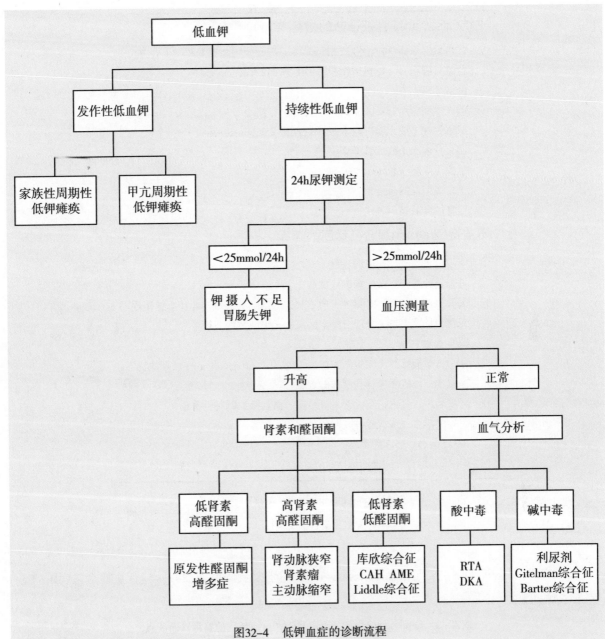

图32-4　低钾血症的诊断流程

支持Gitelman综合征诊断的指标

慢性低钾血症（血清钾＜3.5mmol/L，排除使用降钾类药物）合并

肾脏排钾增多（随机尿中尿钾/尿肌酐＞2.0 mmol/mmol）

低谢性碱中毒

低镁血症（血镁＜0.7mmol/L）伴肾脏排镁增多（镁排泄分数＞4%）

低尿钙症（成人随机尿中尿钙/尿肌酐＜0.2 mmol/mmol）

血浆肾素水平或活性增高

氯离子排泄分数＞0.5%

正常或偏低的血压

正常的肾脏超声表现

不支持Gitelman综合征诊断的指标

使用噻嗪类利尿剂或缓泻剂

符合显性遗传方式的肾脏病家族史

无低血钾（肾衰竭时除外）或不补钾的情况下低血钾非持续性出现

无代谢性碱中毒（除外合并碳酸氢盐丢失或酸的获得）

低肾素水平

尿：低尿钾排泄（随机尿中尿钾/尿肌酐＜2.0 mmol/mmol）；高尿钙

高血压；细胞外液容量增加的表现

肾脏超声：肾内钙质沉着、肾结石、孤立肾、囊肿性肾病

出生前羊水过多或肾脏高回声

3岁之前出现临床症状

Glielman综合征的确诊标准：*SLC12A3*基因中发现两个致病突变

图32-5　Gitelman综合征的诊断要点

（图片来自参文献[1]）

（3）鉴别诊断：GS主要与Bartter综合征鉴别，鉴别要点详见表32-3。低钾血症常见病因的鉴别要点详见表32-4。

表32-3　Gitelman综合征与经典型Bartter综合征的鉴别诊断要点

	Gitelman 综合征	Bartter 综合征
发病时间	青少年或成年	儿童期
低钾血症	有	有
低氯性代谢性碱中毒	有	有
高肾素活性	有	有
低镁血症	有	无
尿钙	低	正常或高尿钙
前列腺素E水平	正常	高
生长发育迟缓	少见	有
病变部位	远曲小管	髓襻升支粗段
突变基因	*SLC12A3*	*CLCNKB*

表32-4 低钾血症常见病因的鉴别要点

疾病	血压	血气结果	肾素水平	血管紧张素Ⅱ	醛固酮水平
Gitelman综合征	正常或偏低	低氯性碱中毒	升高	升高	升高
Bartter综合征	正常或偏低	低氯性碱中毒	升高	升高	升高
肾小管酸中毒	正常	高氯性酸中毒	正常	正常	正常
原发性醛固酮增多症	升高	代谢性碱中毒	下降	正常或下降	升高
肾动脉狭窄/肾素瘤	升高	正常	显著升高	显著升高	升高
Liddle综合征	升高	高钠性碱中毒	下降	下降	下降

4. GS的治疗

（1）钠盐摄入：鼓励患者根据个人饮食习惯多进食含氯化钠的食物。

（2）钾和镁的补充：口服或静脉补钾、补镁（个体化+终身治疗；食补+药补）。鼓励患者进食富含钾离子的食物，药物补钾可选用氯化钾，避免空腹口服以减少对胃肠道刺激，逐渐加量。如患者存在低血镁，应首先补镁以助维持正常血钾水平，成人起始剂量推荐为300 mg/d（以镁元素计），分次餐中口服。建议GS患者至少维持血钾 ≥3.0 mmol/L，血镁 ≥0.6 mmol/L。

（3）其他药物：潴钾类利尿剂（醛固酮拮抗剂），螺内酯可拮抗醛固酮活性，减少尿钾排泄从而升高血钾，警惕不良反应（低钠血症、低血容量、男性乳腺发育、多毛症及月经紊乱等）。管紧张素转化酶抑制剂/特异性AngⅡ受体阻滞剂ACEI/ARB可抑制RAAS活性，注意低血容量副作用。多数GS患者前列腺素E^2水平正常，前列腺素合成酶抑制剂在GS患者中较少应用。

（4）妊娠期患者：妊娠可加重低钾和低镁血症，ACEI/ARB妊娠期禁用。产程中需监测血电解质。

（5）生长发育的管理：儿童期的电解质紊乱可能导致生长发育迟缓及青春期延迟，如果有依据显示患者存在发育迟缓推荐进行青春期状态和GH评估，GH缺乏者补充适量的GH。

5. 遗传咨询和产前诊断

确诊的GS患者需进行详细的家系调查，以做到早期诊断和干预。对所有患者均应给予相应的遗传咨询。

【专家点评】

我们注意到本例患者同时存在甲状腺功能亢进症、Grave病，临床诊治中容易先入为主，认为该患者低钾血症可能为甲亢低钾性周期性瘫痪，但患者低钾血症为持续性，尤其是甲状腺功能恢复正常后仍然存在低钾血症，且同时合并存在低镁血症、低尿钙，结合氢氯噻嗪试验和基因检测，最终明确诊断为Gitelman综合征。这个病例提示我们临床中需要注意全面鉴别低钾血症的病因。

【参考文献】

1. Gitelman综合征诊治专家共识协作组. Gitelman综合征诊治专家共识[J]. 中华内科杂志, 2017, 56（9）: 712-716.

2. 彭晓艳, 蒋兰萍, 袁涛, 等. 氯离子清除试验在Gitelman综合征鉴别诊断中的应用[J]. 中国医学科学院学报, 2016, 38（3）:275-282.

（冯　娟　董晓东　胡耀敏）

案例33　颞下窝副神经节瘤

【病史摘要】

患者，男，52岁，因"突发左侧鼻腔大量出血"就诊于当地医院，鼻内镜检查发现左侧鼻腔肿块。转诊至上海仁济医院南院，头颅CTA和MRA检查提示左侧鼻腔、鼻窦、中颅底广泛软组织肿块增生（约40mm×40mm×40mm的不规则混杂密度肿块），侵犯周围组织、海绵窦区域，肿块包绕左侧颈内动脉海绵窦段和破裂孔段。完善术前检查后在全麻下行鼻内镜鼻腔肿物切除术。术中发现肿块血供十分丰富，在牵拉肿瘤过程中突发血压急剧升高至220/130mmHg，心率增加至130次/分，考虑"异位嗜铬细胞瘤"可能，手术遂临时改为取活检，术后病理证实为"副神经节瘤"。经过MDT讨论，考虑到继续手术存在极大风险，建议先行"肿瘤血管栓塞术"，以减少肿瘤血供后再进一步行肿瘤切除，收入仁济医院南院神经外科。

追问病史，高血压病史4年，口服降压药物[美托洛尔（倍他乐克）缓释片+缬沙坦]，血压控制不佳。近半年来有间断性心悸、出汗、头痛发作，发作时血压190/140mmHg，半小时左右症状可自行缓解，伴体重减轻。2型糖尿病病史多年，阿卡波糖（拜唐苹）+二甲双胍（格华止）控制血糖，血糖控制可。

既往史、个人史、家族史无特殊。

【体格检查】

T 37℃，P 110次/分，R 16次/分，BP 190/110mmHg。体重42kg，身高165cm，BMI 15.4kg/m^2。神志清楚，意识清晰，精神可，自主体位，查体合作。全身皮肤黏膜无黄染，双眼球无突出，双侧视力下降，无视野缺损。甲状腺Ⅰ°肿大，未触及震颤，未闻及杂音。双侧乳房无溢乳，双肺呼吸音清，未闻及干湿啰音。HR 110次/分，律齐，未闻及病理性杂音。腹平软，肝脾未及，无压痛。双下肢无水肿，四肢肌力、肌张力正常，生理反射存在，病理反射未引出。

【实验室检查】

1. 常规检查

血常规、肝肾功能、电解质、出凝血时间、BNP、心肌酶谱等未见明显异常。糖化血红蛋白6.5%。

2. 内分泌检查

甲状腺功能、促肾上腺皮质激素、皮质醇均正常（见表33-1）。

表33-1 血、尿儿茶酚胺水平

项目	结果	参考范围
血E（pg/ml）	62.200	<100
血NE（pg/ml）	4 918.890↑	<600
血DA（pg/ml）	92.980	<100
尿E（μg/24h）	3.450	<20
尿NE（μg/24h）	624.197↑	<90
尿DA（μg/24h）	623.921↑	<600
24小时尿量（ml）	2300	/

【影像学检查】

（1）术前头颅增强CT和MRI检查：左侧鼻腔、鼻窦、中颅底广泛软组织肿块增生，侵犯周围组织、海绵窦区域，增强明显强化，肿块包绕左侧颈内动脉海绵窦段和破裂孔段（见图33-1）。

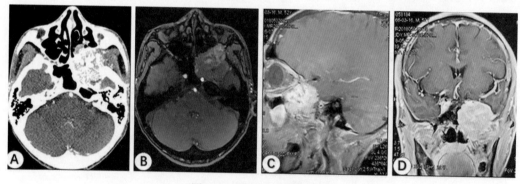

图33-1 头颅CT和MRI增强

A. CT增强；　　　　　　　B. 增强后横断位T1WI

C. 增强后矢状位T1WI；　　D. 增强后冠状位T1WI

颞下窝见团块状占位性病变，中颅底骨质破坏，增强后明显强化。

（2）肾上腺增强CT检查：左侧肾上腺略增粗；扫及肝脏小囊肿，双肾多发结石。

（3）心彩超检查：LVEF63%，静息状态下超声心动图检查未见异常。

（4）胸片及心电图：均正常。

【诊断】

（1）临床诊断：左侧颞下窝副神经节瘤。

（2）病理诊断：左侧颞下窝副神经节瘤，部分区域侵及神经组织，细胞有退变，纤维组织增生伴变性。

（3）免疫组织化学：CKpan（－），波形蛋白（vimentin）（＋），CD34（－），S100（支持

细胞+），Syn（+），CHG（+），NSE（+），CD56（+），Ki-67（1%+），ACTH（-）。

【治疗】

患者入院后完善常规检查和术前准备，神经内分泌MDT团队进行内环境管理，加强液体治疗，同时应用酚妥拉明控制血压在（140~150）/（90~100）mmHg，维持2周之后，在全麻下行"肿瘤血管栓塞术"，确认肿瘤主要由左侧上颌动脉分支供血，选择300~500μm明胶颗粒栓塞供血动脉（见图33-2）。患者术中血压稳定。术后血压下降至正常，并逐渐停用酚妥拉明。之后患者的血压有升高趋势，但没有达到术前水平，使用α受体阻断剂可有效控制血压至正常水平。择期在全麻下行左侧颞下窝副神经节瘤切除术，肿瘤全切除，术后患者血压正常，随访至今，情况良好。

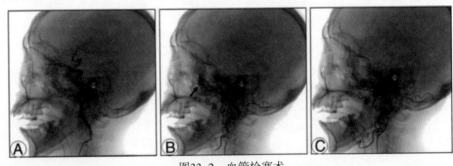

图33-2　血管栓塞术

A. 栓塞前颈内动脉血管造影　　　B. 栓塞前颈外动脉血管造影　　　C. 栓塞后颈外动脉和上颌动脉血管造影

【讨论】

副神经节瘤（paragangliomas, PGL）是一种罕见的神经内分泌疾病，起源于肾上腺外交感神经链（起源于肾上腺髓质的肿瘤一般称为嗜铬细胞瘤），副神经节瘤大量分泌儿茶酚胺如肾上腺素、去甲肾上腺素及多巴胺，从而引起顽固性高血压，最终导致心脑血管严重并发症。目前,PGL病因不完全清楚，大部分患者为散发，但是有研究指出，35%~40%患者存在遗传倾向，相关的遗传性疾病包括多发性内分泌腺瘤2/3型（MEN2/3）、Von Hippel-Lindau综合征（VHLS）、多发性神经纤维瘤病1型（NF1）和琥珀酸脱氢酶（SDH）基因突变，其中对于头颈部的PGL来说，SDH突变特别是SDHD突变最为常见。SDHD突变的患者在一生当中发生头颈部副神经节肿瘤的概率高达75%，因此对于头颈部副神经节瘤的患者常规推荐进行针对SDH的基因检查。本例患者因为经济原因，未进行SDH基因检测。

为了规范嗜铬细胞瘤和副神经节瘤（PPGL）的诊断和治疗，2016年,中华医学会内分泌学分会肾上腺学组发表了相关的诊疗专家共识。推荐对以下人群进行PPGL的筛查：①有PPGL的症状和体征，尤其有阵发性高血压发作的患者；②使用多巴胺D^2受体拮抗剂、拟交感神经类、阿片类、NE或5-羟色胺再摄取抑制剂、单胺氧化酶抑制剂等药物可诱发PPGL症状发作的患者；③肾上腺意外瘤伴有或不伴有高血压的患者；④有PPGL的家族史或PPGL相关的遗传综合征家族史的患者；⑤有既往史的PPGL患者。激素及代谢产物的测定是PGL定性诊断的主要方法，包括测定血和尿去甲肾上腺素（NE）、肾上腺素（E）、多巴胺（DA）及其中间代谢产物3-甲肾上腺素（MN）、甲肾上腺素（NMN）和终末代谢产物香草扁桃酸（VMA）浓度，MN及NMN分别是E和NE的中间代谢产物，它们仅在肾上腺髓质和PPGL瘤体内代谢生成并且以高浓度水平持续存在，故是PPGL的特异性标记物。确定PPGL的定性诊断后再进行肿瘤的影像学定位检查，对于头颈部的PGL首选磁共振成像，可以发现90%~95%的PGL，而对于恶性的或者复发性的PPGL，^{123}I-MIBG显像、生长抑素受体显像和PET-CT可作为一种补充的影像学检查，用于检查PPGL的转移。

由于PPGL活跃的内分泌功能常常影响全身脏器特别是心血管系统和内分泌系统的功能，因此包括外科、内分泌科、心内科以及影像科和病理科的多学科协作诊治是必须的。确诊PPGL后应尽快手术切除肿瘤，但手术前必须进行充分的药物准备，至少2周以上，以避免麻醉和术中、术后出现血压大幅度波动而危及患者生命。本例患者由于高水平的去甲肾上腺素分泌活性导致持续难以控制的高血压，因此控制高血压、扩充血容量是该患者所有治疗的基础，药物治疗最重要的是α受体阻滞剂。它能阻断去甲肾上腺素的缩血管作用，同时可以联用β受体阻滞剂及钙通道阻滞剂加强控制血压及减慢心率的作用。此外，由于儿茶酚胺作用下患者血管收缩、处于相对欠容量状态，因此大量的液体治疗和高盐饮食有利于恢复正常的血容量，避免术后低血压的发生。手术过程中最重要的是完善的血流动力学监测，根据血压及心率的变化适时应用或停用α受体阻滞剂和β受体阻滞剂，另外，还需要大量的液体治疗和常规备血。手术的原则是尽可能全部切除肿瘤，减少肿瘤的切割以防止血压的波动和肿瘤转移的可能。建议术后每年至少复查1次以评估肿瘤有无复发或转移；而对有基因突变的PPGL患者，应3~6个月随访1次。随访观察内容包括血压、血/尿儿茶酚胺及其代谢产物，必要时需进行影像学检查。

Persky等于2002年提出头颈部PGL患者术前应进行双侧颈动脉血管造影、栓塞肿瘤血管，认为血管栓塞和外科手术联合治疗的方式是安全和有效的。这一观点逐渐被神经外科医生所认可和接受。在一些研究中发现，除了少数患者会发生短暂性的颅神经或面神经麻痹，肿瘤血管栓塞无其他不良反应，安全可靠。做到肿瘤全切对于PGL患者至关重要，但是一些巨大的、有局部侵犯的肿瘤，由于其特殊的解剖学位置，无法做到完全切除。头颈部PGL血供丰富，术前血管栓塞的主要目的是保证手术视野的清晰性，从而尽可能完全切除肿瘤，并且避免邻近神经、血管的损伤，同时减少术中出血量、降低术中发生高血压危象的风险。本例鼻腔副神经节瘤患者在肿瘤血管栓塞后进行外科手术，最终肿瘤完全切除，患者得到治愈，是两者联合治疗获得成功的案例。

【专家点评】

副神经节瘤虽然少见，却如同悬挂在每一位外科医生头顶的达摩克利斯之剑，如果忽视肿瘤本身的性质而未进行充分的术前准备，患者可能会因为术中大出血或者术中、术后血压的大幅波动而危及生命。因此，PGL治疗的关键之一是完善的术前检查和充分的术前准备。头颈部PGL非常罕见，尤其是发生在鼻腔的PGL，术前准备的处理中，除了药物治疗、容量扩充之外，肿瘤血管栓塞也是一种安全有效的干预手段，仁济医院南院神经外科治疗中心通过大量的临床实践，积累了丰富的头颈部肿瘤术前血管栓塞技术经验。在本病例的诊治过程中，该技术起到了关键作用。本病例的良好治疗效果也充分体现了多学科全程合作模式的重要性和必要性。

【参考文献】

1. Persky MS, Setton A, Niimi Y, et al. Combined endovascular and surgical treatment of head and neck paragangliomas—a team approach[J]. Head Neck, 2002, 24（5）:423−431.

2. Kalani MY, Ducruet AF, Crowley RW, et al. Transfemoral transarterial onyx embolization of carotid body paragangliomas: technical considerations, results, and strategies for complication avoidance[J]. Neurosurgery, 2013, 72（1）:9−15, discussion 15.

3. Lenders JW, Duh QY, Eisenhofer G, et al. Pheochromocytoma and paraganglioma: an endocrine society clinical practice guideline[J]. J Clin Endocrinol Metab, 2014, 99（6）: 1915−1942.

4. Canu L, Rapizzi E, Zamptti B, et al. Pitfalls in genetic analysis of pheochromocytomas/paragangliomas—case report[J]. J Clin Endocrinol Metab, 2014, 99（7）: 2321−2326.

5. 中华医学会内分泌学分会肾上腺学组. 嗜铬细胞瘤和副神经节瘤诊断治疗的专家共识[J]. 中华内分泌代谢杂志, 2016, 32（3）: 181−187.

6. Ladner TR, He L, Davis BJ, et al. Initial experience with dual−lumen balloon catheter injection for preoperative Onyx embolization of skull base paragangliomas[J]. J Neurosurg , 2016, 124（6）:1813−1819.

7. Rednam SP, Erez A, Druker H et al. Von Hippel−Lindau and hereditary pheochromocytoma/paraganglioma syndromes: Clinical features, genetics, and surveillance recommendations in childhood[J]. Clin Cancer Res, 2017, 23（12）: e68−e75.

8. Vermalle M, Tabarin A, Castineti F. Hereditary pheochromocytoma and paraganglioma: screening and follow−up strategies in asymptomatic mutation carriers[J]. Ann Endocrinol, 2018, 79（Suppl 1）:S10−S21.

（陈炳宏 韩亭亭 吴 慧 戴 炯 邱永明）

案例34　意外发现的家族性高胆固醇血症

【病史摘要】

女，21岁，因"口干、多饮、多尿4月余"入院。

患者4月前无明显诱因下出现口干、多饮、多尿，夜尿3~4次，未予重视。1天前开始出现乏力，下肢抽筋，晨起头晕。至仁济医院南院急诊就诊，查血糖31.1mmol/L，pH 7.33，血酮体+++，否认发热，否认烦躁、意识障碍等不适。予胰岛素及补液支持治疗，复查血糖15.8mmol/L，血酮体++。监测空腹血糖11~13mmol/L，餐后2小时血糖13~18mmol/L，为进一步诊治收入内分泌科病房。病程中否认视力下降，否认手足麻木针刺感，否认尿泡沫增多，否认间歇性跛行，否认便秘腹泻交替，否认足部溃破。起病以来，精神、食欲、睡眠可，小便如上述，大便正常，近4月体重下降4kg。既往史：无殊。

家族史：外婆及父亲患糖尿病，父亲43岁出现心肌梗死，PCI术后（植入4枚支架），否认黄色瘤。

【体格检查】

T 36.8℃，P 84次/分，R 18次/分，BP 104/64mmHg，身高 161cm，体重48kg，BMI 18.51kg/m^2。神清，对答切题。全身皮肤黏膜无黄染，未见黄色瘤，两肺呼吸音清，无干湿啰音。HR 84次/分，心律齐，无杂音。腹软，无压痛反跳痛，肝脾肋下未及。双下肢无凹陷性水肿。

【实验室及辅助检查】

1. 常规检验

血常规（－）。尿常规：尿葡萄糖 4+，酮体 3+。生化：肝肾功能均未见异常；TG 1.78mmol/L↑，TC 11.07mmol/L↑（3.0~5.7mmol/L），载脂蛋白A1 1.02g/L↓，载脂蛋白B 2.23g/L↑，脂蛋白（a）290mg/L，HDL-C 1.51mmol/L，LDL-C 8.17mmol/L↑（健康人群＜3.4 mmol/L），非高密度脂蛋白9.56mmol/L↑（1.8~4.1 mmol/L）；肌酸激酶 69IU/L，钠 136mmol/L，钾 4.14mmol/L，氯 105mmol/L。血气分析（静脉）pH值 7.27↓，标准碳酸氢根15.7mmol/L↓，全血剩余碱 –9.2mmol/L↓。血酮体 ±。肌钙蛋白（－）。出凝血系列检测（－）。尿ACR（mg/g）6.9。尿24h蛋白定量 86.00mg/24h，尿24h微量白蛋白 2.00mg/24h。

2. 内分泌相关检验

（1）糖代谢：葡萄糖 10.72mmol/L↑，胰岛素（空腹） 4.1μIU/ml，C肽 0.54ng/ml↓。100g馒头餐试验+胰岛素、C肽释放试验详见表34-1。GA% 47.81%↑，HbA1c 14.4%↑。IAA 0.46（−），GAD 1.86（＋）， ICA 0.52（−）。

表34-1　100g馒头餐＋胰岛素、C肽释放试验

	0h	0.5h	1h	2h	3h
葡萄糖（mmol/L）	9.4	17.1	21.8	26.8	27.7
胰岛素（μIU/ml）	6.6	8.4	12.6	12.4	10.8
C肽（ng/ml）	0.50	0.55	0.90	1.07	1.12

（2）生长激素 4201pg/ml，垂体泌乳素 25.03μg/L。

（3）甲状腺轴：TSH 1.31mIU/L，FT3 4.62pmol/L，T3 0.66nmol/L↓， FT4 10.91pmol/L，T4 66.32nmol/L↓，ATPO 14.61IU/ml，ATG 12.61IU/ml，TRAb <0.300IU/L，甲状腺球蛋白 8.05ng/mL。

（4）肾上腺轴：ACTH 39.40pg/ml，F 26.22μg/dl。

（5）性腺轴：促黄体生成素 35.60IU/L，卵泡生成素 9.94IU/L，孕酮 2.05nmol/L，雌二醇 275pmol/L，睾酮 0.95nmol/L。

3. 其他

炎症指标（−）。肿瘤标志物：糖类抗原CA19-9 52.16IU/ml↑，肿瘤相关抗原CA242 63.33IU/ml↑，余（−）。免疫指标：补体C3 0.703g/L↓，抗核抗体 颗粒型，滴度1:80↑，余均阴性。免疫球蛋白G4 0.279g/L。

4. 基因检测

患者（见图34-1）和患者父亲（见图34-2）的低密度脂蛋白受体（LDLR）基因均存在同1个杂合突变：c.481A>C（p.I161L），患者母亲该位点未发现变异（见图34-3）。

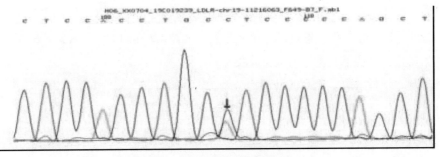

图34-1　患者本人基因测序图

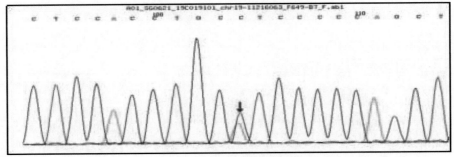

图34-2　患者父亲基因测序图

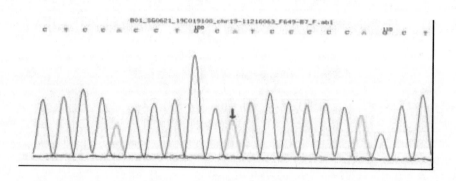

图34-3 患者母亲基因测序图

5. 影像学检查

血管超声检查双侧颈动脉内膜面毛糙，双侧椎动脉内膜面毛糙，双侧下肢动脉内膜面毛糙，双侧下肢静脉未见明显血栓形成。心电图检查正常。肺HRCT左下肺斑点灶。头颅MR平扫、头颅MRA扫描未见明显异常。腹部CT检查示阑尾冗长伴其内致密粪石影；盆腔细条状致密影，盆腔少量积液。骨密度示椎体骨量减少。眼科会诊：眼底未见病变。

【诊断】

1型糖尿病，家族性高胆固醇血症。

诊断依据：

（1）1型糖尿病：患者青年女性，病程较短。临床表现为口干、多饮、多尿、体重下降，空腹血糖≥7.0mmol/L，餐后2h血糖≥11.1mmol/L，糖尿病诊断明确。患者病程中有酮症酸中毒，辅助检查提示胰岛功能差，GAD（＋）。综上，分型诊断考虑为1型糖尿病。

（2）家族性高胆固醇血症：患者LDL-C明显升高（≥4.7mmol/L），其父亲有早发冠心病史，结合基因检测结果，家族性高胆固醇血症诊断明确。

【治疗】

予扩容纠正酮症酸中毒，胰岛素泵强化降糖，复查血酮体转阴性，血气正常，撤泵后予阿卡波糖（拜唐苹）+甘精胰岛素（来得时）降糖，血糖控制可；同时阿托伐他汀20mg qn降脂。

【随访】

出院后患者规律用药及随访详见表34-2。

表34-2 治疗后糖、脂代谢指标随访

项目	治疗前	治疗后2周	治疗后4月
GA（%）	47.81	26.79	14.33
糖化血红蛋白（%）	14.4	/	5.6
空腹C肽（ng/ml）	0.5	/	1.16
TG（mmol/L）	1.78	0.79	0.82
TC（mmol/L）	11.07	6.74	5.17
ApoA1（g/L）	1.02	1.56	1.79
ApoB（g/L）	2.23	1.07	0.66
Lp（a）（mg/L）	290	165	47
HDL-C（mmol/L）	1.51	1.62	1.8
LDL-C（mmol/L）	8.17	4.33	3.11

【讨论】

经典的家族性高胆固醇血症（familial hypercholestemlemia，FH）是一种常染色体（共）显性遗传病，其主要临床表现为血清LDL-C水平明显升高，以及皮肤/腱黄色瘤。FH最主要是编码LDLR、ApoB、前蛋白转换酶枯草溶菌素9（PCSK9）和LDL受体衔接蛋白1（LDLRAP1）的基因突变，其中以*LDLR*基因突变最为常见。采用临床标准（改良的DLCN标准）诊断FH，中国人群FH患病率为0.28%（标化后为0.18%）。FH可分为杂合子（HeFH）、纯合子（HoFH）、复合杂合子和双重杂合子4种类型。HoFH较为罕见，患病率为（1~3）/100万。HeFH患病率为0.20%~0.48%。

FH患者的发病呈家族聚集性，主要临床表现是血LDL-C水平明显增高和早发动脉粥样硬化性心血管疾病（ASCVD），早期可无症状。

血清LDL-C水平明显升高：国外研究显示未治疗的HeFH患者血清LDL-C大多在5.0 mmol/L以上，而HoFH患者血清LDL-C水平更高，常超过13.0 mmol/L。我国FH患者的血清LDL-C水平有待进一步研究。本例患者LDL-C明显升高，达到8.17mmol/L，这在年轻女性中并不常见，临床上应引起重视，进一步完善基因检测有助于明确诊断。

1. FH的临床表现

（1）早发ASCVD：是FH的主要临床表现之一，其中，早发冠心病是常见的临床表型。HeFH男性患者多于50岁之前发生冠心病。而HoFH患者大多在青少年期就发生广泛的动脉粥样硬化，并可见急性心肌梗死、猝死等心血管事件。除累及冠状动脉外，也可累及主动脉、颈动脉和肾动脉。

（2）黄色瘤：是FH临床诊断的重要标志，多出现在肘关节、膝关节伸侧，或臀部及手部等部位。HoFH患者黄色瘤比HeFH患者出现得更早、更明显。本例患者缺乏典型的黄色瘤，容易漏诊。

（3）脂性角膜弓：年龄小于45岁的患者出现脂性角膜弓是提示FH的重要临床指标。

（4）其他：HoFH患者可出现主动脉瓣叶和主动脉根部以及其他动脉钙化，部分患者还可出现主动脉瓣狭窄等。

2. FH的筛查、诊断和鉴别诊断

FH患者ASCVD风险明显增高，尽早开展级联筛查，早期诊断和早期治疗是改善FH患者临床预后的重要措施。FH的筛查与临床诊断流程详见图34-4。其中，筛查对象的LDL-C界值为：成人LDL-C≥3.8mmol/L，儿童LDL-C≥2.9mmol/L。而2018年加拿大心血管学会（CCS）家族性高胆固醇血症立场声明中提出的筛查界值为LDL-C≥5.0 mmol/L（年龄≥40岁），LDL-C≥4.5 mmol/L（18~39岁），LDL-C≥4.0 mmol/L（<18岁）。筛查内容具体如下。家族史：ASCVD及FH家族史，家族成员的血清LDL-C水平、黄色瘤和脂性角膜弓等表现。临床病史：是否为早发ASCVD患者；是否存在可使LDL-C水平继发增高的疾病（甲减、肾病综合征以及某些药物）。体格检查：特别关注有无黄色瘤和脂性角膜弓。LDL-C水平：是筛查的必检项目。一旦发现FH患者，应尽可能开展针对FH患者一级亲属的级联式筛查。

目前，国际上尚无统一的FH诊断标准，DLCN标准（见图34-5）应用最为广泛。根据DLCN标准，该例患者评分14分（一级亲属有早发冠心病史 1分+血LDL-C 6.5~8.4mmol/L 5分+*LDLR*基因发现致病突变 8分），可确诊FH。检测到*LDLR*、*ApoB*、*PCSK9*和*LDLRAPl*基因致病性突变是诊断FH的金标准，但未发现上述基因突变并不能除外FH。FH需与继发性高胆固醇血症（甲减、肾病综合征等）、植物固醇血症等鉴别。

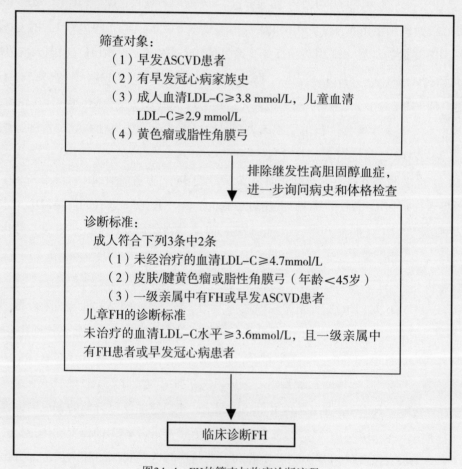

图34-4　FH的筛查与临床诊断流程

（图片来自参考文献[1]）

注：早发ASCVD指男性年龄年龄<55岁或女性年龄<65岁即发生ASCVD

项　　目	分　值
家族史	1
一级亲属有早发冠心病史（男性<55岁，女性<60岁）	1
一级亲属中血LDL-C水平超过人群95%可信限（经年龄和性别校正）	2
一级亲属有腱黄素瘤和（或）脂性角膜弓，或	2
<18岁的孩子血LDL-C水平>95%可信限（经年龄和性别校正）	
临床病史	
早发冠心病史（男性<55岁，女性<60岁）	2
早发脑血管病或外周血管病（男性<55岁，女性<60岁）	1
体格检查	
腱黄素瘤	6
脂性角膜弓（<45岁）	4
血LDL-C水平	
>8.5mmol/L（>325mg/dl）	8
6.5~8.4mmol/L（251~325mg/dl）	5
5.0~6.4mmol/L（191~250mg/dl）	3
4.0~4.9mmol/L（155~190mg/dl）	1
分子遗传学实验（DNA分析）	
在*LDLR*、*ApoB*或*PCSK9*基因上发现致变突变	8

图34-5　诊断家族性高胆固醇血症的DLCN标准

（图片来自参考文献[1]）

注：DLCN为荷兰临床脂质网络标准；分值>8分为确诊FH、6~8分为FH可能性大，3~5分为可能的FH

3. FH的治疗

（1）改善生活方式：健康科学的生活方式是FH治疗的基础措施。鼓励患者戒烟，进食低饱和脂肪酸、低胆固醇饮食。控制体重，适当锻炼。

（2）药物治疗：他汀类药物为首选药物，建议使用最大耐受剂量的强效他汀。对他汀类药物单药治疗效果不好或因药物不良反应不能耐受大剂量他汀类药物的患者，可联合使用不同类别调脂药物，依折麦布是联合治疗的首选推荐。对经上述治疗仍不达标者可加用PCSK9抑制剂。

（3）其他治疗：脂蛋白血浆置换（若药物联合治疗效果欠佳，可考虑血浆置换）、肝脏移植和外科手术（手术并发症和病死亡率高）、基因治疗（尚处于实验探索阶段）。

FH的治疗流程及目标如图34-6、表34-3所示。

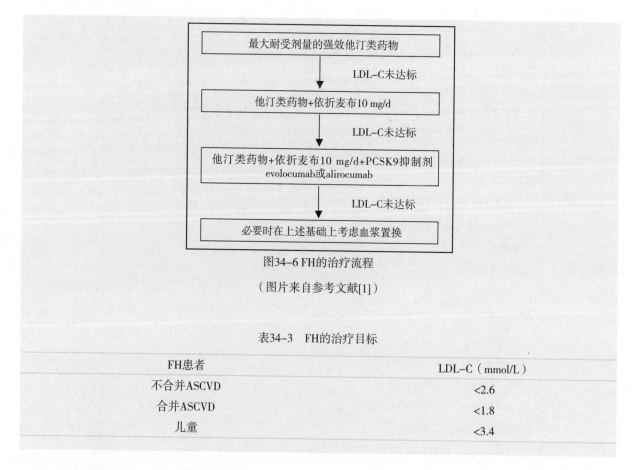

图34-6 FH的治疗流程

（图片来自参考文献[1]）

表34-3　FH的治疗目标

FH患者	LDL-C（mmol/L）
不合并ASCVD	<2.6
合并ASCVD	<1.8
儿童	<3.4

【专家点评】

本例患者为青年女性，因糖尿病就诊，诊治过程中发现LDL-C水平显著升高，考虑到这种情况在青年女性中并不常见，后经基因检测证实FH诊断，及时启动他汀类药物治疗。并针对患者一级亲属进行基因检测，发现其父亲也为FH患者。该患者年轻，临床亦无早发ASCVD、黄色瘤等表现，易漏诊，早期筛查有重要价值。此外，糖尿病是心、脑血管疾患的独立风险因素，且糖尿病常伴有高血压、血脂紊乱等心脑血管病变的重要危险因素，对糖尿病患者应注意评估血脂情况。临床上，对成人LDL-C≥3.8mmol/L且能除外继发性高脂血症者应积极筛查FH。若诊断明确，应针对FH患者一级亲属的级联式筛查。早期诊断和治疗可以改善FH患者的预后。

【参考文献】

1. 中华医学会心血管病学分会动脉粥样硬化及冠心病学组, 中华心血管病杂志编辑委员会. 家族性高胆固醇血症筛查与诊治中国专家共识[J]. 中华心血管病杂志, 2018, 46（2）:99-103.

2. Brunham LR, Ruel I, Aljenedil S, et al. Canadian Cardiovascular Society Position Statement on Familial Hypercholesterolemia: Update 2018[J]. Can J Cardiol, 2018, 34（12）: 1553-1563.

（冯　娟　黄克诚　胡耀敏）

案例35　误诊为自身免疫性低血糖的胰岛素瘤

【病史摘要】

女，49岁，因"反复低血糖2年余"入院。

患者2年前因"反复低血糖1月"收入仁济医院南院内分泌科，当时住院期间被诊断为"自身免疫性低血糖"。诊断依据：患者既往无糖尿病史，口服葡萄糖耐量试验（OGTT）检查排除了糖尿病前期，无外源性胰岛素或胰岛素促泌剂使用史。肝肾功能正常，正电发射断层扫描（PET-CT）扫描未见恶性肿瘤，排除了慢性消耗性疾病和恶性肿瘤所致低血糖。患者拮抗胰岛素的激素水平均正常。住院期间多次发作低血糖，同步胰岛素、C肽测定提示为内源性胰岛素过多所致低血糖。但上下腹增强CT及胰腺MRI检查未见明确病灶。结合患者既往有含巯基药物青霉素使用史，并且抗胰岛素抗体（IAA）（+），故诊断为自身免疫性低血糖。

当时予以泼尼松片5mg 1粒 bid。嘱患者两餐之间加餐。

患者述服药后自觉未再发生过类似低血糖症状。服用泼尼松1月后自行停药。随后于我科门诊随访OGTT，结果如表35-1所示。

表35-1　75g葡萄糖耐量+胰岛素、C肽释放试验

	0 h	0.5 h	1 h	2 h	3 h
血糖（mmol/L）	2.5	5.7	7	4.3	1.5
胰岛素（μIU/mL）	13.8	37.7	54.3	27	9
C肽（ng/mL）	1.94	4.23	6.49	4.79	2.47
胰岛素释放指数	0.3	/	/	/	0.33
IAA	阴性	/	/	/	/

鉴于患者泼尼松治疗IAA抗体转阴后仍有低血糖发生，考虑自身免疫性低血糖诊断可能有误。故再次收入院。

追问病史，患者低血糖发作时无明显心悸、出汗及饥饿感，以神志改变为主，进食可改善。

既往史：2009年患子宫颈癌，行子宫全切除术。

家族史：否认家族性遗传性病史。

【体格检查】

T 37.0℃，P 81次/分，R 15次/分，BP 128/75mmHg，身高 156cm，体重56kg，BMI 23kg/m²。神清，精神可，反应稍迟钝，对答切题。全身皮肤黏膜无黄染，无蜘蛛痣、肝掌，无触发溢乳。视力正常，无视野缺损。双肺呼吸音清，未闻及干湿啰音。心律齐，未闻及病理性杂音。腹平软，肝脾未及，无压痛。双下肢无水肿，四肢肌力、肌张力正常，生理反射存在，病理反射未引出。

【低血糖鉴别诊断相关检查】

1. 自身免疫性低血糖

胰岛相关抗体GADA（－），ICA（－），IAA（－），风湿指标抗核抗体、抗中性粒细胞抗体（－）。

2. 胰岛素瘤

上下腹部CT增强：肝脏散在小血管瘤（最大径约15mm），肝脏钙化灶，子宫显示不清。盆腔小囊灶，附件囊肿如图35-1所示。胰腺MRI增强检查：胰腺平扫未见明显信号异常，增强后胰腺体部可疑小结节状强化灶（见图35-2）。

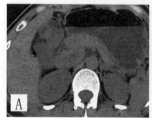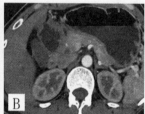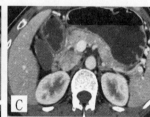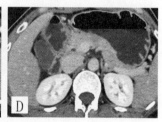

图 35-1　上腹部增强CT片

A. CT平扫；　B. CT增强动脉期；　C. CT增强门脉期；　D. CT增强延迟期

胰腺密度、形态如常，增强扫描未见明显异常强化灶

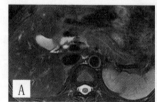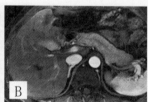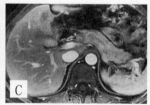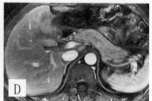

图35-2　胰腺增强MRI片

A. 横断位抑脂序列T2WI；　B. 增强后T1WI动脉期；　C. 增强后T1WI门脉期；　D. 增强后T1WI平衡期

平扫胰腺形态及信号如常，增强扫描后胰腺体部可疑小结节状强化灶

3. 拮抗胰岛素的激素缺乏所致低血糖

（1）肾上腺功能正常，结果如表35-2所示。

表35-2　ACTH、皮质醇节律

	8a.m.	4p.m.	12a.m.
ACTH（pg/ml）	38.90	20.0	12.9
血皮质醇（μg/dl）	19.69	8.54	1.5

（2）甲状腺功能提示亚临床甲减：TSH 5.65mIU/L↑，FT3 5.34pmol/L，FT49.09pmol/L，TPO-Ab<5.00IU/ml，TG-Ab<10.00IU/ml，TR-Ab 0.432IU/L。

（3）生长激素轴：生长激素415.7pg/ml（126~9888），IGF-1 184 ng/ml（94~267），IGFBP-3 3.47μg/ml（3.3~6.9）。

（4）性腺轴：雌二醇 587pmol/L，促黄体生成素 40.71IU/L，垂体泌乳素 10.58μg/L，卵泡生成素 49.48IU/L，孕酮 1.12nmol/L，睾酮 1.62nmol/L。

（5）甲状旁腺激素及血钙磷：PTH 47.14pg/ml，降钙素 <0.500pg/ml，钙 2.38mmol/L，磷 1.22mmol/L。

（6）甲状旁腺B超检查：未见异常。

（7）垂体MRI增强检查：未见明显异常（见图35-3）。

该患者无垂体瘤及甲状旁腺肿瘤，不考虑多发性内分泌腺瘤病1型。

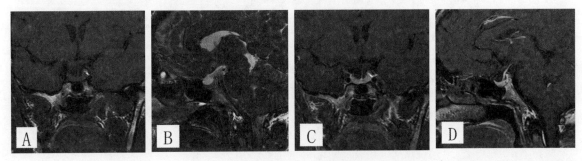

图35-3　垂体MRI增强

A. 冠状位T1WI；　　B. 矢状位T2WI；　　C.增强后冠状位T1WI；　　D. 增强后矢状位T1WI

垂体形态及信号未见明显异常，增强扫描垂体强化均匀，未见明显异常强化灶。

4. 消耗性低血糖

（1）肝、肾功能正常：谷丙转氨酶 18IU/L，谷草转氨酶 28 IU/L，直接胆红素 1.7μmol/L，总胆红素 8.7μmol/L，尿素 3.30mmol/L，肌酐 60μmol/L，尿酸 245μmol/L。

（2）肿瘤标志物全套：阴性。

（3）PET-CT检查：①子宫切除术后，盆腔左侧囊性灶，考虑术后改变；②胰腺及全身未见FDG代谢异常增高；③右肺下叶微小结节，FDG代谢未见异常；④肝右叶小钙化灶。

（4）其余检查指标：HbA1c 5.2%，胃泌素6.8pmol/L。

综上检查，经内分泌科、普外科和放射科等多学科MDT讨论，患者存在内源性胰岛素增多（因为患者入院后频发低血糖，但同步测的胰岛素、C肽明显升高，胰岛素释放指数均大于0.3），在排除自身免疫性低血糖、非胰岛细胞肿瘤性低血糖等病因后，考虑胰岛素瘤/非胰岛素瘤胰源性低血糖，怀疑患者可能存在难以定位的胰岛素瘤。据文献报道，胰腺灌注CT技术可使胰岛素瘤的检测率达到90%以上。我院近年引进了西门子Force双源CT对全器官灌注检查具有一定优势。因此，我们对该患者进行胰腺灌注成像，协助追查可疑的胰岛素瘤。而结果显示胰腺灌注成像非常敏感地检测出了该患者的微小病变：胰腺体部小结节状明显强化，符合神经内分泌肿瘤的表现（见图35-4）。

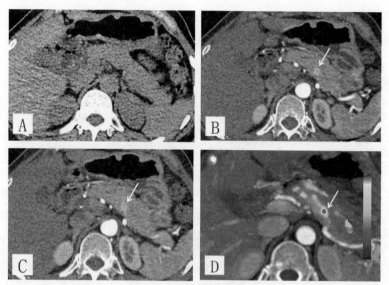

图35-4　胰腺CT灌注成像片

A. CT平扫；　　　　B和C. CT灌注增强；　　　　D. CT灌注伪彩图

　　CT平扫胰腺未见明显异常密度影，动态增强扫描后胰腺体部可见明显强化小结节影，在灌注伪彩图呈明显高灌注。

【术前诊断】低血糖症，胰腺胰体部占位（胰岛素瘤可能）。

【术后诊断】胰腺胰岛素瘤。

【治疗】

　　（1）患者转到普外科行胰腺肿瘤切除术，术中见胰腺体部约1cm质硬肿块，边界尚清。探查腹腔内其他脏器未及占位性病变。术后第二天查空腹血糖5.72mmol/L，空腹胰岛素 4.6mIU/L，空腹C肽0.97ng/ml，提示内源性高胰岛素性低血糖缓解。

　　（2）病理诊断："胰腺"神经内分泌肿瘤（G1）最大径0.8cm，胰腺切缘、脾脏均阴性。

　　（3）免疫组织化学诊断：肿瘤细胞CK（小部分+），SYN（+），CHG（+），Ki-67（1%+），S-100（-），SSTR（+），P53（-）。如图35-6所示。

　　（4）随访至今，患者未在有低血糖发生。

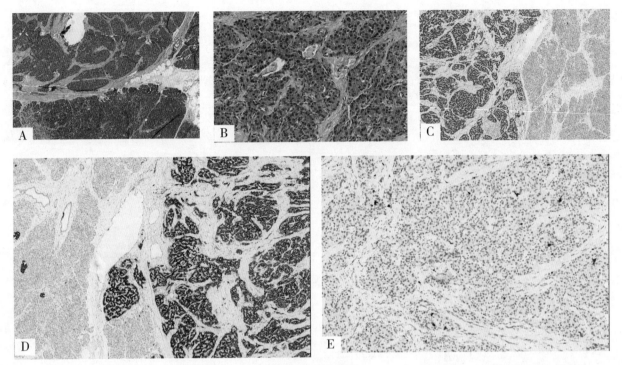

图35-6　病理图片

A. HE×40，镜下示肿瘤与周围胰腺组织境界较清楚，肿瘤细胞呈腺泡及小梁状分布，间质纤维组织增生伴变性；
B. HE×200；C. 免疫组织化学×100，CgA（+）；D. 免疫组织化学×100，SSTR2（+）；E. Ki-67阳性率1%

【讨论】

　　低血糖症在临床中很常见，典型的临床表现是发作性低血糖、发作时血糖<2.8mmol/L及进食后症状可缓解，即Whipple三联征。根据典型的低血糖症状及实验室检测，不难做出诊断，但必须认识到低血糖症状存在多样性。临床中有相当一部分患者交感神经兴奋的表现并不明显，反而以精神异常甚至癫痫为主要表现，极易被误诊。如本例患者，发病主要表现为定向障碍，并无明显心悸、出冷汗等症状。因此，对于出现不明原因的晕厥、意识障碍及精神异常者应警惕严重的低血糖症。

　　低血糖诊断明确后，进一步需要进行低血糖病因的诊断（见图35-7）。拮抗胰岛素的激素缺乏、肝源性、滋养性和药物所致低血糖，通过仔细的病史询问和实验室检查较容易明确诊断，鉴别的难点在于胰岛素瘤/非胰岛素瘤胰源性低血糖综合征（NIPHS）、胰岛素自身免疫综合征（IAS）和非胰岛细胞肿瘤性低血糖（NICTH）之间的鉴别。现结合本例患者，对以上病因分述如下。

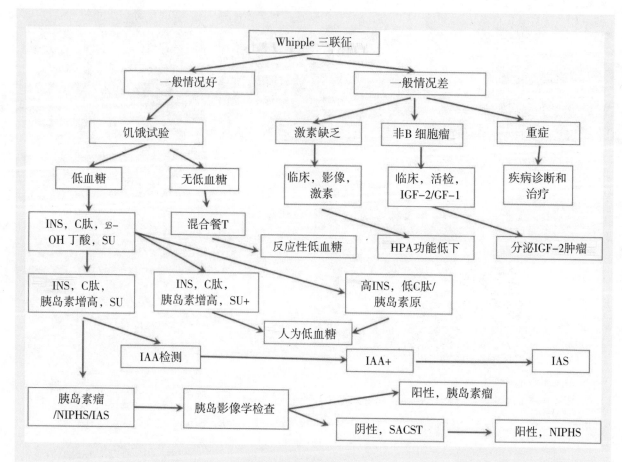

图35-7 低血糖病因的诊断

NIPHS.非胰岛素瘤胰源性低血糖综合；IAS.胰岛素自身免疫性综合征；SU.磺脲类；SACST.选择性动脉钙刺激试验

1.胰岛素自身免疫性综合症（insulin autoimmune syndrome IAS）

临床表现为反复发作的严重低血糖，发作时间无规律性，常合并其他自身免疫性疾病，发病前多有服用过含巯基药物病史。实验室检查存在高滴度IAA，胰岛素显著升高，常大于1 000mIU/L。C肽水平也显著升高，但远低于胰岛素浓度，呈胰岛素和C肽分离现象。

2.胰岛素瘤

胰岛素瘤（insulinoma）又称胰岛β细胞瘤，是神经内分泌肿瘤中最常见的功能性胰腺肿瘤，绝大部分是良性，但仍有少部分G3级肿瘤为恶性，可发生远处转移。胰岛素瘤的诊断包括定性和定位诊断。

1）定性诊断

（1）胰岛素释放指数：低血糖发作时，胰岛素（μIU/mL）和同步血糖（mg/dl）比值 IRI/G，若>0.3提示异常。

（2）饥饿试验：若患者住院期间无自发低血糖，行72h饥饿试验。诊断标准：出现低血糖症状或体征时，血糖<3.0mmol/L，胰岛素>3.0μIU/mL，C肽>0.6μIU/mL，血β羟丁酸<2.7mmol/L，IRI/G>0.3，注射1mg胰高血糖素30min血糖升高1.4mmol/L，提示内源性高胰岛素血症。若72小时内无低血糖发生，可排除胰岛素瘤。

2）定位诊断

术前定位诊断可明确胰岛素瘤的部位、数目及是否转移，是决定手术方式的重要手段。绝大多数胰岛素瘤单发、80%直径≤2cm，普通的影像学检查难以发现，多发性胰岛素瘤的术前定位更加困难。目前尚无一种检查手段能100%准确定位。

胰岛素瘤的定位手段包括侵入性检查和非侵入性检查。侵入性检查包括选择性动脉造影、经皮经肝门静脉置管取血测定胰岛素、动脉钙刺激静脉取血测定胰岛素、超声胃镜穿刺活检等，灵敏度均可达80%以上，但其创伤大、费用高、操作复杂，只能在较大的胰腺中心开展。非侵入性检查中，CT和MRI是常用检查手段，但其对胰岛素瘤的检出率并不高。近年来，胰腺灌注CT成像技术逐渐应用于胰岛素瘤的定位，阳性率可达92.7%，并且能够提供肿瘤与血管和胰管之间的关系，在术前定位诊断中是适用于临床开展的最佳检查手段。

3. 非胰岛素瘤胰源性低血糖综合征（NIPHS）

又称胰岛细胞增生症，是罕见的低血糖原因，特征为餐后低血糖症，72小时饥饿试验阴性，术前定位检查无胰岛素瘤证据，选择性动脉钙刺激静脉取血试验（SACST）阳性，病理表现为弥散胰岛细胞肥大或增生。与胰岛素瘤在临床表现与生化检查上有所重叠，需仔细鉴别。具有典型的 Whipple三联征，若IRI/G>0.3 而各项影像学检查无异常时，应考虑胰岛细胞增生症的可能。

4. 非胰岛细胞肿瘤性低血糖（NICTH）

多见于体积较大的间皮来源肿瘤，如纤维肉瘤、间皮瘤、淋巴肉瘤等。诊治要点包括：①反复发作的空腹低血糖；②胰岛素水平正常，甚至降低；胰岛素分泌刺激不敏感；③胸腹腔内巨大肿瘤。发病机制在于肿瘤分泌胰岛素样物质IGF-2，可结合于胰岛素受体降低血糖，同时抑制肝脏IGF-1、IGFBP-3合成和释放。本例中，患者无胰岛素抑制状态，虽不能直接监测到IGF-2，但IGF-1及IGFBP-3水平正常，无胸腹腔巨大占位，故排除NICTH所致低血糖。

回归到本病例，该患者的诊治过程充分体现了低血糖病因鉴别的复杂性。患者巯基药物使用后发作低血糖、IAA阳性和胰腺增强CT及PET-CT检查未发现胰岛素瘤的特点具有很大迷惑性，导致首次入院予以自身免疫性低血糖的诊断。但既往报道的IAS胰岛素均显著升高，常大于1 000mIU/L，而本例患者胰岛素并无显著升高。同时，在随访过程中发现患者激素治疗IAA水平正常后仍存在低血糖，考虑自身免疫性低血糖的诊断并不成立。再次入院后予以胰腺增强MRI检查后仍未能定位胰岛素瘤，曾一度使患者的诊断陷入僵局。鉴于我院尚未开展侵入性胰岛素瘤的定位检查，我们选取了胰腺灌注CT尝试再次检查，并最终明确了胰体部胰岛素瘤的诊断。整个过程体现了胰岛素瘤术前定位诊断敏感性低、易误诊漏诊的特点。

另需注意，胰岛素瘤的患者还要同时进行MEN-1的相关检查，排除甲状旁腺及垂体的病变。该患者查垂体和PTH、Ca、P均无异常，暂不考虑MEN-1，应嘱患者定期复查。

【专家点评】

低血糖症的诊断很容易，但准确鉴别低血糖的病因需要扎实的理论基础和缜密的鉴别诊断思路。低血糖中最常见的器质性疾病是胰岛素瘤，但该病定位诊断需要结合多种检查手段。常规的腹部B超、腹部CT和MRI往往不能明确定位大多数体积较小的肿瘤。^{68}Ga-exendin4-PET/CT是目前灵敏度最高的定位诊断，但由于检查成本高，仅用于科研或诊断困难者。本病例成功地通过胰腺灌注CT检查明确了胰岛素瘤的定位，并且在治疗过程中体现了勇于否定自我、坚持不懈寻找病因的职业精神，为读者提供了如何进行低血糖症病因鉴别、如何定位微小胰岛素瘤的范本。

【参考文献】

1. Cryer PE, Axelrod L, Grossman AB, et al. Evaluation and Management of Adult Hypoglycemic Disorders: An Endocrine Society Clinical Practice Guideline[J]. J Clin Endocrinol Metab, 2009, 94（3）:709-728.

2. Martens P, Tits J. Approach to the patient with spontaneous hypoglycemia[J]. Eur J Intern Med, 2014, 25（5）:415-421.

3. Paudyal B, Shakya M, Basnyat B. Spontaneous hypoglycaemia in a patient with Graves' disease[J]. BMJ Case Rep, 2016, doi: 10.1136/bcr-2016-214801.

4. 张太平, 邱江东, 冯梦宇,等. 胰岛素瘤的诊治经验与思考[J]. 中华外科杂志, 2018, 56（11）:801-804.

5. 余洁, 李伟, 张化冰,等. 非胰岛素瘤胰源性低血糖综合征3例并文献复习[J]. 中国临床医生杂志, 2018, 46（2）:150-153.

（陆 楠 刘 宇 胡耀敏）

【缩写词英中对照表】

英文缩写	中文全称	英文缩写	中文全称
24hUCa	24小时尿钙	ICA	抗胰岛细胞抗体
24hUCl	24小时尿氯	IGF-1	胰岛素样生长因子-1
24hUFC	24小时尿游离皮质醇	IgG4-RD	IgG4相关性疾病
24hUK$^+$	24小时尿钾	LDL-C	低密度脂蛋白-胆固醇
24hUNa$^+$	24小时尿钠	LH	促黄体生成素
24hUP^{3+}	24小时尿磷	MDT	多学科协作
25（OH）D	25-羟维生素D	MEN	多发性内分泌腺瘤
AC	蛛网膜囊肿	mini OZO	小翼点去眶
ACR	尿白蛋白/肌酐比值	NETs	神经内分泌肿瘤
ACTH	促肾上腺皮质激素	NF1	多发性神经纤维瘤病1型
AFP	甲胎蛋白	NHL	非霍奇金淋巴瘤
AITD	自身免疫性甲状腺病	NMN	去甲肾上腺素
ALD	醛固酮	NSE	神经元烯醇化酶
Ang Ⅱ	血管紧张素Ⅱ	OGTT	口服葡萄糖耐量试验
ApoB	载脂蛋白B	P	孕酮
ARR	醛固酮与肾素活性比值	PA	垂体卒中
AVS	肾上腺静脉采血	PGL	副神经节瘤
CEA	癌胚抗原	PHPT	原发性甲状旁腺功能亢进症
CNSL	中枢神经系统淋巴瘤	PIT-1	垂体特异转录因子1
DLBCL	弥漫性大B细胞淋巴瘤	PRA	血浆肾素活性
E2	雌二醇	PRL	垂体泌乳素
F	皮质醇	PTH	甲状旁腺激素
FD	骨纤维异常增殖症	RAAS	肾素-血管紧张素-醛固酮系统
FSH	卵泡刺激素	RCC	Rathke 囊肿
FT3	游离三碘甲状腺原氨酸	RTH	甲状腺激素抵抗综合征
FT4	游离甲状腺素	SCC-Ag	SCC鳞癌抗原
GA	糖化白蛋白	SHBG	性激素结核球蛋白
GAD	抗谷氨酸脱羧酶抗体	SSA	生长抑素类似物
GCS	格拉斯哥昏迷评分	SSTR	生长抑素受体
GCT	颗粒细胞瘤	T	睾酮
GFR	肾小球滤过率	TG-Ab/ATG	甲状腺球蛋白抗体
GH	生长激素	TPO-Ab/ATPO	抗甲状腺过氧化物酶抗体
GS	Gitelman综合征	TR-Ab	促甲状腺素受体抗体
HbA1c	糖化血红蛋白A1c	TRH	促甲状腺激素释放激素
HDL-C	高密度脂蛋白-胆固醇	TRβ	甲状腺激素受体β
IAA	抗胰岛素抗体	TSH	促甲状腺激素
IAC	鞍区蛛网膜囊肿	VHLS	Von Hippel-Lindau综合征
IAS	胰岛素自身免疫综合征